居家护理必备

主编◎刘风荣

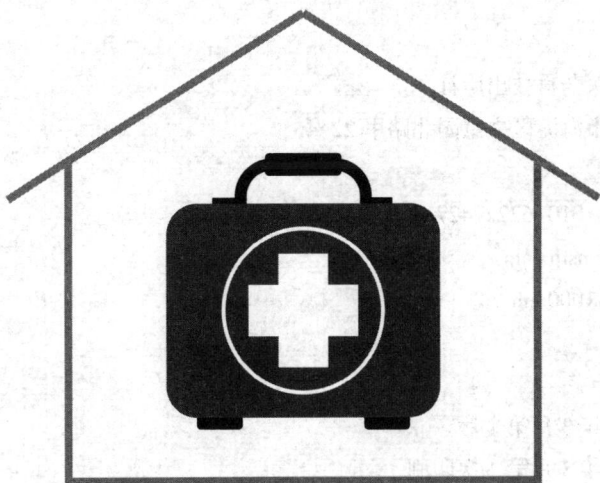

中国医药科技出版社

内容提要

本书是一本指导如何从事居家护理的书籍，主要阐述了居家护理基本知识，正规护理技术操作指南、简明护理医学知识问答和居家护理心理学，为读者提供了研究居家患者的资料，有助于全国提高居家护理水平。编者希望本书能够为从事居家护理工作人员和患者家属提供学习居家护理专业知识和实用护理操作技能的途径，为广大居家患者提供优质、高效的护理服务，为促进居家护理事业的蓬勃发展尽绵薄之力。

图书在版编目（CIP）数据

居家护理必备 / 刘风荣主编 . — 北京：中国医药科技出版社，2018.3
ISBN 978-7-5067-7354-6

Ⅰ . ①居⋯　Ⅱ . ①刘⋯　Ⅲ . ①护理学—基本知识　Ⅳ . ① R47

中国版本图书馆 CIP 数据核字 (2018) 第 038129 号

美术编辑　陈君杞
版式设计　张　璐

出版　中国医药科技出版社
地址　北京市海淀区文慧园北路甲 22 号
邮编　100082
电话　发行：010-62227427　邮购：010-62236938
网址　www.cmstp.com
规格　710×1000mm $^1/_{16}$
印张　24
字数　422 千字
版次　2018 年 3 月第 1 版
印次　2018 年 3 月第 1 次印刷
印刷　三河市双峰印刷装订有限公司
经销　全国各地新华书店
书号　ISBN 978-7-5067-7354-6
定价　69.00元

前言
+ PREFACE

为积极应对人口老龄化，探索建立"医养康护"相结合的新型医保服务模式，不断完善医疗保障体系，进一步提高参保人员的医疗保障水平，从 2015 年底开始，我国基层医疗机构全面开展了城镇职工居家护理服务模式，坚持以人为本，着力解决因年老、疾病、伤残等居家患者的医疗护理问题，主要由医护人员定期上门指导，家属、护理人员提供日常生活护理服务。

随着居家护理模式的广泛开展，无论是家庭护理人员，还是专职护理人员，迫切需要一本指导如何进行居家护理的书籍。作为从事护理工作三十年的编者，本人主编了这本《居家护理必备》，希望能为这些居家护理工作者提供参考，不断增长护理医学知识，提高护理技术水平，从而让广大居家患者享受到优质、有效、安全、适宜的居家护理服务。

本书共分四部分，第一部分为居家护理基本知识，主要为日常居家护理提供最实用的技能和小知识；第二部分为正规护理技术操作指南，主要为期望进一步学习、提高护理技能的人员提供专业指导；第三部分为简明护理医学知识问答，主要为居家护理人员拓宽知识面，进一步学习护理医学知识而编写的；第四部分为居家护理心理学，主要为居家护理人员提供了解、研究居家患者心理学的资料，更好地为患者服务。

本书对于居家护理有很大的指导意义，但是毕竟编者水平有限，若有不当之处，还请读者多批评指正。

编者
2017 年 11 月

目录
+ CONTENTS

第一篇　居家护理基本知识

第二篇　正规护理技术操作指南

第三篇　简明护理医学知识问答

第四篇　居家护理心理学

第一篇

居家护理基本知识

第一章　居家护理对环境卫生的要求

病室是患者生活、休息和治疗的场所。它与患者的健康关系极为密切。选择居家护理病室，一般要注意下列几点：病室要有一定的居住面积，不能过于狭窄；室内采光良好，空气流通，最好朝南或东南方向，多开几扇窗户；病室内要便于清扫，不宜太潮湿；无蚊、蝇、病原体的繁殖条件；周围环境要安静，病室应与厨房、厕所、畜圈隔开，四周最好有适当的绿化用地。当然，上述条件是相比较而言的，各个家庭在设立病室时可因地制宜，不必一律强求。但是，日光、空气、安静是必不可少的条件。

第一节　室内温度与湿度

病室应备有室温计以便检查室内温度的变化而加以调节，适宜的温度有利于生活、休息和护理工作的进行。一般来说，室内温度保持在 18~20℃较为适宜。新生儿、老年患者的室内温度以 22~24℃为宜。室温不可过高或过低。室温过高会影响肌体散热而使人感觉不适；室温过低又可使人受凉。

病室湿度是指相对湿度，即一定体积的空气，在一定温度下所含水蒸气的量与其达到饱和时的含量的百分比。如实际含量是饱和量的一半，则相对湿度就是 50%。室内湿度以 50%~60%为宜。湿度过低时，空气干燥，人体水分蒸发加快而散发大量的热，易引起呼吸道黏膜干燥、咽喉痛、口渴等不良症状；反之，如果湿度过高，空气潮湿，人体的水分蒸发太慢，则患者会感到闷热和难受。因此须根据气候进行适当调节。当湿度过高时，可打开门窗，使空气流通，以降低湿度（若室外湿度更高则不可打开门窗）；当湿度过低时可在地面上洒水，或使用雾化器，以提高湿度。

1·

第二节　居家病室内采光与照明

充足的光线使室内明亮，不仅便于治疗，而且使患者感到温暖舒适，有利于健康的恢复。如果采光不合理，室内明亮度不够，人的视力会过度疲劳，进而引起全身疲劳。因此，应该尽可能做好病室的采光。

对于长期卧床的患者来说，如无禁忌证，应使床位靠近窗户，以便得到更多的阳光，但是要避免阳光直射患者的眼睛。天晴时，要打开窗户，使阳光直接射进病室，照到患者身上。白天午睡时，应拉上窗帘，保持室内幽暗，以利于患者午睡。夏季清晨天亮得早，阳光直射会影响患者早晨的睡眠，所以在晚上睡觉时要把窗帘拉上。

照明是用人工光源获得光照的方法。目前，我国城乡作为人工光源的有日光灯、电灯、沼气灯等。病室内以电灯照明较好。如果条件允许，最好装一盏床头台灯，这样方便患者的起夜，避免因摸黑而造成碰伤、磕伤。

第三节　居家病室内通风与换气

良好的空气对于患者来讲比药物还重要。假如在空气污染严重的环境中长时间停留，可诱发或加重感冒、气管炎、肺气肿、支气管哮喘及肺癌等呼吸道疾病。空气中二氧化碳浓度过高，人就会头痛、脉搏迟缓、血压升高。一氧化碳的毒性更加厉害，空气中只要含有1‰的一氧化碳，人就会发生急性中毒，对严重的贫血、心脏病患者，甚至可造成死亡。再者，如果患者住在有异味的病室里，自然会产生恶心、头晕、疲劳、食欲不振等症状。

清新的空气令人心情愉快、精神振奋。因为清新的空气中含有大量的阴离子，即有大气中的"维生素""长生素"之称的负氧离子。阴离子能沿着呼吸道直抵肺部，再穿过肺泡进入血液，到达全身各处。它能调节神经系统的兴奋和抑制状态，改善大脑皮层的功能；促进血液循环，增加红细胞和血红蛋白，加速肌肉内积存的代谢产物的输送，从而消除疲劳；增强肺的呼吸功能，促进新陈代谢，提高机体免疫能力；同时具有镇痛、镇静、镇咳、平喘、降压、止痉和利尿的功能；还可治疗老年人常见的肺气肿、高血压、哮喘、关节炎、失眠症以及流感、烧伤等多种疾病。

由此可见，室内的空气对治疗疾病是尤为重要的，因此病室的门窗要经常打开，使空气流通。同时，我们还提倡在家庭病房的周围，多栽种一些绿色的植物，不论是高大的乔木、矮小的灌木，还是花卉、小草，都会对环境卫生起到保护作用。在那些没有条件搞绿化的家庭病房里，可以使用负氧离子发生器。它通电后会使空气电离化，使大量阴离子散布于空气中。

第四节 居家病室内物品整理

居家病室的布置应服从安全、舒适、卫生、实用的原则,综合考虑光线、温度、湿度、整洁等多种因素,因地制宜地对室内的物品进行整理与收拾。

1.室内的布置与清洁 家具的布置要简单、适用,不宜过多,要给患者留下活动与锻炼的空间。在床头安放一个床头柜,便于卧床患者随手取用茶杯、茶壶等。病室的墙壁上,可以挂一些患者喜欢的艺术作品,如摄影作品、书法条幅等。桌上经常摆放一些鲜花,窗台上养几种绿色的花卉,可以使患者心情愉悦,精神放松。

要注意保持病室及病床的清洁。扫地时要用湿式扫除法,地面每天应拖2~3次,注意少扫多拖,先湿后扫,避免因干扫扬起灰尘被患者吸入。如果需要消毒,可用2%苯酚溶液代替清水洒在地上。

2.床铺的整理 患者的床铺不宜太软,一般来说,在硬板床上加用一个5~10厘米的软床垫即可。这样既有利于患者的肌肉放松和全身休息,又不至于过度改变脊柱的生理弯曲。有的患者(如患有脊椎结核、腰椎间盘突出症等)需要睡在硬板床上,所以应听从医生的建议,为患者安排一张合适的床铺。

床上用品以柔软、耐用、易晒、易拆洗的纯棉织品为好。褥子要平整、光滑、坚实。枕头有软、硬之分。最好有一个硬枕、一个软枕,可把硬枕放在软枕下面。夏季时或发热患者为了使头部凉快,可不用软枕。有时硬枕也可用来支托或固定四肢。患者用的毛毯要轻暖,最好含有60%~80%羊毛。棉被须用被罩套起,以便更换洗涤。每天应给患者整理两次床铺。

下面我们介绍一种为卧床患者整理床单的方法。

整理床铺的用物:扫床巾(略带潮湿)、床刷。

(1)把准备好的用物拿到床边,移开床旁桌椅,关闭门窗。

(2)松开床尾盖被,协助患者侧卧于床的一边,背向护理人员。

(3)松开近侧各层被单,将中单卷于患者身下,扫净橡胶中单后搭于患者身上,再将大单卷于患者身下,扫净褥垫上的渣屑。

(4)将清洁大单的中线和床的中线对齐,一半塞于患者身下,铺好近侧床角塞于垫下,放平橡胶中单,铺上清洁中单,橡胶中单和清洁中单一并塞于垫下。

(5)帮患者翻身至对侧,扫净橡胶中单,将污大单、中单卷起放入污物袋中。

(6)用相同的方法铺完对侧各单,之后安排好患者卧位。

(7)更换被套,松开被筒,拆出棉胎,在床上铺上正面向内的清洁被套,拉出被角,边套边拆,直至床尾,卷出污被套放在污物袋中。折好被筒塞在床垫下。

(8)取出枕头,换上枕套,拍松后放在患者头下。

(9)还原床边桌、椅的位置,以保持室内整洁。

第五节　居家病室内的空气消毒

致病微生物的存在，是人体发生感染性疾病的重要因素之一。所以应经常用各种物理或化学方法使周围环境中、患者体表和使用物品等处的致病微生物尽量减少或使其活力降低，这就是"消毒"，而将微生物完全杀灭，则称为"灭菌"。人们一般将消毒、灭菌的方法统称为"消毒法"。做好消毒、灭菌工作，是减少感染机会、切断传染病传播途径的重要措施。

通常为居家病室空气消毒的用物包括食醋、消毒卫生香、水、生石灰、陶器或木制器。

1. 食醋消毒法　食醋，又叫米醋，即市售的各种粮食醋。用食醋蒸熏消毒可使空气中细菌数明显降低，对预防流行性感冒、流行性脑脊髓膜炎、流行性腮腺炎等有良好效果。在呼吸道传染病流行期间，可在每晚临睡前，关闭卧室门窗后，用碗、杯、锅等耐热耐酸容器盛醋，置于煤炉、电炉、酒精灯等热源上加热，食醋蒸干依然继续加热，使之生成浓厚的黄色烟雾，直至烟雾消失，约 1 小时后，再开窗通风。一般每天或隔天蒸熏一次，连续 3~6 天，即可有效地控制流行病菌的肆虐。

2. 中草药消毒法　可在室内点燃消毒卫生香。这类消毒香主要成分为除虫菊、苍术、艾叶等中草药。使用时，在每间住室内点香 1 盘。由于中草药消毒香无毒、无刺激，消毒时人可留在室内，因此比较适合病室使用。

3. 生石灰消毒法　生石灰具有较强的杀菌力，且价格低廉，容易购买。常用于对患者的排泄物、呕吐物及居室的消毒。石灰乳的配制法：取 1 公斤生石灰，加 5~10 公斤水，即为 10%~20%石灰乳，配制时用陶器或木制器。首先把等量水缓慢加入石灰内，使之徐徐变为石灰粉，若不容易化开，可多放置一段时间，然后再加入余下的水，搅匀，即可使用。其特点是要求现配现用。

第二章　居家护理对家庭饮食卫生的要求

家庭中的饮食卫生与每一个家庭成员的健康关系极为密切。不讲究饮食卫生,往往容易造成食物中毒或食源性疾病(指因吃东西染上的疾病,如痢疾、肠炎、病毒性肝炎等),严重者甚至会危及生命。

第一节　营养的供应

为了保证家庭成员的饮食均衡和身体健康,在每天的饮食中应至少包含以下五类食物。

1.谷类　包括米、面、杂粮。主要提供碳水化合物、蛋白质、膳食纤维及B族维生素。它们是膳食中能量的主要来源。

2.蔬菜和水果　主要提供膳食纤维、矿物质、维生素和胡萝卜素。蔬菜和水果各有特点,不能完全相互替代,不可只吃水果不吃蔬菜。一般来说,红、绿、黄色较深的蔬菜和深黄色水果含营养素比较丰富,所以应多选用深色蔬菜和水果。

3.鱼、虾、肉(包括畜肉、禽肉及内脏)、蛋类　主要提供优质蛋白质、脂肪、矿物质、维生素 A 和 B 族维生素。它们彼此之间营养素含量有所区别。

4.奶类和豆类食物　奶类主要包括鲜牛奶、奶粉等,其除含丰富的优质蛋白质和维生素外,含钙量也较高,且利用率也高,是天然钙质的极好来源。豆类含丰富的优质蛋白质、不饱和脂肪酸、钙及维生素 B_1、维生素 B_2 等。

5.油脂类　油脂类包括植物油等,主要提供能量。植物油还可提供维生素 E 和必需的脂肪酸。

第二节　食物的选购

食物在一定条件下会腐烂变质,了解食物品质鉴别的方法,对于预防食物中毒,保障身体健康有很大的帮助。同时,食物质量的好坏,直接影响着其营养成分的高低,因此在选购食物时,一定要注意食品的质量。

1.食物质量的一般要求

(1)营养价值高。食物的食用价值取决于食物所含营养素的多少、可消化率和提供能量的大小。一般来说,食物中所含营养素种类和数量越多,且易于消化,则食用价值越高。

（2）对人体健康无害。无害是指食物中不含有对人体健康有害的物质，以防各类食物中毒事件的发生。

（3）感观性状良好。食物的感观包括外观、气味、滋味等。食物的感观性状改变，往往标志着食物质量的变化，所以对食物的感观性状要进行鉴别。

2. 食物鉴别的一般方法　食物质量的好坏，需认真鉴别才能判断。鉴别的方法以感官检查为主，即眼观、鼻闻、嘴尝、耳听和手摸。

（1）眼观。主要鉴别食物的性状、颜色、表面特点、断面特点、含杂质多少等，从而断定食物的新陈、纯度、外形、组织结构的好坏程度。

（2）鼻闻。主要鉴别食物的气味，从而断定食物的新鲜和变质程度。

（3）嘴尝。主要鉴别食物的滋味，从而断定食物的新鲜、变质程度，特别是鉴别已变质但不改变外形的食品的好坏程度。

（4）耳听。主要通过食品振荡、碰击的声音，鉴别食物的干湿、新旧程度，同时对食物的好坏也能起到一定的鉴别作用。

（5）手摸。主要鉴别食物的软硬、弹性、粗糙、细致、干湿以及温度高低等，从而断定食物的成熟、含水及品质变化程度。

特别提示：如何鉴别牛奶变质

（1）看。正常牛奶呈乳白色或淡黄色，如出现沉淀物或色泽异常均是变质。包装破损或包装异常的牛奶也不要饮用。

（2）闻。乳中含有特有的乳香，如出现酸败味或其他气味，则是牛奶受污染而变质。

（3）尝。正常牛奶味微甘甜，如牛奶变质会出现酸味、苦味。

（4）加热。将牛奶加热后出现沉淀物或出现豆腐花状凝固者，即为变质牛奶。

第三节　食物的洗切卫生

1. 要用清水洗　有人认为，用盐水浸泡才能有效清洗掉果蔬上的细菌。其实事实并非如此，有专家指出，用盐水清洗的效果并没有想象中的那么好，盐水清洗只能除去果蔬表面的部分有害物质（如农药），这个效果与清水并没有什么差别，但对部分脂溶性有害物质而言，盐水清洗效果还不如清水。而且如果盐分控制不当，钠离子就会渗入果蔬，造成日常饮食盐分过量。另外，长时间的盐水浸泡还可能导致果蔬细胞脱水，使果蔬中的B族维生素、矿物质等溶解，造成营养物质大量流失。

还有一些人习惯用碱性水（如淘米水、小苏打水等）来清洗果蔬，这样则会导致有些物质在碱性条件下分解成其他产物，有可能提高其本身的毒性，在无意间增强其对人体的毒性。

专家指出，清水是清洗果蔬的最好选择。如果是去皮后食用的果蔬，用流动水冲洗 2~3 遍后就可去皮食用。连皮一起食用的，先用流动水冲洗 2~3 遍，接着浸泡几分钟，然后再用流动水清洗 2~3 遍即可食用。

2. 先冲洗后切菜　有人认为将菜切好后，再用水冲洗，这样才会干净，却不知道这样会造成大量的汁液从切口处流出。蔬菜的汁液中含有多种维生素、矿物质以及对人体有益的营养素，这些有益物质含在蔬菜的叶肉细胞外层，很容易被水溶解。因此，正确的做法是，将完整的果蔬用清水快速洗净，切好后立即下锅烹制，以避免养分流失。

3. 菜刀、砧板要生熟分开　因为生菜和生肉是带菌的，而且有的是带有寄生虫的，因此菜刀、砧板要生熟分开使用。如果用切生肉的刀去切熟食，就很容易污染直接入口的熟食。同样，切生肉的菜刀不能直接切水果，也是为了防止细菌污染水果，从而导致病菌侵入人体。

第四节　食物的烹饪卫生

1. 消毒灭菌　生的食物一般都不同程度地带有病菌和寄生虫，吃了容易引起各种疾病，但经过烹调处理，能把细菌和寄生虫杀死，起到杀菌消毒的作用。加热杀菌的效果取决于许多因素，如加热方法、食品被污染程度、食品体积大小等。比如肉、鱼等原料都是热的不良导体，如肉块太大，尽管加热的时间很长，使表面温度很高，但内部温度仍然很低，深藏在里边的细菌往往不会被全部杀死。所以，要控制烹调时间，并且切块不能太大，以保证彻底杀死细菌和寄生虫虫卵。

2. 促进营养成分消化吸收　食物经过烹调，组织变软，便于咀嚼。如蛋白质的水解和凝固，部分蛋白质溶解在汤里，形成胶蛋白；部分淀粉变成糊精，另一部分被分解成糖；脂肪被分解；细胞膜的破坏和溶解等。所有这些变化，相当于食物在体外进行一次初步消化，从而促进食物的消化与吸收。

3. 增进食欲　烹调食物不仅要保护营养成分少受损失，而且要使食物的色、香、味、形俱佳，适应人们的生活习惯，增进人们的食欲。烹调后的食物可以颜色诱人、形式多样、清洁美观；食物烹调后散发的香气更加强烈；食物经过烹调加工还可调制出各种味道。所有这些都可大大提高就餐者的食欲。

烹调注意事项：忌加热温度过高、时间过长。

（1）多叶蔬菜在加热过程中会损失 20%~70% 的营养物质。

（2）蒸煮过度会使许多维生素遭到破坏，因此，蒸煮食物应该熟即关火。

（3）煎炸会破坏食物中维生素 A、维生素 C、维生素 E 的含量，还会产生有毒物质——丙烯酰胺。

第五节　食物的储存

现代生活中，人们都习惯用冰箱来储存食物，可是并不是所有的食物都适合用冰箱储存。

1. 冰箱储存的注意事项

（1）热的食物绝对不能放入运转着的电冰箱内。

（2）存放食物不宜过满、过紧，要留有空隙，以利冷空气对流。

（3）食物不可生熟混放在一起，以保持卫生。按食物存放时间、温度要求，合理利用箱内空间。

（4）鲜鱼、肉等食品不可以不作处理就放进冰箱。鲜鱼、肉要用塑料袋封装，作冷冻储存。蔬菜、水果要把外表面水分擦干再放入，以零上温度储存为宜。

（5）不能把瓶装液体饮料放进冷冻室内，以免冻裂包装瓶。应放在冷藏箱内或门档上。

（6）贮存食物的电冰箱不宜同时储存化学药品。

2. 具体储存方法　很多食物有其各自的储存方法，应该按照食物自身的特点对食物进行正确地储存。下面列举几类食物进行说明。

（1）香蕉。如将香蕉放在12℃以下的地方储存，会使香蕉发黑腐烂。

（2）鲜荔枝。如将鲜荔枝在0℃的环境中放置一天，即会使之表皮变黑、果肉变味。

（3）西红柿。西红柿经低温冷冻后，肉质呈水疱状，显得软烂，或出现散裂现象，表面有黑斑，煮不熟，无鲜味，严重的则酸败腐烂。

（4）火腿。如将火腿放入冰箱低温储存，其中的水分就会结冰，脂肪析出，腿肉结块或松散，肉质变味，极易腐败。

（5）面包。在烘烤后，面包变得有弹性和柔软。随着放置时间的延长，面包会逐渐变硬，这种现象叫做"变陈"。变陈的速度与温度有关，面包放在冰箱中要比放在室温中变硬的速度来得快，所以，如果短时间存放，应将面包放在室温下，以防止面包变硬。

（6）月饼。吃剩的月饼别放进冰箱，月饼是用面粉、油、糖和果仁等配料精制，并经过焙烤的糕点。焙烤食品是不宜放入冰箱储存的。这是因为月饼原料中的淀粉在经过焙烤后熟化，并变得柔软，而在低温的条件下，熟化了的淀粉会变得老化（也就是"返生"），使月饼变硬、口感变差。

（7）鱼。冰箱中的鱼不宜存放太久，家用电冰箱的冷藏温度一般为 -15℃，最佳冰箱也只能达到 -20℃，而鱼类，在储存温度未达到 -30℃以下时，鱼体组织就会发生脱水或其他变化。因此，冰箱中存放的鱼，时间不宜太久。

（8）冷冻食品。从市场上买回来的冷冻食品，肉、鱼、鸡、鸭、蛋、速冻蔬菜等，一经解冻要尽快加工食用，不宜存放。如果存放时间太长，肉、鱼、鸡、鸭等会因为细菌和酶的活力恢复，不但能很快繁殖分解蛋白质引起变质，而且还能产生有毒的组胺物质，人吃了会引起食物中毒；冷冻蔬菜存放时间太长，不仅变色、营养损失、品质下降，而且也很容易腐烂变质，不能食用。

（9）中药。药材放入冰箱内，和其他食物混放时间一长，不但各种细菌容易侵入药材内，而且容易受潮，破坏了药材的药性，所以对一些贵重的药材，如人参、鹿茸、天麻、党参等，若需长期保存，可放在一个干净的玻璃瓶内，将瓶盖封严，搁置在阴凉通风处。

第六节　餐具的消毒

碗、筷、碟、勺等餐具是家庭生活的日常必需用品，家庭中餐具的清洁卫生，是确保人体健康、预防病从口入的重要环节。不论采用何种消毒方法，餐具在消毒前都应进行认真的清洗。一般来说，餐具在热力消毒前首先进行洗涤，用自来水冲洗干净后实施消毒。用化学消毒剂进行消毒时，在消毒之后还必须用自来水彻底冲洗，清除残留的消毒药剂。消毒后的餐具应放在专门的保洁橱或其他清洁的容器中，若有污染情况应再进行消毒。餐具的保洁橱或容器应采用无毒无害材料，存放餐具时应避免与其他杂物混放，并定期进行清洗消毒，保持其干燥、清洁。对于一次性餐具，用后必须废弃。

对餐具的消毒方法有很多种，下面我们介绍两种家庭中最常用的消毒方法。

1.煮沸消毒法　将碗、筷、碟、勺、抹布等放在锅里煮沸15分钟左右，捞出晾干（不要用未煮过的抹布擦拭，以防污染），然后置于洁净的橱柜中。煮沸消毒时应注意餐具的放置方法：碗、盆、盘等餐具应直立放置，并全部浸泡在水中，使餐具各部分接触沸水，以确保消毒效果。杀灭一般细菌只要等水烧开即可，即常说的"沸进沸出"。家中如有一般患者，可待水开后再烧10分钟。如家中有传染病患者，则应分食和分餐具为好，患者用过的餐具需单独消毒，一般在水沸腾后要再煮20~30分钟。据调查，用此法消毒的餐具，大肠埃希菌检出率大为降低，对肠道致病菌有明显的杀菌效果，同时也能达到对肝炎患者使用过的餐具进行消毒的目的。

2."84消毒液"浸泡法　也可以采用含氯消毒剂（最常用的是"84消毒液"）浸泡的方法，餐具的浸泡时间应持续5分钟。含氯消毒剂不能与洗涤剂同时使用，因为洗涤剂中的表面活性剂会中和有效氯，很脏的餐具用洗涤剂清洗油污后，应洗净残留洗涤剂，再进行消毒。洗碗布也可采用含氯消毒剂浸泡，但竹或木制筷子不宜采用消毒剂浸泡法。含氯消毒剂消毒后的餐具常留有氯味，对人有一定的刺激性，故在使用该类餐具前可用少量开水冲洗一下，这样可使氯味明显减轻。

特别提示：其他餐具消毒方法

（1）洗碗机消毒。洗碗机是一种清洗、消毒一体机，方便实用。但要注意严格按照消毒的时间和温度进行消毒，这样才能保证消毒的效果。

（2）消毒柜消毒。消毒柜有臭氧和远红外线等种类。将餐具放入消毒柜内，打开按钮，15~20分钟后关机冷却即可。

第三章　居家护理日常用药

如果家里有一个急救箱，会给生活带来许多方便，因为得心应手地应付常见的小伤、小病，能免除后顾之忧。而对于一些突发疾病，如果能快速地用药，则能有效地保证生命的安全。家庭急救箱内的药物要定期检查和更换，以免药物过期失去药效。

第一节　内服药的配置

内服药可配置解热、止痛、止泻和助消化等类型的药物。如白加黑感冒片、芬必得胶囊等都是解热镇痛药，发热或红肿热痛都可以服用；诺氟沙星胶囊、黄连素等药物可用来治疗腹泻；常用的助消化药有健胃消食片等。

家庭急救箱的配置应根据家庭成员健康状况而定。解热镇痛药品，最好配置成人和小儿用两种。

第二节　外用药及急救用器材的配置

（1）准备一些消毒过的纱布、绷带、胶布，脱脂棉也要选购一些备用。如有条件，最好准备一块边长1米左右的大三角巾。

（2）体温计。

（3）医用的镊子和剪子，在使用前用火或酒精消毒。

（4）外用药可配置双氧水、酒精、碘酒、烫伤膏、止痒清凉油、伤湿止痛膏等。

第三节　特殊用药的配置

小儿、老年人、体弱或某些病情特殊的患者，应按医嘱配置治疗相应疾病的药物。

第四节　正确用药的方法

1. 科学用药的一般要求

（1）必须有明确的诊断，不能盲目用药。有些疾病症状类似，但病因却不同，如许多心肌梗死患者发病前往往表现为胃区绞痛；心力衰竭早期表现为咳嗽，若凭一知半解盲目用药，会掩盖病情，造成病情的延误。因此，患病后一定要去看医生，根据医生的指示用药。

（2）用药前必须了解药物，尤其是不良反应。用药前应认真阅读药品使用说明书，对药物的理化性质、药理作用、给药途径、用药剂量、不良反应及禁忌证等要有准确的了解。

（3）不能随意加减药物。药物是根据病情及生理特点等因素决定使用的，若随意加减药物品种或剂量，会影响疗效，或加重药物的不良反应。

（4）要注意患者个体间的差异，不能一概而论。要注意到年龄、性别、体质、病理状况、过敏史等。

（5）不可滥用药物，不要过分迷信新药、进口药、高价药、新一代抗生素、各种滋补保健品等。是药三分毒，滥用药物有害无益。

特别提示：家庭用药七大误区

误区一，家庭储备药品越多越安全。

误区二，只要对症，用药不必因人而异。

误区三，药越贵越好，剂量越大病好得越快。

误区四，家庭储备药品无须作定时清理，药品的储存与质量关系不大。

误区五，服用过期药品对健康损害不大，吃总比不吃好。

误区六，互为禁忌的药品同时服用、随意增减服药剂量。

误区七，随意用药。

2. 服药时间的选择 药品的服用时间与药物的治疗效果关系密切，某些药物必须在特定的时间段服用，才能取得满意的效果。

服药与吃饭的时间先后很有讲究，因为饮食状况、胃内容物的性质都能影响药效的发挥。所以，许多药物在饭前、饭后服用效果大不一样。比如饱食以后，阿司匹林、磺胺嘧啶、钾盐等吸收延缓，红霉素、林可霉素等则吸收减少。相反，维生素 B_1、维生素 B_2 等药则可增加吸收。

（1）饭前服用的药物。如氨苄西林、头孢氨苄、罗红霉素等。这些药物易被食物中的纤维素吸附，影响药物的吸收，因此需要空腹服用。再比如人参制剂、鹿茸精、蜂乳、六味地黄丸以及其他一些对胃肠刺激小的滋补药物空腹服用，到达小肠部位时不受食物影响，吸收得快而且完全，疗效显著。

（2）饭时服用的药物。宜饭时服用的药物，常见的有鱼肝油等脂溶性药物，因为脂溶性药物可溶解于食物中的脂肪内，更容易吸收。另外，助消化药与食物同时服用，其助消化作用更佳。

（3）饭后服用的药物。药物大都可以饭后服用，特别是胃肠道反应比较严重的药物，饭后服用可以减轻药物的刺激。

3. 服药期间不可饮酒 药物进入人体后，其治疗作用的发挥，很大程度上取决于体内药酶的状况。大量饮酒对药酶有抑制作用，使某些药物如安眠药甲丙氨脂（眠尔通）代谢减慢，排泄时间延长而发生毒性反应。

有些药物在服药期间严格禁止饮酒，否则就会产生毒性反应。如乙酰氨基酚（扑热息痛）口服后，会在体内通过药酶代谢，产生一种名为羟酰的有毒物质，然后由肝脏内活性物质结合解毒。如果此时饮酒，激活药酶，将会迅速产生大量的羟酰，一旦超过肝脏的解毒能力，就会影响肝脏功能，造成严重的中毒反应。

4. 不宜同服的药品　多种药物同时服用时，因各自的化学性质不同而相互作用，则必然会影响药效的发挥，甚至还可能产生有害物质或新的化合物。

胃病患者如长期服用复方氢氧化铝片（胃舒平），就不宜同时服用胃蛋白酶合剂。胃舒平是一种碱性的复方制剂，可降低胃内酸度，缓解胃痛，保护胃黏膜。而胃蛋白酶在弱酸性环境中才能发挥作用。所以，这两种药品同时服用，就构成了典型的"酸碱配伍"禁忌。

因此在服用药物前，不妨阅读一下药物说明书，大概了解一下药物的性质，以避免不同药物同服，影响药效。

5. 用药的禁、忌、慎　在使用某种药物之前，一定要确认自己没有该药物的禁忌证。心脏病、肝脏病、肾脏病、高血压、脑血管疾病、溃疡病、严重贫血、青光眼患者以及过敏体质者用药须特别谨慎。一般药品说明书上有详细的介绍。若没有别的代用药品而非用不可时，用药后应注意观察有无异常情况，若发现问题，要及时请医生处理。

对于患有多种疾病的人，在治疗用药前更应谨慎。如高血压合并哮喘病患者，就不能选用麻黄碱类药品进行治疗。虽然麻黄碱有缓解哮喘的作用，但同时会升高血压。若同时使用多种药品，则要考虑这么多的药品同用之后，会不会药效相互抵消，造成疗效下降。某些药理作用相抗的药品在使用后，不仅药效相互抵消，而且会产生严重毒副反应，这对婴幼儿、孕妇、乳母、年老体弱者的危害更大。因此，在用药前一定要认真阅读药品说明书或者向医生请教。

第五节　中草药的煎法

1. 煎药的器具和用水　煎药最好选用陶瓷砂锅或搪瓷锅，因其化学性质较稳定，不易与药物中的成分发生化学反应。

煎药用水的水质应力求优良，最好是泉水，合格的自来水也可以。井水硬度大，并不适合用来煎药。不干净的塘水、河沟水等都不能用来作为煎药用水。

2. 煎药的火候和时间　药材放入煎药锅中，加水至高出药面3厘米左右，浸泡20分钟，泡的时间不宜太长，尤其在夏季容易发酵变酸。加热煮沸后，就要改用小火，保持微沸状态半小时。加热过程中应经常用筷子搅动，保证药材充分出汁。药材煎煮完毕后，经小药筛或纱布过滤，然后再将药渣返回煎药锅中，加水再煮20分钟。

3. 特殊药物的煎法 若是煎煮发散性、芳香类的药材，药液沸后只需保持微沸5分钟即可，以免久煎后其有效成分挥发而降低药效。如果煎煮的是滋补药，则宜用小火，时间适当延长，以保证药中成分充分溶解在药汁中。对于处方中根茎类药材较多的，煎煮时间可酌情延长，也可以重复煎煮3次。

第四章 居家护理中的常见医疗护理技术

第一节 人体体温测量

（一）人体体温概述

正常人的体温是在一定范围内波动的，一般为 36~37℃。其之所以如此，主要是因为中枢神经系统的调节，使肌体热量的产生与散发维持动态的平衡。正常人的体温，由于测量部位与时间的不同，常有一定的差异。一般情况下，正常体温在个体之间、昼夜之间、体内体表各部分之间，都存在着一定的差别，但其变动范围一般不超过1℃。

1. 正常体温 体温是指身体内部的温度。测量体温，常以口温、腋下温度或直肠内温度为标准，用这三个部位测出的温度和深部体温相近，其正常值为：①口腔温度：37℃（36.2~37.2℃）；②直肠温度：37.5℃（比口腔温度高0.3~0.5℃）；③腋下温度：36.5℃（比口腔温度低0.3~0.5℃）。

体温（口温为准）低于35℃称为体温过低；37.5~38℃称为低热；39℃以上称为高热。

2. 生理性变化 在生理情况下，有若干因素都可影响体温变动。

（1）昼夜时间。由于人体活动情况和代谢水平不同，体温呈现周期性变动。清晨2~6时最低，此时体温为基础体温，以后则逐渐升高，至下午2~8时最高，其变动范围为0.6~0.8℃，一般不超过1.0℃。如果改变正常的生活习惯，如长期夜班工作等，体温也会随之变动。

（2）性别差异。女性体温比男性稍高。我国女性基础体温平均约为36.7℃，男性则为36.4℃。女性体温还随性周期而变动，如在月经周期中、排卵后体温升高，月经来潮后稍下降。早期妊娠时体温略升高。

（3）年龄差异。儿童体温略高于成人，老年人体温在正常范围的低值。新生儿特别是早产儿，由于体温调节功能尚未发育完善，易受外界温度的影响，体温波动较大，但随着身体的生长发育，体温也渐趋稳定。

特别提示：影响人体体温的其他因素

（1）进食、饮用热饮料、剧烈活动、沐浴后、情绪激动，以及精神紧张等都可使体温暂时略有升高。

（2）大量出汗后体温略低。

（3）使用麻醉药物，可抑制体温调节中枢，影响神经传导及扩张血管，使体温下降。

（二）腋下测温方法

在测温前30分钟应避免进食、饮水、热敷、洗澡、坐浴、降温以及剧烈运动。

测腋温时，先擦干患者腋下的汗液，然后将体温计自消毒液中取出、擦干，将水银端放在患者腋窝中央，让其弯曲手臂，放于胸前，以夹紧体温计。测腋温大约需要10分钟，然后取出体温计，读数并记录。

第二节　人体血压测量

（一）人体血压概述

血液在血管内流动对血管壁所产生的侧压力，称为血压。血液由心室排出，在经过主动脉、中动脉、小动脉到微血管的整个过程中，压力逐渐下降。正由于体循环各段血管间存在着压力差，因而保证了血液的持续定向流动，以完成血液循环。在心动周期中，动脉血压随着心室的收缩和舒张，发生规律性搏动，即心室收缩时动脉压升高，所达到的最高值称为收缩压；心室舒张时动脉压下降，心室舒张末期动脉压下降所达到的最低值称为舒张压。收缩压与舒张压之差称为脉压。

1. 人体正常血压范围　正常成人安静时收缩压为90~140毫米汞柱，平均为120毫米汞柱；舒张压为60~90毫米汞柱，平均为80毫米汞柱；脉压差为30~40毫米汞柱。

2. 正常血压的生理性变化　正常人的血压常因各种因素而有所变动。

（1）年龄和性别。小儿血压较成人低，40岁以上每增10岁，收缩压相应上升10毫米汞柱（舒张压不升）。中年以前男性血压一般略高于同年龄的女性，中年期后男女则无较大差异。

（2）精神状态。情绪激动、紧张、兴奋、疼痛等刺激可使收缩压上升。劳动、饮食、饮酒也可使血压升高。

（3）昼夜。人体血压在傍晚高于清晨。

（4）部位。人体直立时血压比平卧时高。下肢（股动脉）血压比上肢（肱动脉）血压高20~40毫米汞柱，左上肢（肱动脉）血压比右上肢（肱动脉）血压高10毫米汞柱。

（5）环境。人在寒冷环境中血压上升，高温环境下血压则略下降。

在安静状态下，舒张压持续超过90毫米汞柱，即可认为是高血压。如舒张压低于50毫米汞柱，收缩压低于90毫米汞柱，则是低血压。

（二）水银柱血压计的操作方法

1. 测量人体血压的用物　水银柱血压计、听诊器、记录本和笔。

2. 测量部位　上肢肱动脉。

（1）测量前要求被测者安静休息 15 分钟。

（2）检测血压计。关紧活门充气，如汞柱不能上升或有裂隙，表示漏气或汞量不足，则该血压计不能使用。

（3）被测者取坐位或仰卧位，将衣袖上卷，袖口不可太紧，露出右上臂，并保持与心脏处于同一水平。伸肘，上臂稍向外展 45°。

（4）打开血压计，检查汞柱液面是否与 0 点平齐。将血压计袖带内空气完全放出，再将袖带气袋中部对着肘窝平整地缠于患者上臂，松紧以能放入一指为宜，袖带下缘应距肘窝 2~3 厘米。将末端整齐地塞入里圈内。

（5）戴好听诊器，先触及肱动脉搏动，再将膜式听诊器体件置于肱动脉搏动最明显处，并稍加压固定。

（6）将血压计开关按到"开"位置，关闭气门。左手携住听诊器体件，右手握气球，以均匀速度向袖带内注气，直至动脉搏动音消失，再继续注气，使压力表上汞柱再上升 20~30 毫米汞柱，然后旋动气球，以每秒 4 毫米汞柱的速度放气，使汞柱缓慢下降。双眼平视汞柱所指刻度，当听到第一声动脉搏动音时，汞柱所指刻度为收缩压。继续放气，当动脉搏动音消失时，汞柱所指刻度为舒张压。如声音消失距离明显变调在 20 毫米汞柱以上，则应将两数同时记录。

（7）记录。以分数式，即收缩压 / 舒张压毫米汞柱。

（8）测量完毕后，排尽袖带内余气，关闭气门，整理袖带放入盒内，将血压计和盖右倾 45 度，使汞流回槽内，并关闭汞槽开关。

第三节　人体脉搏测量

（一）人体脉搏概述

1. 人体正常脉搏　正常脉率：成人为 60~100 次 / 分。

2. 生理性变化　幼儿比成人快，老人稍慢，女性较男性稍快。进食、运动和情绪激动时增快，休息和睡眠时减慢。

（二）具体测量方法

测量人体脉搏的用物：有秒针的表、记录本。

测量部位：常选择桡动脉，其次为颞动脉、颈动脉、肱动脉、足背动脉、股动脉等。

（1）诊脉前要求被测者保持安静，如剧烈活动后应休息 20 分钟再测。

（2）以测桡动脉为例，被测者取坐位或卧位，手臂放于舒适位置，腕部伸展。

（3）将示指、中指和环指（无名指）的指端放在桡动脉表面，压力大小以能清楚地触及脉搏为宜。一般测 30 秒，将脉搏数乘以 2，即为脉率。异常脉搏和危重患者应测 1 分钟。当脉搏细弱而触摸不清时，可用听诊器测心率 1 分钟。

第五章 患者常用卧位及活动的护理

第一节 常用的几种卧位

1. 仰卧位

（1）去枕仰卧位。适用于昏迷或全身麻醉未醒的患者；脊柱麻醉或脊髓腔穿刺后的患者。具体方法是：去枕使患者仰卧，头偏向一侧，两臂放于身体两侧，将枕头横置于床头。

（2）屈膝仰卧位。适用于腹部检查或做导尿术等。具体方法是：使患者仰卧，两臂放于身体两侧，两膝屈曲并稍向外分开。

2. 侧卧位 适用于灌肠、肛门检查、臀部肌肉注射。常常侧卧和平卧交替以预防压疮发生。具体方法是：使患者侧卧，两臂屈肘，一手放在胸前，另一只手放于枕旁，下面的腿稍伸直，上面的腿弯曲。必要时两膝之间、后背和胸腹前可以放置软枕。

3. 半坐卧位 适用于心脏疾患所引起呼吸困难的患者，腹腔、盆腔手术后或有炎症的患者，某些面部及颈部手术后的患者，恢复期体质虚弱的患者。具体方法是：先摇床头支架呈 40°~50° 角，再摇起膝下支架。放平时，顺序相反。若无摇床可用靠背架，将患者上半身抬高，在床头垫褥下放一个靠背架，用中单包裹枕垫放于膝下，将中单两端的带子固定于床沿上，以免患者下滑。

4. 端坐位 适用于心力衰竭、心包积液、支气管哮喘发作时。具体方法是：患者身体稍向前倾，床上放置一个跨床小桌，桌上放软枕，患者可伏桌休息；并用床头支架或靠背架将床头抬高，使患者背部能倚靠。

5. 俯卧位 适用于腰背部检查，某些术后（如脊柱、腰背、臀部有伤口）不能平卧或侧卧的患者。具体方法是：让患者仰卧，两臂屈曲放于头的两侧，两腿伸直，胸下、髋及踝部各放一个软枕，头转向一侧，使患者姿势舒适，又不影响呼吸。

6. 头低脚高位 适用于肺部分泌物引流及十二指肠引流；妊娠时胎膜早破，防止脐带脱垂；跟骨牵引或下肢牵引时，防止身体下滑。具体方法是：让患者仰卧，头偏向一侧。将枕头横立于床头，以防患者碰伤头部，床尾用木墩或其他支托物抬高 15~30 厘米。

7. 头高脚低位 适用于颈椎骨折进行颅骨牵引时；也用于预防脑水肿，减轻颅内压或开颅术后。具体方法是：让患者仰卧，床头用木墩或其他支托物抬高 15~30 厘米。

8. 膝胸位　适用于肛门、直肠、乙状结肠检查及治疗；亦用于纠正胎儿臀位及子宫后倾。具体方法是：患者跪卧，两小腿平放在床上，大腿和床面垂直，两腿分开，胸及膝部贴床面，腹部悬空，臀部抬高，头转向一侧，双臂屈肘于头的两侧。

9. 截石位　适用于会阴、肛门部位的检查、治疗或手术。具体方法是：患者仰卧于检查台上，两腿分开放在支架上，臀部齐床边，两手放在胸部或身体两侧。

第二节　协助患者移动的方法

1. 协助患者移向床头

（1）以床单代替盖被，将枕头移向床头挡住头板。

（2）患者仰卧双膝屈曲，两足跟尽量靠近臀部，两手拉床栏杆。

（3）护理人员面向床头，双脚前后分开，双膝略弯，一手置于患者颈肩下，另一手置于患者腿下。

（4）护理人员与患者一起用力移向床头。

（5）放回枕头，换回盖被，协助患者维持舒适的卧姿。

2. 协助患者侧卧　协助患者侧卧的目的：改变患者的姿势，以增加患者的舒适感；同时，预防压疮的形成。

（1）先将患者移至将转向的对侧床旁。

（2）护理人员再绕至患者将转向的另一侧床旁，将患者近侧的手臂放至头侧，远侧的手臂置于胸前，远端的腿屈曲放于近侧的腿旁。

（3）护理人员的双脚分开，一只手掌置于患者远侧的肩膀上，另一只手掌置于患者远侧的臀部下。当护理人员的重心由前脚移向后脚时，同时将患者转向护理人员。

（4）使患者舒适，并维持良好的体位。放一个枕头在患者的背部以支撑患者，再放一个枕头在患者的两腿之间，还要用一个枕头支托患者的手臂及手。

3. 协助患者移至床边

（1）到患者床边，移去其头下的枕头。

（2）由甲、乙、丙三位护理人员排列于患者将移至的一侧床边。

（3）甲将双手分别置于患者头颈及肩背部，乙将双手分别置于患者背、臀部，丙将双手分别置于患者两大腿与两小腿下（若两位护理人员，则一人双手分别置于患者的肩膀与腰背部，另一护理人员双手分别置于患者的臀部及大腿处）。

（4）由其中一名护理人员发令，三人同时抬起患者，护理人员将身体往后移动，采取下蹲姿势，其重心由前脚移向后脚时，将患者向自己站立的这一侧床边移动。

（5）将患者轻放，确认患者感到舒适，然后把枕头放在患者头下。

4.协助患者移向床边椅或轮椅及返回病房

（1）协助患者自病床移到床边椅或轮椅上。①测量患者血压、脉搏及呼吸。②在床尾处，准备床边椅或轮椅，使之与床平行。③摇高床头，并将患者盖被扇形折叠至床沿。④护理人员站于床头，双腿朝床尾，一前一后分开，然后一手置于患者颈下，另一只手置于患者膝上，协助患者坐于床沿。⑤让患者以手掌撑住床边，维持坐姿，助其穿上外套及鞋子。⑥测量患者的血压、脉搏及呼吸，注意有无体位性低血压或头晕、休克现象。⑦护理人员面对患者双脚分开站立。⑧让患者两手放在护理人员的两肩上，护理人员的两手扶住患者腰部或腋下，协助患者下床，并支持患者转身，使其坐入椅中。⑨协助患者调整坐姿，放好轮椅脚踏板，以被单覆盖患者双脚。

（2）协助患者自床边椅或轮椅返回病床。①推轮椅至床尾。②取掉盖脚的被单，脱下患者外套及鞋子。③护理人员面对患者双脚分开站立，让患者双手放在护理人员的两肩上，护理人员两手扶在患者腋下，协助患者站起，护理人员支撑患者转身，使其坐于床沿。④护理人员站于床头，双脚朝床尾，一前一后分开，然后一手置于患者颈后，另一只手置于患者膝下，协助患者卧于床中，并将盖被拉好。⑤测量患者的血压、脉搏、呼吸，最后整理用物。

第三节 居家患者的康复运动

特别提示：

（1）适当地安置患者，适时地放置屏风。

（2）护理人员站在患者的患侧，以保护患者的安全，随时观察患者的呼吸、脉搏及心跳。

（3）依照患者的需要给予不同的康复治疗项目。主要包括以下几方面。

坐姿平衡训练：①静态的。争取患者能独自静坐。②动态的。如坐着拍手、向左右方向取物。

站姿训练：①静态的。争取患者能独自站立。②动态的。重心转移到单脚站立或原地踏步，向上、下、左、右取物。

行走训练：利用平衡杆的训练走上下楼梯、斜坡及使用助行器纠正步态等。

手功能训练：①堆积木、拉据子、人体部位的配合等。②手、眼的协助训练。

呼吸运动训练：深呼吸运动、扩胸运动。

日常生活训练：如自行穿脱衣服、梳洗、吃饭、简单的家务等。

翻身运动：至少每两小时翻身一次。

肌力训练：①等长运动。维持关节不动，收缩或紧缩肌肉至最大程度，数秒后放松肌肉，如单手或双手抵住墙壁施力、举重等（心肺功能不好者不能做等长运动）。②主动运动。患者自行运动，如关节在无协助下完成各种活动。③阻力运动。让患者抵抗人力或机械力的一种主动运动，如给沙袋、哑铃等。

患者康复运动的目的：预防畸形或身体其他功能发生障碍；协助训练患肢的功能，并促其恢复；保持健康肢体的功能。

第四节　关节被动运动

（1）手指的伸屈运动。患者患肢自肘关节处弯曲成直角，上臂贴于床边；护理人员一手握患者腕关节，另一只手握拇指以外的手指；弯曲各指使其呈握拳状再放开，做手指的伸屈动作。一般重复5次，每天3遍。

（2）腕关节运动。主要有以下内容：

①伸屈运动。护理人员一手握住患者患肢手指，另一只手握前臂距离腕关节大约1厘米处；用近腕关节的手来支持患肢，而握住手指的手将患者的手向手背弯曲，再将患者的手向手掌方向弯曲。一般重复5次，每天3遍。

②外展及内收。将患者手臂自肘关节处弯曲成直角，上臂紧贴床边；一手握住患者手指，另一只手握前臂距离腕关节1厘米处；将患者手腕偏小指侧屈，再将手腕偏大拇指侧屈。一般重复5次，每天3遍。

（3）肘关节运动。护理人员一手握住患者患臂的腕关节使手掌向上，另一只手按在肘关节上约1厘米处；固定患者的肘关节，握腕关节的手使腕关节弯曲，然后恢复腕关节伸直。一般重复5次，每天3遍。

（4）肩关节运动。主要有以下内容：

①屈曲和伸展。护理人员一手托住患者患臂腕关节，另一只手轻轻握住并固定肘关节；将患肢伸直举起，向头部方向移动，再慢慢恢复到原来位置。一般重复5次，每天3遍。

②外展和内收。护理人员一手握患者肘关节，另一只手拖住腕关节，将患肢向侧方水平伸直；慢慢将患肢放回身边并横过胸部直到对侧的最大限度。一般重复5次，每天3遍。

③内外旋转。护理人员一手握住患者患侧肘关节，另一只手托起手腕，使上臂与前臂呈90°弯曲后掌心向下平放在床上；以一手固定上臂，另一只手将前臂向上提做180°向外转动，再恢复到准备动作。一般重复5次，每天3遍。

（5）髋关节运动。主要有以下内容：

①伸屈动作及屈曲动作。护理人员一手握患者患肢膝关节上约2厘米处，另一只手托住患者脚后跟；慢慢抬高腿部，将膝关节弯曲并向头部方向移动；恢复至原来位置，腿伸直。一般重复5次，每天3遍。

②内收、外展动作。护理人员双手置患者膝下及脚跟下，把腿伸直并抬高

离床面约5厘米；将患肢依水平方向向外移，再回到原来位置。一般重复5次，每天3遍。

（6）踝关节运动。主要有以下内容：

①伸屈动作。护理人员一手握患者脚后跟，另一只手置脚掌；压迫患者脚底向足背方向，使脚踝呈90°角。一般重复5次，每天3遍。

②外翻、内翻动作。护理人员一手握住患者脚踝，另一只手握住脚掌；转动脚部使脚掌朝外，再转动脚部，使脚掌朝内。一般重复5次，每天3遍。

（7）趾部运动。主要有以下内容：

①伸屈动作。护理人员一手握患者患肢脚趾，另一只手握住脚掌；将脚趾弯曲，使之朝向脚底；恢复后将脚趾伸直，再将脚趾尽可能朝脚背方向伸展。一般重复5次，每天3遍。

②外展、内收动作。护理人员双手握住患肢脚趾；使各趾尽量分离至最大限度，再使各趾尽量合拢。一般重复5次，每天3遍。

患者进行关节被动运动的目的：预防肌肉萎缩以及关节僵硬变形；促进血液循环，减少疼痛，使患者舒适；增加肌肉在静止时的强度，增加长时间卧床患者的耐力。

第六章 饮食护理

第一节 一般患者的基本饮食

1. 普通饮食　适用于病情较轻或疾病恢复期消化功能正常者。以易消化、无刺激性的食物为主。每日进餐 3 次，需要蛋白质 70~90 克。

2. 软食　适用于老年、幼儿患者或口腔疾患及术后恢复期患者。以软烂、无刺激性、容易消化的食物为主，如面条、烂饭。菜和肉应切碎煮烂。每日进餐 3~4 次，需要蛋白质约 70 克。

3. 半流质饮食　适用于发热、体弱、消化道疾患、咀嚼不便或术后患者。应少食多餐，给予无刺激性、易吞咽、含纤维量少、营养丰富的食物，如粥、面条、豆腐等。每日进餐 5~6 次，需要蛋白质约 60 克。

4. 流质饮食　适用于高热、口腔疾患、各种大型手术后、急性消化道疾病、病重或病危者。以液体状食物为主，如奶类、豆浆、米汤、肉汁、菜汁、果汁等。每日进食 6~7 次，需要蛋白质约 40 克。

第二节 治疗饮食

1. 高蛋白饮食　适用于长期的消耗性疾病（如肺结核病）、严重贫血、烧伤、肾病综合征、大手术后及癌症晚期等患者。膳食中应增加蛋白质的含量，成人每日蛋白质的总量为 90~120 克，多食鱼、肉、蛋、豆制品等食物。

2. 低蛋白饮食　适用于急性肾炎、尿毒症、肝性脑病等患者。成人每日蛋白质总量在 40 克以下。

3. 低脂肪饮食　适用于冠心病、高脂血症及肝、胆、胰疾病患者。成人每日脂肪总量在 50 克以下，患胆囊、胰腺疾病的患者每日应少于 40 克，尤其要限制动物性脂肪的摄入。

4. 低盐饮食　适用于急慢性肾炎、心脏病、肝硬化伴腹水、重度高血压等患者。成人每日进食盐在 2 克以下，不包含食物内存的氯化钠，忌用一切腌制食品，如酱菜、咸肉等。

5. 无盐低钠饮食　无盐饮食是指除食物内自然含钠量外，不放食盐烹调。低钠饮食是指除无盐外，还需控制摄入食物中自然存在的含钠量（每天控制在 0.5 克以下）。适用范围同低盐饮食，尤其是水肿较重者。对于无盐或者低钠饮食者，还应禁止食用含钠的食物、药物和含碱食品，如馒头、油条、挂面、汽水和碳酸氢钠药物等。

6. 少渣饮食 适用于伤寒、肠炎、腹泻、食管静脉曲张等患者。应少食含纤维素食物，多食蛋类、嫩豆腐、蔬菜汁等。

7. 高纤维素饮食 适用于便秘、肥胖症、高脂血症、糖尿病等患者。应选择含膳食纤维多的食物，如芹菜、韭菜、白菜、豆芽、萝卜及带皮水果等。

8. 低胆固醇饮食 适用于动脉硬化、高胆固醇血症、冠心病等患者。成人每天膳食中胆固醇在 300 克以下，应少食动物内脏、蛋黄等。

9. 高热量饮食 适用于需补充营养、消化能力强的患者。一般用来加餐的食物有牛奶、豆浆、鸡蛋、藕粉、蛋糕、奶油、巧克力等。

10. 低热量饮食 适用于体型较胖的心脏病或糖尿病患者。每日总热量6270~7524 千焦。应多吃蔬菜、水果、豆制品，以减少饥饿感。

第七章　消毒及隔离技术

第一节　消毒灭菌的方法

1. 物理灭菌法

（1）日光暴晒法。常用于毛毯、衣服、被褥、书籍等物品的灭菌。将物品放于直射日光下暴晒 6 小时，并定时翻动，使物品各面均受日光照射。

（2）干热消毒灭菌法。将器具放在火焰上烧灼。便器等可倒入少许 95% 酒精后慢慢转动，使酒精分布均匀，点火燃烧直至熄灭，须注意要远离易燃易爆物。

（3）煮沸消毒灭菌法。将物品放入水中，加热煮沸后，经 20~30 分钟可达到消毒效果。消毒前物品应洗净，并全部浸泡在水里，盖好锅盖进行消毒。

（4）高压蒸汽灭菌法。用高压蒸汽灭菌器或者高压锅进行消毒灭菌。用高压锅灭菌时，先给锅里放水，物品放于水中，加热煮沸 20~30 分钟。用于耐高温、耐高压、耐潮湿的物品，如金属器具、布类物品及玻璃制品等。

（5）微波消毒灭菌法。适用于食品和餐具的处理，医疗用品及耐热非金属材料器械的消毒灭菌。

2. 化学消毒灭菌法

（1）酒精。75% 酒精用于皮肤、手的消毒；95% 酒精用于燃烧灭菌。

（2）碘酒。2% 碘酒用于皮肤消毒，待干后再用 75% 酒精脱碘。

（3）安尔碘。用于皮肤消毒，用无菌棉签反复涂擦即可。

（4）84 消毒液。0.2% 消毒液用于手的消毒；0.5% 消毒液用于餐具、家具、浴池和地面的消毒。

（5）食醋。用于房间空气的消毒。

第二节　隔离技术

1. 口罩的使用　使用口罩的目的：保护患者和工作人员，避免互相传染；防止飞沫污染无菌物品或清洁食物等。

（1）洗手后戴口罩，要罩住口和鼻。戴上口罩后，不能用污染的手接触口罩。

（2）口罩用后，应立即取下来，不能挂在胸前。取时，先洗手，取下后双手握住口罩两侧带子，将污染面向内折叠，放入胸前小口袋或塑料袋内，手不能接触污染面。

2. 手的消毒 手消毒的目的：避免感染和交叉感染；避免污染无菌物品或清洁物品。手消毒的用物：盛10%肥皂液的治疗碗，手刷（肥皂液每天更换一次，手刷每天要进行消毒），肥皂，纸巾或小毛巾。

（1）用刷子蘸肥皂水刷手，按指甲、指缝、手指、手掌、手臂、腕部、前臂顺序刷洗，范围应超过被污染的部位，每只手要刷30秒，然后用流水洗净，再重复刷洗一次（共刷洗2分钟）。流水洗手时，腕部要低于手部，勿使污水从前臂流向指尖。

（2）刷洗完毕后用小毛巾或纸巾擦干。

3. 穿、脱隔离衣

（1）穿隔离衣。①戴好口罩、帽子，取下手表，卷袖过肘。②手持衣领取下隔离衣，清洁面朝向自己，将衣领两端向外折齐，露出袖子内口。③右手持衣领，左手伸进袖内，右手将衣领向上拉，左手露出。换左手持衣领，右手伸入袖内，举手将袖抖上，注意衣袖内面勿触及面部。④两手持衣领，由领子中央顺着边缘向后将领扣扣好，再扣袖口。⑤解开腰带活结，将隔离衣的一边（约在腰下5厘米处）向前拉，见到边缘则捏住，同法捏住另一边缘（注意手不可触及衣内面），双手在背后将边缘对齐，向一侧折叠，一手按住折叠处，另一手将腰带拉至背后压住折叠处，将腰带在背后交叉，回到前面，然后打一个活结。

（2）脱隔离衣。①解开腰带，在前面打一个活结。②解开两袖口，在肘部将部分袖子塞入袖内，然后消毒双手。③解开领扣，一手伸入另一侧衣袖内，拉下衣袖过手，再用遮盖着的手握住另一衣袖的外面，将袖拉下，双手转换渐从袖管中退出，再以右手握住双肩缝后撤左手，用左手握住衣领外面退出右手。④左手握住衣领，右手将隔离衣两边对齐，挂在衣钩上（在半污染区，清洁面向外，若挂在污染区，则污染面向外）。不再穿的隔离衣脱下后，清洁面向外，卷好投入污物桶内。

4. 疾病隔离

（1）一般性隔离。主要包括以下4个方面。

①呼吸道隔离：主要用于防止经飞沫或鼻咽分泌物在空气中传播而导致传染的疾病，如麻疹、流行性脑膜炎、流行性感冒、肺结核等。其主要措施如下：a.进入患者房间时应戴上口罩。b.凡与患者口、鼻或与呼吸道分泌物接触过的物品如痰盂、饮食用具等用后必须消毒。c.患者呼吸道分泌物应焚烧或煮沸20~30分钟后倒掉。d.患者解除隔离后，床铺、用物及房间空气应进行全面消毒处理。

②消化道隔离：主要用于防止经粪－口传播的疾病，如甲肝、伤寒、细菌性痢疾等。其主要措施如下：a.患者生活用具专用。b.要接触污染物时，应戴手套或使用避污纸，以防手被污染。c.直接或可能被粪便污染的物品应随时消毒。粪便应加等量漂白粉搅拌，放置2小时倒掉。d.患者的剩菜、剩饭煮沸后倒掉。

e.患者活动范围限于床边周围。

③伤口或皮肤接触隔离：主要用于防止直接或间接接触皮肤或黏膜损伤处引起的传染性疾病,如破伤风、气性坏疽、铜绿假单胞菌感染等。其主要措施如下：a.换药时应戴上口罩、手套,衣服可能被污染时要穿隔离衣,皮肤或黏膜有破损者应避免接触病患。b.接触病患或可能污染的物品后,必须认真刷洗双手,用消毒液浸泡。c.接触过伤口、分泌物、引流物的物品必须先消毒,在清洗后进行高压蒸汽灭菌处理。

④血液或体液隔离：主要用于防止直接或间接接触传染患者的血液或体液而传播的疾病,如乙肝、梅毒、疟疾等。其主要措施如下：a.接触患者的血液或体液时应戴手套,怀疑有污染时,应立即用消毒液泡手。b.患者使用的治疗物品尽可能为一次性的,用后作焚烧处理。c.患者使用过的针头、注射器应在消毒液中浸泡消毒后作无害化处理。d.患者的血液或体液污染室内物体表面时,应随时给予消毒处理。

（2）严密隔离。主要用于经飞沫、分泌物与排泄物直接或间接传染的疾病,如鼠疫、霍乱等。其主要措施如下：①一旦发现,患者必须独居一室,禁止任意开启门窗。②接触此类患者时,护理人员须穿隔离衣,戴帽子、口罩、手套。③进入室内的一切物品均视为被污染物,移出室外时,必须经过消毒处理。④接触患者或可能污染的物品后,须认真刷洗双手,并用消毒液浸泡。⑤患者痊愈,解除隔离后,室内一切物品应进行严格消毒。

（3）保护性隔离。是指保护高度易感人群免受感染,如婴儿、早产儿、年老体弱者及癌症晚期接受化疗、放疗的患者。其主要措施如下：①患者单独居住,室内家具及地面每日用消毒液擦洗1~2次。②减少或杜绝探视患者,有人来访时要戴上口罩。③接触患者前要洗手戴口罩、穿清洁衣服,呼吸道疾病患者应避免接触患者。④易感人群的居室应每天进行空气消毒。

第八章 冷、热敷技术

第一节 冷 敷

1.冷敷概述 冷敷可以用来止血、止疼、消炎及退热。冷敷可使毛细血管收缩而起到止血的作用。对于早期局部挫伤，施行短时间冷敷，可防止皮下出血和肿胀。冷敷可抑制细胞的活动，使神经末梢的敏感性降低而减轻疼痛感。冷敷还可减少局部血流，降低细菌和组织活动能力，从而抑制感染或炎症的扩散。冷敷在直接接触皮肤后，可将体内热传导散发，起到降低体温的作用，因而冷敷能退热。

在应用冷敷时，应注意以下事项：①如大片组织受损、血液循环不良、皮肤颜色青紫时不宜冷敷，防止加重循环不良，使组织坏死；②枕后、耳廓、阴囊等处禁用冷敷，以防冻伤；腹部、心前区、足底等部位均禁用冷敷，以免引起腹泻、心率减慢和影响心脏功能。

2.冰袋冷敷法 多用于39℃以上的发热患者的物理降温。将冰敲碎，放入盆中洗去棱角，装入冰袋内约半满，驱出空气，旋紧盖后倒提冰袋，无漏水后擦干，放在额头、腋下、腹股沟等处。扁桃体摘除术后为预防出血，可将冰袋至于前颈颌下。要注意随时观察患者的体温变化和冷敷部位的皮肤情况，如体温降至39℃以下，即可取下冰袋。

3.乙醇降温法 多用于高热患者的降温。高热寒战、年老体弱、对冷敏感及风湿患者不宜使用。用浸湿酒精的毛巾自颈部沿上臂外侧擦至手背，自侧胸经腋窝沿上臂内侧至手心。边擦边按摩，注意更换手巾。擦完两上肢后露出下肢。从耻骨开始沿大腿外侧擦至足背，再从腹股沟沿大腿内侧擦至脚心，然后从大腿后侧经腘窝擦至足跟。同法，擦拭另一下肢。擦拭过程中，要随时观察患者的反应，如有异常，应立即停止。

第二节 热 敷

1.热敷概述 热敷是临床上常见的一种物理治疗方法。热敷是利用热刺激作用于皮肤，借助神经末梢的传导，引起皮肤和内脏器官的血管扩张，改变身体各系统的功能和新陈代谢等活动，以达到治疗疾病和减轻症状的目的。热敷可以减轻和解除疼痛，促使炎症的消散和局限，减轻深部组织充血。

特别提示：下列病证不能作热敷处理：急性腹部疾患在未明确诊断前不宜

热敷，因为热敷可使疼痛减轻，会掩盖病情而耽误及时的治疗；面部危险三角区感染化脓时，热敷会使细菌和毒素进入血液循环，从而引起颅内感染；各种脏器的内出血用热敷则会加重出血；软组织挫伤前三天，用热敷会增加皮下出血和疼痛。

2.干热法　用于保暖、解痉和镇痛。具体方法是：检查热水袋无漏气后，将 60~70℃的热水灌入袋中 1/2 或 2/3 满，排尽袋内空气拧紧塞子。擦干，倒提，确认热水袋无漏水时，即装入套中，放在患者所需部位。应注意，婴幼儿、老人、肢体麻痹或感觉迟钝的人，水温应稍低（50℃以内）。在热敷过程中，应注意观察皮肤变化，防止烫伤患者。如皮肤潮红，应立即停止使用，并在局部涂上凡士林，以保护皮肤，如需持续使用热水袋，当水温降低后应及时更换热水。

3.湿热法　多用于消炎镇痛。具体方法是：将毛巾放在盛有热水的小盆中，水温一般为50~60℃，浸泡数分钟后，取出拧至不滴水，抖开，用手腕掌测试温度，以不烫手为宜，放于患者所需部位。为了保持温度，毛巾上面可放热水袋。一般时间为 15~20 分钟。

在热敷前，可局部涂凡士林，范围略大于热敷面积，盖上单层纱布，以保护皮肤。患者感觉过热时，可将敷布一角揭起散热，每 3~5 分钟更换一次。热敷完毕后，揭开纱布擦去凡士林。

热敷的同时要观察局部皮肤的颜色，防止烫伤；在伤口部位作湿热敷，应按无菌操作进行，热敷结束后，按换药法处理伤口；面部湿热敷者，敷后 15 分钟方能外出，以防感冒。

第九章　居家护理中常见症状的护理方法

第一节　发　热

1.日常护理　发热患者需要卧床休息，要环境安静，阳光充足，空气清新，室温为18℃~20℃，相对湿度为55%~60%；并且要注意保暖，避免受凉。

2.饮食护理　给予患者含有足够的热量、蛋白质和维生素的流质或半流质饮食，嘱咐患者少食多餐。鼓励患者足量饮水，重症者给予补液。

3.口腔护理　在清晨、餐后及睡前协助患者漱口，或用生理盐水棉球清洁口腔。口唇干裂者可涂抹润滑油，口唇疱疹可涂抗病毒软膏。

4.皮肤护理　患者出汗时应及时擦干汗液，更换衣服和床单，保持皮肤清洁，防止受凉。

5.病情护理

（1）发热患者应每4小时测量一次体温，等到体温恢复正常3天后，改为每天2次。

（2）密切观察患者的面色、脉搏、呼吸、血压，如有异常应及时通知医生。

（3）用退热药物或物理降温的患者，应在30分钟后测体温一次，并做好相关记录。

特别提示：发热的三个阶段：①上升期：该期体温迅速上升或缓慢上升，有时伴有寒战。②高峰期：指达到高热后维持一定时期，该期有面红肤热等表现。③退热期：发热常常是体内的病灶及病理过程中表现出来的主要症状，可根据热型特点去探察病灶及病理过程的性质。

6.高热护理　体温在39.1~41℃属于高热。

（1）患者出现寒战应注意保暖，及时添加被褥，给予热水袋时要防止烫伤。

（2）高热时采用物理降温，体温超过39℃时，用冰袋冷敷头部；体温超过39.5℃时，用酒精擦拭全身或在大动脉处冷敷。

7.用药护理　注意观察药物疗效和副作用，如先锋霉素可能有发热、皮疹、胃肠道不适；氧氟沙星及环丙沙星可能有皮疹、恶心，不宜用于儿童。

8.小儿发热护理

（1）当肛温在38~38.5℃时，应减少被褥，让小儿多喝开水；同时可以给予冰枕。

（2）当肛温在38.6~39.5℃时，给予解热药物，较小的幼儿可给予栓塞剂。

（3）当肛温在39.5℃以上时，可给予温水拭浴。

第二节　咳嗽、咳痰

1. 日常护理　急性感染或病情严重的患者应卧床休息。保持整洁、舒适的环境，保持室内空气流通，维持适当的温度和湿度。温度以 20~24℃ 为宜，相对湿度一般为 40%~50%。上呼吸道感染、支气管炎患者的相对湿度一般为 80%；气喘患者以 10%~20% 为宜。

2. 饮食护理　给予患者高热量、高蛋白、富含维生素的饮食，并且少食多餐。避免进食冰冷及刺激性的食物（辛辣、产气食物），以免诱发咳嗽。鼓励患者多饮水，每天 1500 毫升以上。这样能够稀释痰液，有利于排痰。

3. 去除诱因

（1）戒烟。避免到空气污浊的公共场所和有烟雾的场所。

（2）避免接触花粉、香粉及化学原料等。

4. 病情护理　观察患者咳嗽、咳痰情况，注意痰液的量、颜色、黏稠度、是否有臭味。同时，注意患者有无发热、咳血等情况。

5. 有效排痰

（1）深呼吸和有效咳嗽。指导患者掌握有效咳嗽的正确方法：患者坐立，双脚着地，身体稍前倾，双手环抱枕头。进行数次深而缓慢的腹式呼吸，深吸气末屏气，然后缩唇，缓慢地通过口腔尽可能呼气。在深吸一口气后 3~5 秒钟，身体前倾，从胸腔进行 2~3 次短促有力的咳嗽，张口咳出痰液。经常变换体位有利于痰液的有效咳出。

（2）胸部叩击和胸壁震荡。胸部叩击：患者侧卧，护理人员两手手指指腹并拢，使掌侧成杯状，肩部放松，以手腕力量双手交替从患者肺底自下而上、由外向内、迅速而有节律地叩击胸壁痰液积聚部位，每次叩击 3~5 分钟，叩击范围不要超过胸腔范围。胸壁震荡：护理人员将手指伸直并拢平放在痰液积聚部位，请患者深吸气后，在慢慢呼气时，手掌贴胸壁，施加一定压力并快速收缩和松开手掌和肩膀，以震荡患者的胸壁 5~7 次，每个部位重复 5~6 个呼吸周期。

特别提示：痰液黏稠者的排痰方法：可采用超声雾化吸入法促进排痰。超声雾化吸入法的主要作用为消炎、镇咳、祛痰，对解除支气管痉挛，消除鼻、咽、喉部炎症的充血、水肿状态，抑制分泌物渗出等均有良好的效果。

6. 用药护理　按医嘱服用抗生素、止咳祛痰的药物。注意观察药物的疗效和不良反应。

第三节　食欲不振

1. 进餐环境　保证进餐环境清洁，空气新鲜，最好与家人、亲友一起进餐。同时，在进餐时去除使患者情绪发生变化的精神因素，保证患者心情舒畅。

2. 饮食护理

（1）根据患者的喜好和饮食习惯，做一些营养丰富、易于消化的食物。

（2）烹调时，注意食物的色、香、味、形，经常变换花样，刺激患者食欲。

（3）使患者养成按时进餐的良好习惯。

3. 其他护理事项

（1）让患者进行适当的运动和保持充足的睡眠。

（2）按医嘱服用增进食欲的药物，并观察疗效。

（3）积极查找并除掉病因，减少不良生活习惯的刺激。

特别提示：治疗食欲不振的穴位及指压法：指压第6、7胸椎，能使食欲中枢产生显著的功效，使食欲不振渐渐治愈。第6胸椎右侧、第7胸椎左侧是穴道所在，指压时一边吐气一边强压6秒钟后将手收回，恢复自然呼吸，如此重复30次。

这种穴道指压法必须在餐前一小时进行，而且餐前尽量少吃甜食等会降低食欲的食物。此外，保持情绪稳定也能防治食欲不振，将心理的不安去除后，食欲就能随之产生。

第四节　腹　痛

1. 生活护理　患者如有急性剧烈腹痛应卧床休息，护理人员要随时了解和满足患者的需要。烦躁不安者应采取防护措施，防止坠床等意外事故的发生。

2. 心理护理　要有针对性地对患者进行心理疏导，使患者减轻恐惧感，精神得以放松，保持情绪稳定，从而减轻甚至消除疼痛。

3. 病情护理

（1）非药物性缓解疼痛的方法。①指导式想象，如引导患者回忆一些有趣的往事可转移对疼痛的注意力。②分散注意力，如聊天、深呼吸等。③行为疗法，如放松技术、冥想、音乐疗法等。④局部热敷，除急腹症外，对疼痛局部可用热水袋进行热敷。⑤针灸止痛，根据不同疾病和疼痛部位选择针灸疗法。

（2）药物止痛。①遵医嘱给予患者止痛药物，疼痛缓解和消失后停药，以防止药物的不良反应。②注意观察药物的副作用，如口干、恶心、呕吐、便秘和用药后的镇静状态。③急性剧烈腹痛诊断未明时，不能随意使用镇痛药物，以免掩盖病情，耽误治疗。

特别提示：急性腹痛家庭应急护理

（1）卧床休息，取俯卧位可使腹痛缓解，双手适当压迫腹部也可使腹痛缓解。

（2）适当给予解痉药物如阿托品可暂时缓解腹痛。

（3）若是暴饮暴食所致腹痛、腹泻者，可试用桐油按摩腹部，往往可起到一定的止痛效果。

（4）腹痛剧烈且伴有呕吐、高热、便血时，应速送医院治疗，不宜留在家中以免耽误病情。

第五节 腹 泻

患者排便频繁时，因受到粪便的刺激，会使肛周皮肤受到损伤，引起糜烂或感染。因此，应要求患者排便后用温水清洗肛周，保持清洁干燥。

特别提示：家庭成员预防腹泻的方法

（1）注意饮用水卫生。饮用水应煮沸后饮用。

（2）讲究食品卫生。食物要生熟分开，避免交叉污染。吃剩的食物应及时储存在冰箱内，且储存时间不宜过长，再次食用前要加热。尽量少食用易带致病菌的食物，如海螺、贝壳等，食用时要煮熟蒸透。凉拌菜不妨加点醋和蒜。

（3）注意手的卫生。饭前、便后要洗手。

（4）清洁环境，灭蝇、灭蟑螂。

（5）尽量减少与腹泻患者的接触，特别是不要共用餐饮用具。

1. 生活护理 急性发病、全身症状明显的患者应卧床休息，注意腹部的保暖，可用热水袋热敷腹部，从而减弱肠道运动。对于慢性轻症者，可以进行适当的活动。

2. 饮食护理 饮食以少渣、易消化食物为主，避免生冷、多纤维、味道浓烈的刺激性食物。急性腹泻患者应根据病情和医嘱，给予禁食、流质、半流质或软食，严重者应给予补液。

3. 病情护理 应注意观察患者的排便次数、性质、量及腹部症状和全身情况。

4. 用药护理 使用止泻药物时应注意患者的排便情况，腹泻得以控制后应及时停药。同时要注意药物的副作用，如口干、视力模糊、心跳加快等。

第六节 便 秘

便秘是指排便次数减少，每2~3天或更长时间一次，粪质干燥，常伴有排便困难。

1. 心理护理 了解患者的心态和排便习惯，给予耐心的解释和指导。

2. 取适当体位和姿势 如病情容许，可取坐位排便，床边放置椅子或在厕所装扶手，以便撑扶；卧床患者可适当抬高上身，以利排便。如患者因起床排便感到疲劳，或心脏病患者因用力排便而有不适反应时，应立即扶其卧床休息。

3. 腹部按摩 护理人员用单手或者双手的示指、中指、无名指重叠在患者左下腹部深深按下，由近心端向远心端作环状按摩，以帮助患者排便。

4. 药物护理　按医嘱让患者服用缓泻剂，并注意观察排便次数和不良反应。

第七节　意识障碍

意识障碍是指对自身和环境的感知发生障碍，或人们赖以感知环境的精神活动发生障碍的一种状态。

1. 生活护理

（1）保持床单整洁干燥，定时给患者翻身、拍背，同时按摩骨突受压处。

（2）做好患者的大小便护理，保持会阴部皮肤的清洁。

（3）注意口腔卫生，不能自己进食的患者应给予每日口腔护理2~3次。

（4）小心使用热水袋，以防烫伤。

2. 饮食护理　给予患者高维生素、高热量的饮食，补充足够的水分。鼻饲流质者应定时喂食，保证足够的营养供给。

3. 呼吸道护理　让患者头侧向一旁平卧或侧卧，护理人员要及时清除口鼻分泌物，防止舌后坠、窒息和肺部感染。

4. 病情护理　严密观察患者的生命体征和瞳孔变化。同时观察患者有无呕吐及呕吐物的性状和量。

第八节　瘫　痪

1. 生活护理　指导和协助患者洗漱、进食、如厕、穿脱衣服及个人卫生，帮助患者翻身和保持床铺的整洁，指导患者学会使用便器，满足患者的日常生活需要。

2. 心理护理

（1）鼓励患者正确对待疾病，消除忧郁、恐惧心理或悲伤情绪。

（2）关心、尊重患者，经常与患者进行交流。避免任何刺激和伤害患者自尊的言行，尤其在喂饭，帮助患者洗漱和处理大、小便时，不要流露出任何厌恶的情绪和表情。

（3）要正确对待康复训练中患者表现出的注意力不集中、缺乏主动性和信心等现象，鼓励患者克服困难，增强患者恢复健康的自信心。

3. 皮肤护理

（1）至少每2小时协助卧床患者改变姿势，每15分钟协助坐轮椅患者转移重心。

（2）每天检查患者的皮肤情况，同时进行背部护理。如安抚、敲击、揉捏、重擦等。

特别提示：瘫痪患者的饮食护理

（1）少食多餐，饮食宜清淡、易消化，避免过饱。

（2）保证高热量和定量蛋白质饮食，如牛肉、鱼、鸡肉、甲鱼、豆制品等。并适当增加液体的量，如新鲜鱼汤、鸡汤、排骨汤等。

（3）多食新鲜水果，如香蕉、苹果、梨、葡萄、山楂等。

（4）多食新鲜蔬菜及富含纤维素的食物，如白菜、萝卜、菠菜、芹菜等。

4. 康复护理

（1）鼓励患者尽早坐起，取坐位时上肢应始终放置于前面的桌子上，可以在臂下垫一软枕来帮助上举；轮椅活动时，应在轮椅上放一桌板，可以把手放在上面。

（2）协助患者进行主动或被动运动。被动运动通常在按摩之后进行，包括上、下肢关节各轴位的被动运动（屈伸、内收、外展、内旋、外旋、环绕等），先小关节，后大关节，从远端到近端，运动的幅度逐渐加大。主动运动可协助患者进行医疗体操、气功等训练。

（3）综合康复治疗。根据病情，合理选用针灸、理疗、推拿、按摩等辅助治疗，帮助患者早日康复。

第九节　尿失禁

尿失禁是指排尿失去控制，尿液不自主地流出。

1. 心理护理　护理人员应尊重患者的人格，给予积极的安慰和鼓励，使其树立康复的信心，积极配合治疗。

2. 皮肤护理

（1）保持患者皮肤清洁干燥，床上铺橡胶或塑料单及中单（用一次性尿垫亦可）。

（2）卧床患者要定时按摩受压部位，防止压疮的发生。

3. 设法接尿，留置导尿管引流　对长期尿失禁的患者给予留置导尿管持续导尿或定时放尿，避免尿液浸湿床铺被褥等。

4. 室内环境　定期开门窗进行通风换气，保持病室内的空气清新。

5. 观察排尿反应　部分尿失禁患者膀胱充盈时可出现腹胀和不安，护理人员应善于观察患者症状，争取在尿液流出来前帮助患者进行排尿。对慢性病或老年患者可每隔 2~3 小时给便器一次，有意识地控制排尿。

6. 保健指导

（1）叮嘱患者每日摄入液体 2000~3000 毫升，来促进排尿反射。入睡前应限制饮水，减少夜间尿量。

（2）训练膀胱功能。开始每隔 1~2 小时让患者排尿，用手掌以柔力自膀胱上方持续向下压迫，使尿液排出，之后逐渐延长排尿时间，同时锻炼盆底肌肉，促进排尿功能恢复。

（3）进行盆底肌锻炼。指导患者取立、坐或卧位，试着做排尿（或排便）动作，先慢慢收紧，再慢慢放松，每次 10 秒钟左右，连续 10 遍，每日 5~10 次。

第十节 惊 厥

惊厥是由于大脑反应性异常引起的一种突然发生的症状，发病者短时间内全身抽搐或局部肢体抽搐。惊厥发生前患儿可能大声哭闹，接着意识丧失，全身发紧，同时屏气，几秒钟后四肢开始节律性地屈曲抖动，可能伴有大、小便失禁发生。这种症状可能持续几分钟之久。惊厥停止后，患儿虽然有了意识，但是意识恍惚，嗜睡。

惊厥的救护措施有如下几点：

（1）立即使发病者就地平卧，解开其衣领和裤带，保持呼吸道通畅。

（2）在患者张开口时，将压舌板或折叠成条状的毛巾塞入患者口腔内一侧上下臼齿之间，防止患者咬伤舌头。

（3）要注意对抽搐的肢体不能用暴力硬压，但可给予适当的保护，防止发生外伤。

（4）将患者的头偏向一侧，尽量使唾液和呕吐物流出口外，以防吸入肺内引起窒息。

（5）少数患者在清醒过程中会有短时间的兴奋躁动，应加强保护，防止患者自伤或伤人。

（6）伴有高热症状者应该采用物理降温或药物降温。必要时给予患者吸氧。

不同年龄发生惊厥的原因不同。

（1）新生儿。以颅脑损伤（产伤）、窒息、颅内出血、核黄疸、脑发育畸形、代谢紊乱、破伤风、化脓性脑膜炎多见。

（2）婴幼儿。以高热惊厥、低钙血症、颅内感染、婴儿痉挛症多见。

（3）学龄前儿童及学龄儿童。以颅内感染、中毒性脑病、癫痫、脑寄生虫病、高血压脑病、中毒及脑肿瘤多见。

第十章　居家护理中常见疾病的护理

第一节　感　冒

（一）概述

流行性感冒也称"流感"，是由流感病毒引起的有高度传染性的急性呼吸道疾病。在冬季，人们一般在室内活动，由于门窗紧闭，空气不流通，流感病毒极易传播。

流行性感冒主要通过呼吸道传播，因此应做好空气消毒工作，可在家里备一些空气消毒剂。

（二）护理措施

1. 日常护理

（1）感冒患者应适当休息，减少活动。发热及全身症状明显的患者应卧床休息。

（2）注意室内的清洁卫生，保持空气流通，并维持合适的温度和湿度。

（3）防止交叉感染。患者咳嗽或打喷嚏时应该避免对着他人，患者使用过的餐具、水杯、痰盂等器具应每日消毒。

特别提示：感冒的家庭预防五法

（1）保持良好的生活规律，科学饮食，随气候变化添加衣服；

（2）足、膝、背要注意保暖，早晨冷水洗脸、洗鼻；

（3）坚持日常体育锻炼；

（4）注意室内空气新鲜，早晨开窗换气不少于15分钟；

（5）家中如发现流感患者应及时熬醋进行空气消毒。

2. 饮食护理　给予感冒患者清淡、高热量、含丰富维生素、易消化的食物，鼓励患者多喝水。避免进刺激性的食物，忌烟酒。

3. 口腔护理　保持口腔清洁，进食后漱口或进行口腔护理。咽部干燥、疼痛的患者可用淡盐水含漱。

4. 用药护理

（1）遵医嘱对发热、头痛的患者，选用解热镇痛药，如复方阿司匹林、扑热息痛等；鼻塞、咽痛者，服用银翘片等药物。

（2）注意观察药物的副作用，如使用青霉素时，要密切观察患者有无过敏反应。

第二节 胃 炎

（一）概述

胃炎是指任何病因引起的胃黏膜炎症。按临床发病缓急，一般可分为急性胃炎和慢性胃炎。急性胃炎发病急骤，轻者仅有食欲不振、腹痛、恶心、呕吐等症状；严重者可出现呕血、黑便、脱水、电解质及酸碱平衡紊乱等，有细菌感染者常伴有全身中毒症状。一般认为，饮酒、吸烟、刺激性食物、某些药物、上呼吸道的慢性炎症，均可诱发慢性胃炎。

（二）护理措施

1.急性胃炎的护理

（1）日常护理。患者应注意休息，减少活动量。急性应激造成的胃炎患者应卧床休息，护理人员要做好患者的心理疏导工作，解除其精神紧张。

（2）饮食护理。给予患者少渣、温凉、半流质饮食，饮食要清淡、可口。如有少量出血可给予患者牛奶、米汤等流质饮食以中和胃酸。急性大出血或呕吐频繁的患者应禁食，并遵医嘱给予补液治疗。进食要有规律，禁止患者暴饮暴食。

（3）药物护理。按医嘱让患者服用制酸剂和胃黏膜保护剂。

（4）去除病因。对患者停用一切对胃黏膜有损害的药物，禁烟酒，避免进食过冷、过热、粗糙、辛辣等食物以及浓茶、咖啡等饮料。

特别提示：急性单纯性胃炎的家庭护理措施

（1）宜根据病情，短期禁食，注意多饮些糖盐水，以避免发生脱水现象。

（2）剧烈运动后不要马上进食，应先休息一会儿。进餐前不要大量喝水或饮料，以免冲淡消化液和胃酸，降低胃的防御能力。

（3）请注意观察呕吐物及大便的次数、性状，尤其是否伴有血液，有无发热、脱水等全身表现。

（4）病情重者，可卧床休息，避免对胃有刺激性的生冷、辛辣、粗糙的饮食，如葱、姜、蒜、韭菜、胡椒之类。同时应戒烟、禁酒。

（5）伴有上消化道出血、严重脱水、酸中毒或高热时，宜及时就医。

2.慢性胃炎的护理

（1）日常护理。急性发作的患者应卧床休息，并做好患者的心理护理，减轻患者的焦虑思想。当病情有所缓解时，应协助患者开始进行适当的锻炼，以增强患者的机体抵抗力。

（2）饮食护理。给予患者清淡、高热量、含丰富维生素、易消化的食物。进食应定时定量，少食多餐，避免进食过冷、过热、粗糙、辛辣的食物。

（3）用药护理。让患者按时服用抗菌药物及胃黏膜保护剂，并密切观察药物疗效和不良反应。如抗菌药物阿莫西林服用前应询问患者有无青霉素过敏史，服用后应注意有无过敏反应。

（4）症状护理。患者腹痛时可用热水袋热敷腹部或轻轻按摩。叮嘱患者呕吐时不要紧张，随时清理呕吐物，保持口腔卫生，多饮温开水、淡盐水或汤类，注意观察呕吐物有无血液，如呕吐频繁或伴有呕血，应及时去医院就诊。

（5）去除病因。协助患者养成良好的生活规律，注意劳逸结合；加强饮食卫生和营养，养成良好的进食习惯；避免使用对胃黏膜有损害的药物；禁烟、酒。

第三节　脑血管疾病

（一）概述

脑是人体最高神经中枢。脑组织是人体中新陈代谢活动最活跃的器官，需要特别丰富的血液供应。心脏收缩排出的血液有 1/5 供给脑；脑血流中断 30 秒，神经细胞就会受到损害；中断 2 分钟，脑细胞新陈代谢即终止；中断 5 分钟，脑细胞开始死亡。

脑血管意外是指供应脑组织的血管发生梗死或出血，引起不同程度的意识障碍、半身不遂、说话不清或失语等，其主要原因是高血压和脑动脉硬化。因其起病大都急骤，故又称脑卒中或中风。

（二）脑血管疾病的症状

1. 脑出血　脑出血也称脑溢血，是指脑实质内的血管破裂。血液溢出即为脑出血。该病是中老年人常见的急性脑血管病，病死率、致残率均很高。脑出血后，血液在脑内形成凝血块，称为脑血肿。绝大多数此类患者出现头痛、呕吐、昏迷及瘫痪等共性症状。

2. 脑血栓　脑血栓是急性缺血性脑血管病的一种常见类型。脑血栓形成是由于供应脑部的动脉有血栓形成，使动脉管腔狭窄或完全闭塞，导致其供血区域中脑局部组织缺血、缺氧、坏死，引起局限性神经功能障碍。

大部分脑血栓形成的患者是突然起病，且多在安静休息时发病，使人们猝不及防。但部分患者常有一些先兆症状，如短暂脑缺血发作、肢体无力、软弱、肢体麻木感、感觉异常、语言不利、头晕或眩晕、头痛、恶心或血压波动等。这些先兆症状一般程度轻微，持续时间短暂。

特别提示：脑血管意外的急救措施：脑血管意外是一种危急重症，很短时间内患者便进入昏迷，若不能得到及时有效的抢救治疗，往往导致患者病情加重，甚至危及生命。因此，应科学地做好急救措施。

（1）根据患者神志状况，一般清醒者可处于半卧位，头、肩部稍高，头转向一侧以有利于唾液流出；神志不清者要让患者静卧，尽量减少搬动。

（2）保持呼吸道通畅，如有义齿应立即取出。口腔咽喉部如有痰液应及时清除。舌头后缩会妨碍呼吸，应将舌头拉出。

（3）室内要通风，但须避免患者着凉，注意保暖，而不宜过热。伴发热者头部可用冷湿毛巾外敷，也可使用酒精擦浴。

（4）昏迷患者不宜经口进食，不要让患者闻香水等刺激剂。

（5）大、小便失禁时要及时处理，保持患者清洁。怀疑脑出血时尽量减少不必要的翻动。

（三）护理措施

1.脑出血的护理

（1）心理护理。保持患者情绪稳定，避免过分的焦虑、悲伤、急躁等，对患者要关心体贴，精心照料。

（2）安全护理。患者在急性期要绝对地卧床休息，对于躁动患者应给予床档保护。

（3）生活护理。主要包括以下3个方面：①给予患者高热量、高维生素的清淡流质饮食，限制食盐的摄入，发病3天后神志还未清醒者，给予鼻饲流质饮食。患者恢复期要进食清淡、低盐、低脂、适量蛋白、高纤维素的食品，避免辛辣食物，戒烟、酒。②帮助患者定时翻身、拍背。保持床铺清洁、干燥。③做好患者的口腔护理、皮肤护理、大小便护理。

（4）病情观察。定时测量患者的生命体征，注意瞳孔和意识的变化，使用脱水剂和利尿剂时要记录患者的尿量。

（5）康复护理。脑出血患者多有不同程度的偏瘫或失语等神经功能障碍，恢复期主要帮助患者进行功能训练。应向患者讲明，通过训练，功能可逐步改善，以取得其合作。当患者病情稳定后应进行早期锻炼，除被动活动外，还要鼓励患者进行主动锻炼。活动时应循序渐进，防止受伤。

2.脑血栓的护理

（1）心理护理。鼓励患者正确地对待疾病，消除忧虑、恐惧心理和悲观情绪；多关心和尊重患者，和患者多进行交流；避免任何刺激和伤害患者自尊的言行，在护理患者的过程中不能流露出厌烦情绪，要让患者在一种舒适和温馨的休养环境中调养身体。

（2）生活护理。主要包括以下5个方面：①将日常用品放在患者随手可触的地方，方便患者使用。②协助患者进行洗漱、进食、如厕、穿脱衣服及搞好个人卫生。③保持床铺和室内的整洁、干燥。④帮助患者定时翻身、拍背，注意口腔护理，早晚用温水擦浴全身。⑤指导患者学会使用便器，保持大小便通畅。

（3）饮食护理。主要包括以下4个方面：①选用低脂、低胆固醇、低盐、适量碳水化合物、维生素丰富的食物，让患者多吃瘦肉、鱼、虾、豆制品、新鲜蔬菜和水果，少吃肥肉、奶油、蛋黄、带鱼和甜食等。②饮食要有规律，少食多餐，选择软食、半流质饮食和糊状食物，避免进食干硬、粗糙、辛辣等食物，戒烟酒。进食时要让患者充分咀嚼。③吃饭或饮水时要抬高床头，尽量让患者坐立，头稍前倾。④不能自主进食或者进食时呛咳明显的患者，应给予鼻饲流质饮食。

（4）用药护理。按医嘱给药，注意有无药物的副作用，使用溶栓、抗凝药物时，应观察有无呕血、黑便、皮下出血等。

（5）康复护理。保持患者在床上和椅上的正确体位，协助患者早日进行肢体被动和主动功能锻炼，鼓励患者做力所能及的家务和日常活动，并配合进行理疗、按摩、针灸，促进患者肢体功能早日康复。同时，积极防治高血压、糖尿病、高脂血症、冠心病和肥胖病。

第四节　冠心病急性发作

（一）心绞痛

1. **概述**　心绞痛是在弥漫性冠状动脉病变的基础上由于一过性的冠状动脉供血不足，使心肌缺血、缺氧所引起的发作性胸骨后疼痛。心绞痛的基本病因是冠状动脉粥样硬化导致管腔狭窄。明显的心肌肥厚和心室扩张也可引起心绞痛。劳累、情绪激动、饱餐、受寒等常为发病诱因。心绞痛可分为劳累型心绞痛、自发型心绞痛和变异型心绞痛三大类。

特别提示：症状典型心绞痛具有以下特征。

（1）部位。常见于胸骨中段或上段之后，其次为心前区，可放射至颈、咽部，左肩与左臂内侧，直至环指和小指。

（2）性质。突然发作的胸痛，常呈压榨、胸闷、窒息感，常迫使患者停止原有动作。

（3）持续时间。多在1~5分钟内，很少超过15分钟。

（4）诱发因素。疼痛多发生于体力劳动、情绪激动、饱餐、受寒等情况下。

（5）缓解方式。休息或含服硝酸甘油后几分钟内缓解。

2. **心绞痛的护理**

（1）发作期的护理。主要包括以下内容：①心绞痛发作时患者应卧床休息。注意安慰患者，解除其紧张不安的情绪。②让患者服用硝酸甘油，若服药3~5分钟疼痛仍不见缓解时，可再服一片硝酸甘油。③注意观察患者疼痛的部位、性质、程度、持续时间，严密观察患者血压、心率、心律变化和有无面色改变、大汗、恶心、呕吐等，如果患者疼痛加重，则要及时送往医院进行救治。

（2）缓解期的护理。主要包括以下内容：①叮嘱患者适当休息，保证充足的睡眠，睡眠时应采取右侧卧位。鼓励患者进行适当的体育锻炼，如步行、游泳、慢跑、爬山、做操等。②保持患者乐观的情绪，注意生活的规律。避免过度劳累、情绪过分激动或悲伤、寒风刺激等；调节饮食，进食不宜过饱；保持大便通畅；禁烟、酒；保持心境平和，改变急躁易怒的性格。③给予患者低热量、低脂、低盐、高纤维素饮食，肥胖者要控制体重，常食植物油，适当增加蛋白质饮食，多吃新鲜蔬菜和水果。④坚持按医嘱服药，并注意观察疗效和副作用。含服硝酸甘油后，部分患者会出现面色潮红、头部胀痛、头昏、心跳加快等现象，第一次用药后，让患者平卧片刻；服用 β 受体阻滞剂如倍他乐克等，会使心跳、脉搏变慢，此时应注意观察患者脉搏，若脉搏低于 45 次/分，应停止使用；通道阻滞剂如心痛定等，可产生血压下降、心跳加快、头痛、头晕等副作用，血压低者应慎用。⑤患者不宜在饱餐或空腹时洗澡，水温不要过冷或过热，时间不宜过长。叮嘱患者进浴室后不要锁门，以防发生意外而得不到及时的救护。⑥对患者定期进行心电图、血糖、血脂检查，积极治疗高血压、糖尿病、高脂血症。⑦一旦患者疼痛比以往频繁、程度有所加重、服用硝酸甘油不易缓解、伴有冷汗等，应立即将患者护送到医院进行就诊，以避免心肌梗死的发生。

（二）心肌梗死

1. 概述

心肌梗死是指在冠状动脉粥样硬化的基础上，一支或多支冠状动脉发生急性闭塞，导致血流中断，使相应的心肌发生严重、持久的缺血、缺氧致使局部心肌坏死。心肌梗死往往在安静或睡眠、饱餐或用力排便时发生。其发病的危险因素有高血压、高脂血症、糖尿病、吸烟、肥胖等。

2 急性期护理

（1）休息护理。患者发病第一周应绝对卧床休息，一切日常活动都要由护理人员帮助照料，同时减少探视。无严重并发症者，第二周允许在床上进行轻微的四肢活动和被动运动。第三周可坐起，时间逐渐增加。第四周可由护理人员陪同进行下床活动，但如果在活动中患者出现头昏、胸闷、心慌等症状，则要立即回床休息。

（2）饮食护理。第一周给流质饮食，如面汤；第二周改为软食或半流质饮食，如粥；第三周给予软饭，如面条；第四周恢复冠心病饮食。要注意做到少食多餐，以低热量、低脂肪、低钠的食物为宜，避免刺激性食物，禁烟、酒。

（3）心理护理。心肌梗死患者应加强心理康复护理，鼓励患者配合医疗护理，解除其焦虑、恐惧的紧张状态，树立战胜疾病的信心。

（4）保持大便通畅。协助患者使用床旁便椅解便，避免用力排便，必要时可用缓泻剂。

特别提示：心肌梗死患者预防便秘的方法：进食清淡、易消化、含纤维素高的食物；每日清晨给予蜂蜜20毫升加适量温开水同饮；适当按摩腹部（按顺时针方向），以促进肠蠕动；按医嘱给予通便药。

3. 恢复期护理

（1）调整生活方式，给患者创造一个良好的身心环境。给予患者低脂、低胆固醇饮食，肥胖者限制热量摄入，控制体重；戒烟、酒；克服急躁、焦虑情绪，保持乐观、平和的心态；避免饱餐；防止便秘。

（2）监督患者按时按量服药，定期复诊。心肌梗死患者出院后2~3周应复诊一次，以后2~3月复诊一次，第二年3~6月复诊一次。每年至少做两次心血管疾病专科治疗。

（3）康复锻炼。根据病情、体质及年龄等选择适宜的康复锻炼项目，如慢跑、太极拳等，提倡小量、重复、多次运动，适当的间隔休息。运动量要适宜，避免过度劳累。一般急性心肌梗死第6周后，每日可进行步行锻炼和打太极拳；第8~12周后，可进行大活动量的锻炼，如骑自行车。开始锻炼的时间以20~30分钟为宜。

（4）注意病情的观察，在运动前后注意监测脉搏和自我感觉。平时也应注意观察病情，如突然发生严重胸痛或出现呼吸困难、咳嗽、心慌、脉搏加快等症状，应立即去医院就诊。

（5）预防复发。应积极防治高血压、糖尿病及高脂血症，按医嘱服用药物，以减少心肌梗死的复发。

（6）心肌梗死患者要随身携带保健盒，并佩戴一张应急性保健卡片，防止突然发病、昏迷不能自诉时，让救护者能迅速而准确地了解病史，从而迅速地获得急救。

第五节　支气管哮喘

（一）概述

支气管哮喘是一种慢性气管炎症疾病，其支气管壁上存在以肥大细胞、嗜酸性粒细胞和T淋巴细胞为主的炎性细胞浸润，可经治疗缓解或自然缓解。本病多发于青少年，儿童多于成人，城市多于农村。支气管哮喘的病因较为复杂，大多在遗传因素的基础上，受到体内外多种因素激发而发病，并反复发作。

特别提示：支气管哮喘发作的家庭急救措施

（1）协助患者取坐位或半卧位休息，或让患者抱着枕头跪坐在床上，腰向前倾。取出吸氧瓶，以每分钟3升的高流量氧气通过鼻导管或面罩给患者进行吸氧治疗。

（2）立即为患者吸入手边备用的专用哮喘气雾剂，用量参见该剂型的说明书。

（3）保持室内通风，避免室内存在煤油、烟雾、油漆等刺激性气体而影响治疗。

（4）症状得不到缓解时立即向急救中心呼救，或直接去医院急诊室救治。

（二）支气管哮喘发作的护理

（1）密切观察患者的血压、脉搏、呼吸、神志、双肺呼吸音和尿量等情况。

（2）注意观察药物作用和副作用，尤其是糖皮质激素。

（3）了解患者复发哮喘的病因和过敏原，避免诱发因素。了解患者有无其他疾病，正确应用支气管解痉剂。

（4）密切观察哮喘发作的先兆症状，如胸闷、鼻咽痒、咳嗽、打喷嚏等，应尽早采取相应措施。

（5）应合理给氧，鼓励多饮水，保证每日一定的水量。

（6）患者哮喘发作、呼吸困难时应给予适宜的靠背架或床上小桌，让患者伏桌而坐，以帮助呼吸，减少疲劳。

（7）给予营养丰富、易消化的饮食，多食蔬菜、水果，多饮水。同时注意保持大便通畅，减少因用力排便所致的疲劳。严禁食用与患者发病有关的食物，如鱼、虾、蛋等。

（8）哮喘重度发作时，由于大汗淋漓，呼吸困难甚至有窒息感，患者极度紧张、烦躁、疲倦。护理人员要耐心安慰患者，及时满足患者需求，缓解其紧张。

第六节　阻塞性肺气肿

（一）概述

阻塞性肺气肿是指终末细支气管远端部分（包括呼吸性细支气管、肺泡管、肺泡囊和肺泡）膨胀，并伴有气腔壁破坏的病理状态。

特别提示：阻塞性肺气肿的临床表现

（1）有多年的咳嗽、咳痰史，症状多在冬季加重。随着病情发展，逐渐出现气短、气促、胸闷，劳累后加重。

（2）合并急性呼吸道感染时，咳嗽、咳痰、气急明显加重，并可出现呼吸困难、发绀及肺动脉高压。

（3）病情进展至后期，可导致呼吸衰竭和右心衰竭。

（二）阻塞性肺气肿的护理

1. 阻塞性肺气肿的基本护理

（1）保持室内空气清新，维持合适的温度和湿度。冬季要有保暖设备，避免患者受凉感冒而加重病情。

（2）给予患者营养丰富，易消化、吸收的饮食。病情重者给半流质饮食，有心力衰竭和水肿者给予低盐饮食。

（3）注意让患者卧床休息，心脏病有呼吸衰竭者更应卧床休息。

（4）避免让患者吸入有害煤烟粉尘和有刺激性气体，有吸烟嗜好者劝其戒烟。

2. 阻塞性肺气肿的药物治疗护理

（1）抗菌药物护理。应注意各种药物用法、用量、用药时间、速度、稀释方法，使药物在血液中始终保持足够的浓度，以促进人体的吸收和身体的康复。

（2）有严重肺功能不全、精神不安者，要慎用镇静药，否则可能抑制呼吸，促使肺性脑病的发生。应遵医嘱进行用药。

3. 对症治疗的护理

（1）排痰化痰。鼓励患者咳嗽，并帮助其变换体位，轻拍患者背部以利排痰；也可用口服药物祛痰。

（2）解痉平喘。有喘息症状时给予氨茶碱类制剂平喘。

4. 腹部式呼吸运动的训练　肺气肿时膈肌下降，运动幅度减弱，肺组织弹性减退，使呼吸浅而频速，为改善肺功能可做腹式呼吸锻炼。具体方法是：取立位（体弱者可取坐位或仰卧位），一手放于腹部，另一只手放于胸前，吸气时尽力挺腹，胸部不动。呼气时腹部内陷，尽量将气呼出。用鼻吸气，用口呼气，缓呼气深吸气，不可用力，每分钟呼吸速度保持在 7~8 次，可减少能量消耗。每日 2 次，每次 10~20 分钟。

第七节　肺结核

（一）概述

肺结核是由结核杆菌引起的慢性肺部感染，咳嗽、胸痛、咳血、潮热、盗汗、消瘦、血沉增速等为其主要临床特征。

特别提示：肺结核的传染途径：主要通过呼吸道传播，结核菌从患者或带菌者的呼吸道分泌物排出，并随灰尘飞扬于空中传给他人，尤其是开放性肺结核患者，其痰液更是主要的传染源；其次是与肺结核患者共餐经消化道传播。

（二）肺结核的护理

1. 一般护理

（1）饮食护理。肺结核是一种慢性消耗性疾病，应给予患者高热能、高蛋白、高维生素的食物，以增强抵抗力和机体修复能力。

（2）休息护理。保证充足的休息时间，特别是结核病进展期、毒性症状明显或病灶处于高度活动状态时，患者应卧床休息，不可劳累。

（3）心理护理。结核病患者多恐惧、焦虑、情绪不稳定，护理人员应耐心安慰，使患者对疾病有正确认识，树立战胜疾病的信心。

2. 病情护理

（1）注意观察患者体温、脉搏、呼吸、心率等体征的变化，如出现高热、咳嗽加剧，应注意是否有结核扩散。

（2）窒息是大咳血致死的主要原因，日常护理中要注意观察有无咳血先兆征象，以便及时处理。

（3）密切观察药物疗效和不良反应。抗结核药物治疗的疗程长，易发生药物不良反应，如链霉素可引起听神经及肾脏损害；乙胺丁醇易引起视神经炎及皮疹；对氨基水杨酸可引起胃肠不适及肝脏损害。一旦发现上述情况，及时与医师联系，及早停药。

3. 对症护理

（1）发热。结核病一般午后低热，应加强休息，如出现高热应按高热症状护理。

（2）盗汗。结核病多在夜间出现盗汗，应及时擦身，勤换内衣裤，注意保暖。

（3）乏力时注意卧床休息，减少活动。

（4）咳嗽时给予相应止咳剂。

（5）女性患者如出现月经紊乱或闭经，应给予适当解释和心理安慰。

（6）注意消毒隔离。①对开放性肺结核患者，应有单独一套用物，并定期消毒。②患者所用餐具在食后煮沸消毒 5 分钟后再刷洗。剩余饭菜煮沸 10 分钟后弃去。便器、痰具等可用 0.5% 过氧乙酸浸泡 1 小时消毒。③患者所用卧具、书籍每日在日光下暴晒 2 小时，可杀死结核杆菌。④痰液吐入硬纸盒内用火焚烧，也可加入等量的 0.1% 过氧乙酸加盖浸泡 1 小时杀死结核杆菌。⑤病室内用紫外线灯照射，每日早、晚各 1 小时，患者出院后病室及室内用具均须彻底消毒。⑥密切接触患者者应作卡介苗接种。

第八节　高血压

（一）概述

高血压病是内科常见多发病之一。高血压是一种常见的以体循环动脉压增高为主的临床综合征。其发病率高，且可引起严重的心、脑、肾等并发症，危害较大。目前认为高血压发病因素主要与性别、年龄、职业环境、精神紧张、高盐饮食、饮酒、肥胖、吸烟、遗传等因素有关。

特别提示：世界卫生组织建议的血压判别标准：①正常血压，收缩压 ≤18.64 千帕（140 毫米汞柱），舒张压 ≤12.1 千帕（90 毫米汞柱）。②成年人高血压，收缩压 >21.3 千帕（160 毫米汞柱），舒张压 >12.65 千帕（95 毫米汞柱）。③临界高血压指血压介于上述二者之间。

（二）高血压的护理

1. 一般护理

（1）休息。早期患者宜适当休息，尤其是工作过度紧张者。血压较高、症状明显或伴有脏器损害者应充分休息。通过治疗，血压稳定在一般水平、无明显脏器功能损害者，除保证足够的睡眠外可适当参加力所能及的工作，并提倡适当的体育活动，如散步、做操、打太极拳等，不宜长期静坐或卧。

（2）饮食。应适当控制体内盐及动物脂肪的摄入，避免高胆固醇食物；多食含维生素、蛋白质的食物，适当控制食量和总热量，以清淡、无刺激的食物为宜；忌烟酒；建议多吃蔬菜、水果和能降血压、降脂的食物，如芹菜、胡萝卜、番茄、黄瓜、木耳、海带、香菇、草菇、磨菇、银耳等。

（3）心理护理。了解患者的性格特征和有无精神紧张、焦虑的心理，训练患者的自我控制能力，同时指导患者家属要尽量避免各种可能导致患者精神紧张、焦虑的因素，尽可能减轻患者的心理压力。

2. 病情观察

（1）如发现患者血压急剧升高，伴头痛、呕吐等症状时，应考虑高血压危象的可能，立即通知医师，并让患者卧床、吸氧，同时快速准备降压药物、脱水剂等，如患者抽搐、躁动，则应注意安全。

（2）当收缩压高于 26 千帕时，应及时与医师联系并给予必要的处理。

（3）需在固定条件下测量血压，测量前患者需静坐或静卧 30 分钟。

（4）观察有无重要脏器功能障碍的相关症状，如视物模糊、眼晕、肢体麻木或感觉运动障碍、静脉怒张、肢体水肿、尿量变化及尿浑浊等。

3. 对症护理

（1）对失眠或精神紧张者，在进行心理护理的同时配以药物治疗。

（2）当患者出现明显头痛、颈部僵直感、恶心、颜面潮红或脉搏改变等症状体征时，应让患者保持安静，并设法去除各种诱发因素。

（3）冬季应注意保暖，室内保持一定的室温，洗澡时避免受凉。

（4）对有心、脑、肾并发症患者应严密观察血压波动情况，详细记录出入液量，对高血压危象患者监测其心率、呼吸、血压、神志等。

第九节　消化性溃疡

（一）概述

消化性溃疡是消化系统常见的慢性疾病之一，可发生在消化道的任何部位。溃疡形成与胃酸和胃蛋白酶的消化作用有关，常发生于胃、十二指肠，约占95%以上。十二指肠溃疡较胃溃疡多见。同时有胃和十二指肠溃疡，称复合性溃疡。

特别提示：消化性溃疡的症状

（1）疼痛。90%以上的患者均有腹上区疼痛不适，并长期反复发作，春秋季节多发。疼痛性质不一，多为持续性钝痛、灼痛、胀痛、隐痛或饥饿样疼痛。

（2）胃肠道症状。可有恶心、呕吐、反酸、嗳气等症状。

（3）全身症状。疼痛剧烈影响进食者，可有消瘦及贫血。并发症有出血、穿孔、幽门梗阻和癌变等，可同时伴有临床相关并发症的表现。

（二）消化性溃疡的护理

1. 一般护理

（1）缓解躯体不适，有规律地生活，劳逸结合，一般应休息4~6周。

（2）尽量减少和防止紧张、焦虑心理，因为持续过度的精神紧张、情绪波动可使大脑皮质功能紊乱，自主神经兴奋增加，导致胃酸分泌增多，不利于溃疡愈合。

（3）合理安排饮食，对大出血及呕吐剧烈者应禁食。少量出血、呕吐，可给温凉流质饮食。出血停止后可给予营养丰富、易消化的半流质饮食，宜少量多餐。

（4）密切观察病情变化，注意避免发生并发症。观察疼痛的时间、性质与饮食的关系，疑有并发症时，立即报告医师处理。

2. 并发症的护理

（1）上消化道出血。溃疡侵蚀到血管时可引起出血。大出血时，患者可伴有头晕、心悸、面色苍白、大汗、休克等症状。此时，患者应绝对卧床休息，并观察出血情况，测脉搏、血压，注意呕吐物及大便的性质和颜色。做好口腔护理，减少患者恐惧心理，遵医嘱给予用药。严重出血患者，需做好手术准备。

（2）穿孔。当患者出现突然上腹剧痛，伴恶心、呕吐，同时出现面色苍白、脉搏微弱、血压下降等情况，应马上报告医师并立即禁食，做好手术前的准备工作，同时做好患者的心理护理，消除其紧张情绪。

（3）幽门梗阻。由于溃疡病周围组织的炎性水肿，充血致幽门梗阻，患者往往有上腹部饱胀、嗳气、反酸、恶心及呕吐隔餐或隔夜食物，并伴有酸臭气味。轻者可进流食，重症者应禁食，补液，纠正水与电解质紊乱，维持酸碱平衡。要禁止吸烟、饮酒及进食刺激性食物。

第十节 糖尿病

（一）概述

糖尿病是一组由遗传和环境因素相互作用而引起的临床综合征。因胰岛素分泌绝对或相对不足以及淋巴组织细胞对胰岛素敏感性降低，引起糖、蛋白质、脂肪、水和电解质等一系列代谢紊乱。临床以高血糖为主要标志，久病可引起多个系统损害。

糖尿病的临床表现主要有血糖升高和"三多一少"，即多饮、多食、多尿和不明原因的体重减轻，老年人一般症状不典型。

（二）护理

1. 一般护理

（1）生活有规律，如果患者身体情况许可，可进行适当的运动，以促进碳水化合物的利用，减少胰岛素的需要量。

（2）注意个人卫生，预防感染。糖尿病患者常因脱水和抵抗力下降，导致皮肤容易干燥发痒，也易合并皮肤感染，不时给予擦身或沐浴，以保持皮肤清洁。此外，应避免穿紧袜子、底硬的鞋子，以免引起血管闭塞而发生坏疽或皮肤破损而致感染。

（3）按时测量体重以作计算饮食和观察疗效的参考。

（4）必要时记录出入水量。

（5）每日测尿糖。每日留取4次尿作尿糖定性检查。

特别提示：糖尿病患者的健康指导

（1）帮助患者（或家属）了解糖尿病基本知识，增强自我保健、自我监测、自我医疗、自我预防的能力。

（2）掌握具体饮食措施。定时定量就餐，避免食用含脂肪、盐、糖过多的食物；食用富含纤维的食物，如大豆类、水果、蔬菜和谷类等；限制抽烟、喝酒等不良嗜好。

（3）帮助患者学会尿糖定性试验，包括试剂法和试纸法等。

（4）应用降糖药物时，指导患者观察药物疗效、副作用及掌握其处理方法。

（5）帮助患者及其家属学会胰岛素注射技术，掌握用药方法，观察常见不良反应。

（6）预防和识别低血糖反应和酮症酸中毒的方法及低血糖反应的处理。

2. 病情观察

（1）观察是否有并发症。观察患者有无视力障碍、四肢疼痛、麻木、性欲减退、月经失调、便秘、顽固性腹泻、尿道感染、肺结核等。

（2）观察有无食欲减退，恶心，呕吐，嗜睡，呼吸加快、加深，呼气呈烂苹果气味及脱水等酮症酸中毒表现。

（3）观察有无低血糖症状。如出冷汗、饥饿、乏力、恶心、心悸、手足震颤等。

（4）辅助检查尿糖定性、空腹血糖检查及口服葡萄糖耐量试验测定均要准确，符合操作规范。

3. 对症护理

（1）饮食护理。主要包括以下内容：①应根据患者的理想体重、劳动强度、病情轻重、营养状况及生活习惯计算总热能并有计划地设计饮食单，经常更换食品，以免饮食单调乏味。②严格按医嘱进食，检查每次进餐情况，如有剩余，必须计算实际进食量，供医师做治疗参考。③控制总热能，若有饥饿感，可选择蔬菜及豆制品等高纤维素食物充饥。④进食时间应尽量固定，而且要和注射胰岛素、口服降糖药时间配合好。

（2）应用胰岛素的护理。主要包括以下内容：①胰岛素的保存。中效及长效胰岛素比普通胰岛素稳定，使用期间宜保存在室温20℃以下。②应用时注意胰岛素的换算。剂量必须准确，抽吸时避免振荡。③两种胰岛素合用时，先抽吸正规胰岛素，后抽吸鱼精蛋白胰岛素。④胰岛素注射部位选择与安排。胰岛素常用于皮下注射，宜选皮肤疏松部位。每次要改变部位，以防注射部位组织硬化。脂肪萎缩而影响胰岛素的吸收，注射部位应严格消毒以防感染。⑤低血糖反应。表现为疲乏、强烈饥饿感甚至死亡。一旦发生低血糖反应，除立即抽血检查血糖外，可口服糖水或静脉注射50%葡萄糖40毫升，待患者清醒后再让其进食，以防止再昏迷。

第十一章　突发伤病的急救护理

第一节　外伤止血包扎法

（一）止血法与包扎法

1. 止血法

（1）常用止血方法及适用部位

①压迫止血法。这是一种最常用、最有效的止血方法，适用于头、颈、四肢动脉大血管出血的临时止血。一个人负伤以后，只要立刻用手指或手掌用力压紧靠近心脏一端的动脉跳动处，并把血管压紧在骨头上，就能很快收到临时止血的效果。

②止血带止血法。该法适用于四肢大血管出血，尤其是动脉出血。常用止血带（一般用橡皮管，也可以用纱布、毛巾、布带或绳子等代替）绕肢体绑扎打结固定，或在结内（或结下）穿一根短木棍，转动此棍，绞紧止血带，直到不流血为止，然后把木棍固定在肢体上。在绑扎和绞止血带时，不要过紧或过松，过紧会造成皮肤和神经损伤，过松则起不到止血的作用。

③加压包扎止血法。该法用于小血管和毛细血管的止血。先用消毒纱布（如果没有消毒纱布，也可用干净的毛巾）敷在伤口上，再加上棉花团或纱布卷，然后用绷带紧紧包扎，以达到止血的目的。假如伤肢有骨折，还要另加夹板固定。

④加垫屈肢止血法。该法多用于小血管和小腿的止血，主要是利用肘关节或膝关节的弯曲功能压迫血管达到止血目的。在肘窝或腘窝内放入棉垫或布垫，然后使关节弯曲到最大限度，再用绷带把前臂与上臂（或小腿与大腿）固定。假如伤肢有骨折，也必须先用夹板固定。

（2）身体不同部位出血的止血方法

①头顶部出血。在耳前对准下颌关节上方，压迫颞浅动脉。

②面部出血。用手压迫下颌角可以止住面部的大出血，但需要左右两侧同时压住。若伤在唇部、面颊部，则可将拇指伸入伤员口内，其余四指紧压伤口下方的动脉止血。

③肩腋部出血。在锁骨凹处向下、向后摸到的跳动处即锁骨下动脉，用大拇指压住它就能起到止血作用。

④上臂出血。一手抬高患肢，另一手4个手指将肱动脉压于肱骨上。

⑤前臂出血。将患肢抬高，用4个手指压在肘窝肱二头肌侧的肱动脉末端。

⑥手掌及手指出血。用两手拇指分别压迫腕部的尺、桡动脉。

⑦大腿出血。在腹股沟韧带中点处找到股动脉，屈起伤员大腿，使其肌肉放松，用大拇指用力压住股动脉，必要时，另一只手的拇指可重压在上面。

⑧足部出血。在踝关节下方或足背第一、二跖骨间动脉搏动部位（足背动脉）用手压紧。

（3）身体不同组织出血的止血方法

①动脉出血。血色鲜红，出血量多，速度快，危险性大，一般使用压迫止血法，即在出血动脉的近心端用手指把动脉压在骨面上，予以止血。

②静脉出血。血色暗红，不断缓慢流出，一般抬高出血肢体以减少出血，然后在出血处放几层纱布，加压包扎即可止血。

③毛细血管出血。只需要在伤口处盖上消毒纱布或干净手帕等，再加上棉花团或纱布卷等，用绷带扎紧即可止血。

（4）止血时的注意事项

①止血带不能直接缠在皮肤上，必须用三角巾、毛巾、衣服等做成平整的垫子垫上。

②采用压迫止血法时，应根据不同的受伤部位，正确选择指压点。

③绑扎止血带部位不要离出血点太远，以避免使更多的肌肉组织缺血、缺氧。一般绑扎止血带的位置是上臂或大腿的上 1/3 处。

④绑扎好止血带后，在伤者明显部位标记时间，尽快送医院处理。为防止远端肢体缺血坏死，在一般情况下，绑扎止血带的时间不超过 2~4 小时，每隔 40 分钟松解一次，以暂时恢复血液循环。松开止血带之前应用手指压迫止血，将止血带松开 1~3 分钟之后，再在另一稍高的部位绑扎。松解时，仍有大出血者，不再在运送途中松放止血带，以免引起休克。

⑤严禁用电线、铁丝、绳索代替止血带捆扎。

2. 包扎法 受外伤人员经过止血后，就要立即用急救包、纱布、绷带或毛巾等包扎起来。伤口包扎的目的是保护伤口，减少污染和再损伤，预防或减轻肿胀。当伤员有骨折或脱臼时，包扎还可以起到固定敷料和夹板的作用，以减轻伤员的痛苦，并为安全地用救护车送医院救治打下良好基础。

（1）绷带包扎。主要包括以下 6 种方法。

①环形包扎法。此法适用于颈部、腕部和额部等处。绷带做环形重叠缠绕，每一圈重复盖住前一圈。第一圈可以稍倾斜缠绕，以后各圈做环形缠绕，并把第一圈斜出圈外的绷带角折到圈里，然后再重叠缠绕压住，这样就不容易脱落。

②螺旋包扎法。此法适用于手指、上臂等处。先做几圈环形包扎，再将绷带做螺旋形上升缠绕，每一圈重叠压住前一圈的 1/3~1/2。

③螺旋反折包扎法。此法适用于小腿或前臂等四肢部位包扎。先做环形缠绕固定绷带起始部，然后呈螺旋形缠绕上升，但每一圈螺旋包扎都必须反折。反折时以左手拇指按住反折处，右手将绷带反折向下缠绕肢体并拉紧，每一圈

重叠压住前一圈的 1/3~1/2。

④"8"字形包扎法。此法适用于大关节如髋关节、膝关节、肩关节、肘关节、踝关节等处。包扎时一圈向上，一圈向下，每一圈在前面与上一圈相交，并重叠上一圈的 1/3~1/2，重复做"8"字形旋转缠绕。

⑤回反包扎法。此法适用于头部包扎。先环绕两圈固定，再自中央开始反折向后，再回反向前，以后左右来回反折，直到完全包扎后再环绕两圈包扎固定。

⑥蛇形包扎法。此法适用于临时简单固定或包扎需从一处延伸到另一处时。与螺旋包扎法相似，只是每圈间留有间隙，互不重叠。

（2）三角巾包扎。三角巾制作方便，包扎操作简便易学，容易掌握，适用范围广。缺点是不便于加压，也不够牢固。

①头顶部包扎法。把三角巾底边折叠两指宽，中央放在前额，顶角拉向后脑，两底角拉紧，经两耳上方绕到头的后枕部，压着顶角，再交叉返回前额打结。如果没有三角巾，也可改用毛巾。先将毛巾横盖在头顶上，前两角反折后拉到后脑打结，后两角各系一根布带，左右交叉后绕到前额打结。

②面部面具式包扎法。面部受伤可用此法。先在三角巾顶角打一结，使头向下，提起左右两个底角，形式像面具一样。再将三角巾顶结套住下颌，罩住头面，底边拉向后脑枕部，左右角拉紧，交叉压在底边，再绕至前额打结。包扎后，可根据情况在眼和口鼻处剪开小洞。

③上肢包扎法。当手部受伤时，可将手掌心向下放在三角巾的中央，手指朝向三角巾的顶角，底边横向腕部，把顶角折回，两底角分别围绕手掌左右交叉压住顶角后，在腕部打结，最后把顶角折回，用顶角上的布带或用别针固定。

④手部包扎法。当手臂受外伤时，可将伤臂的手指尖对着毛巾一角，把这一角翻向手臂，另一角从手掌一侧翻过手背并压在掌下，再把毛巾的另一端翻过来，包绕前臂，最后用带子结扎。

⑤肩部受伤时，可把三角巾折叠成燕尾形，燕尾夹角向上放在伤侧肩上正中间。向后的燕尾角压住向前的燕尾角，并稍大于向前的一角。燕尾底边两角包绕上臂的 1/3 处，并在腋前或腋后打结。然后拉紧两燕尾角，分别包绕胸背，于对侧腋下处打结。

⑥下肢包扎法。如果是小腿受伤，则把毛巾一角内折在伤腿下部，再用毛巾压住另一端包住小腿，最后用带子结扎固定。如果是足部受伤，则将脚掌心向下放在三角巾的中央，脚趾朝向三角巾的顶角，底边横向腕部，把顶角折回，两底角分别围绕脚掌左右交叉压住顶角后，在脚腕部打结，最后把顶角折回，用顶角上的布带固定。

⑦单眼包扎法。如果眼部受伤，可将三角巾折成四横指宽的带形，斜盖在受伤的眼睛上。三角巾长度的 1/3 向上，2/3 向下。下部的一端从耳下绕到后脑，再从另一只耳上绕到前额，压住眼上部的一端，然后将上部的一端向外翻转，

向脑后拉紧，与另一端打结。

（3）包扎时的注意事项

①进行包扎时，让患者取舒适的坐位或卧位，扶托患肢，并尽量使肢体保持功能位。对于伤情严重者，应密切观察患者生命体征的变化。在急救中，如果伤员出现大出血或休克情况，则必须先进行止血和人工呼吸，不要因为忙于包扎而耽误了抢救时间。

②如果是头部或四肢外伤，一般用三角巾或绷带包扎。如果没有三角巾或绷带，可以用衣服或毛巾等物代替。

③包扎时要做到快、准、轻、牢。也就是说，包扎动作要迅速、敏捷、熟练、轻柔，包扎部位要准确、牢靠，不能过紧或过松。

第二节　人工呼吸与胸外心脏按压法

1. 人工呼吸法

人工呼吸是对呼吸停止的患者进行紧急呼吸复苏的方法。当呼吸停止、心脏仍然跳动或刚停止跳动时，用人工的方法让空气进出肺部，供给人体需要的氧气，称为人工呼吸。采用人工的方法来代替肺的呼吸活动，可及时、有效地让气体有节律地进入和排出肺脏，维持通气功能，促使呼吸中枢尽早恢复功能，使处于"假死"的伤员尽快脱离缺氧状态，恢复人体自主呼吸。

（1）人工呼吸的操作方法。人工呼吸法主要有两种：一种是口对口呼吸法，另一种是口对鼻呼吸法。

口对口人工呼吸法的具体操作步骤是：使患者仰卧，松解腰带和衣扣，清除患者口腔内的痰液、呕吐物、血块、泥土等，保持呼吸道通畅。救护人员一手将患者下颌托起，并使其头尽量后仰，将其口唇撑开，另一只手捏住患者的两只鼻孔，深吸一口气，对住患者口用力吹气，然后立即离开患者口部，同时松开捏鼻孔的手。吹气力量要适中，次数以每分钟 16~20 次为宜。

患者因牙关紧闭等原因，不能进行口对口人工呼吸时，可采用口对鼻人工呼吸法，方法与口对口人工呼吸法基本相同。用一手闭住伤员的口，以口对鼻吹气。

此外，还有两种人工呼吸法，即俯卧压背法（此法多用于溺水者）和仰卧举臂压胸法（此法多用于有害气体中毒或窒息的患者）。与口对口（鼻）人工呼吸法相比，这两种方法的换气量比较小，在现场应优先采用口对口（鼻）人工呼吸法。

（2）进行人工呼吸时的注意事项

①实行人工呼吸前，把患者所穿有碍呼吸的衣服和领扣、腰带解开，必要时可用剪刀剪开，不可强扯。

②用衣服等作垫子，放在患者的腰部（仰卧时）或腹部（俯卧时）下，把腰部或腹部垫高，同时检查肋骨、脊椎、手部是否有骨折情况，以便选用一种适宜的人工呼吸法。

③把患者下颌角向前推，使嘴张开，如果舌头后缩，将舌头拉出口外，并检查口内，如有血块、泥土、义齿等妨碍呼吸的东西，则要立即清除。

④口对口吹气的压力要掌握好，开始可略大些，频率也可稍微快些，经过10~20次人工吹气后逐渐降低压力，只要维持胸部轻度升起即可。

2. 胸外心脏按压法

（1）胸外心脏按压的操作方法。胸外心脏按压法是指心搏骤停时依靠外力有节律地按压心脏来代替心脏的自然收缩，可暂时维持排送血液功能的方法。其具体操作步骤是：将患者仰卧在地上或硬板床上，救护人员跪在或站于患者一侧，面对患者，将右手掌置于患者胸骨下段及乳突部，左手置于右手上，以身体的重量用力把胸骨下段向后压向脊柱，随后将手腕放松；如此反复地有节律地进行按压和放松，每分钟按压 60~80 次。在进行胸外心脏按压时，宜将患者头部放低以利于静脉血液回流。若患者同时伴有呼吸停止，在进行胸外心脏按压的同时，还应进行人工呼吸。一般做 15 次胸外心脏按压，做 2 次人工呼吸。在按压的同时，要随时观察伤员的情况。如能摸到颈动脉和股动脉等搏动，而且瞳孔逐渐缩小，面有红润，说明按压有效，则可以停止，送医院进一步救治。

（2）进行胸外心脏按压时的注意事项

①在进行胸外心脏按压抢救时，按压应有节奏，有一定冲击力，防止因用力过猛而造成继发性组织器官的损伤或肋骨骨折。按压绝对不能中途停顿，一些不可避免的暂停时间也不能超过 5 秒钟。

②按压频率要控制好，有时为了提离效果，可加大频率，达到每分钟 100 次左右。胸外心脏按压应与口对口人工呼吸同时进行，按压时间与放松时间之比应为 1∶20。

③抢救工作要持续进行，除非断定患者已复苏，否则在患者没有送达医院之前，抢救不能停止。

第三节　中毒急救

（一）食物中毒急救

1. 引起食物中毒的原因

（1）最常见的是食用了被细菌、真菌等微生物污染后的食物所引起的中毒，如食用已腐败变质的肉类导致中毒。

（2）食用了被致病微生物污染，并产生大量毒素的食物引起的中毒，如食用变质的蔬菜导致的中毒。

（3）食物本身有某种有毒物质，未经处理或在处理过程中，毒性尚未祛除的食物所致的中毒，如苦杏仁导致的氢氰酸中毒等。

（4）某些食物在储藏过程中增加了有毒成分或由于发霉变质而产生了有毒成分，被食用而导致中毒。如食用了长芽的土豆、发芽的花生等引起中毒。

（5）误服或故意服用了大量被有毒物质污染的食物引起的中毒。如同时或在很短时间内服用了两种分开食用无毒，但在一起食用却产生毒素的食物而引起的中毒。

2. 食物中毒的急救措施

（1）立即终止服食有毒食物，并将有毒食物及时处理，防止其他人误食。

（2）清除胃肠道内尚未吸收的食物。主要有以下3种方法：①催吐。可先喝温开水300~500毫升，然后刺激舌根咽喉壁处催吐，在呕吐时如为卧位要防止误吸而发生窒息。②洗胃。在发病6小时内用洗胃液洗胃。③导泻。口服或由胃管注入硫酸镁或硫酸钠等药物导泻，严重脱水和已经腹泻的患者禁用。

（3）根据中毒的毒理，应用一些特效的解毒剂。

（4）促进已吸收的毒物及早排出。主要有以下2种方法：①利尿。大量饮水增加尿量排毒，不能口服的昏迷患者，采用静脉滴注葡萄糖液的方法利尿解毒。②透析疗法。可采用血液透析或腹膜透析法，将体内的毒素排出。

（二）药物中毒急救

1. 药物中毒

药物中毒是指由于误服或一次大量服用了某些药物引起的急性毒性症状。凡是药物，都有治疗量、安全量和中毒量之分。在安全量内进行治疗，如无其他原因一般不会引起药物中毒。但是如果超量服用，特别是有些药物安全量与中毒量十分接近，极易引起药物中毒。此外，过量服用药物也会因药物的副作用增大而引起药物中毒。

特别提示：药物中毒的常见症状：药物中毒因服用药物的不同而有不同的症状表现，如抽风、惊厥、沉睡不醒或昏迷、血压下降呈休克状态、呼吸困难甚至停止，也有的可出现面色苍白或发黄、瞳孔缩小、心率减慢等症状。

2. 药物中毒的急救措施

（1）尽快清除残留的尚未被机体吸收的药物，以切断药物中毒来源，主要是催吐、洗胃、导泻、利尿等。如果患者神志清醒，第一步抢救就是反复大量饮水催吐，减少药物的吸收。

（2）及时送往医院，并注意保持呼吸道通畅。

（3）中和药物和解毒排毒。应用通用解毒剂或特效解毒剂对中毒者进行解毒。

（三）煤气中毒急救

1. 煤气中毒症状

（1）轻度中毒。患者有头痛、头晕、耳鸣、眼花、恶心、呕吐、乏力、心悸、站立不稳或不能行动等症状。此时患者神志清楚，如能及时脱离中毒环境，吸入新鲜空气，症状会很快消失。

（2）中度中毒。在轻度中毒的基础上发生面色潮红、口唇呈樱桃红色、出汗多、心率快、烦躁不安继而进入昏迷状态,经积极抢救数小时后可清醒。治愈后,部分患者会有记忆力下降的症状和头昏等轻微后遗症。

（3）重度中毒。患者进入深昏迷状态，各种反应明显减弱或消失、大、小便失禁，四肢冰凉，口唇苍白或发绀，肌肉强直抽搐或软瘫，心律失常，最后导致呼吸、循环衰竭而死亡。

2. 煤气中毒的急救措施

发现煤气中毒患者后，应将其立即脱离中毒环境，将患者移至空气新鲜、通风良好的地方，使患者马上吸入新鲜空气，在冬季应注意患者的防寒保暖。神志不清或昏迷的患者应立即送往医院，送医院途中应保持呼吸道通畅，及时清理患者呼吸道中的呕吐物、痰液，以免堵塞呼吸道。对呼吸、心跳停止者，应立即进行人工呼吸及胸外心脏按压。

特别提示：预防煤气中毒的方法

（1）房间要注意通风。屋里生火炉、烧土炕取暖时，不要把门窗关得太严，要注意通风换气。

（2）白天用的取暖火炉，晚上最好搬到外面。

（3）在屋内用煤炉取暖时一定要安装烟筒，安装烟筒时应注意风向，不要让风把煤气吹回室内。要经常检查烟筒，如有裂缝、破损的地方，要及时修补好。

（4）同院邻居之间，每天早晚要互相照应，一旦发生中毒，可以及时发现，及时抢救。

第四节　中暑急救

（一）中暑的症状

中暑是指人体在高温环境下或受到烈日暴晒导致体温调节功能紊乱的一种急症。根据发病程度和症状可分为先兆中暑、轻症中暑、重症中暑。

（1）先兆中暑。暴露在高温环境下而出现头痛、头晕、口渴、多汗、眼花、四肢无力、发麻、胸闷、心悸、恶心、注意力不集中、动作不协调等，体温可正常或略有升高。如能及时转移到阴凉通风的地方休息，喝些淡盐水，很快就可以恢复。

（2）轻症中暑。除以上症状外，还出现体温升高至 38℃以上、面色潮红、皮肤灼热，或出现面色苍白、四肢皮肤湿冷、血压下降、脉搏增快且细弱等，如立即采取有效措施，数小时可以恢复正常。

（3）重症中暑。顾名思义，是中暑中情况最严重的一种，如不及时救治将会危及生命。这类中暑又可分为四种类型：热痉挛、热衰竭、日射病和热射病。

（二）中暑患者的急救措施

1. 先兆及轻症中暑的急救

（1）立即让中暑患者离开高温环境，在阴凉通风的地方，解开衣扣平卧休息。

（2）让患者饮入清凉饮料，如淡盐水、茶水等。

（3）症状稍重者，可服用仁丹、十滴水、藿香正气水或涂抹清凉油。

（4）用冷水毛巾擦患者全身，以助其尽快散热。

2. 重症中暑的急救

（1）除头部外，将患者全身浸入凉水中，使体内的热能尽快传导散发于水中。但昏迷、休克、心力衰竭的重症患者不宜采用这种方法。

（2）将患者置于 25℃左右的空调室内，在头部、颈弯、腹股沟动脉处放冰袋，并用冰水擦洗全身，同时不断按摩四肢皮肤促进血液循环，防止皮肤血流淤滞。

（3）将患者尽快送至医院进行救护，遵医嘱给予治疗。

第五节　毒虫叮咬的救护

（一）概述

毒虫咬伤主要包括蜈蚣咬伤、蝎子蜇伤、蚂蟥叮咬、毛虫蜇伤等。当家中有人被咬伤后，可自行进行救护治疗，以减少伤害，同时还应尽快送医院进行诊治。

（二）急救措施

（1）蝎子蜇伤。蝎子尾巴上有一个尖锐的钩，与一对毒腺相通。蝎子哲人，毒液即由此流入伤口。重伤如在四肢，可在伤部上方缠上止血带，拔出毒钩，将明矾研碎用米醋调成糊状，涂在伤口上。必要时请医生切开伤口，抽取毒汁。

（2）蚂蟥叮咬。被蚂蟥咬住后不要惊慌失措地使劲拉，可用手掌或鞋底用力拍击，经过剧烈的震打以后，蚂蟥的吸盘和颚片会自然放开，由于蚂蟥很怕盐，在它身上撒一些食盐或者滴几滴盐水，它就会立刻全身收缩而跌下来。

（3）蜈蚣咬伤。其伤口是一对小孔，毒液由此流入伤口，局部出现红肿。蜈蚣的毒液呈酸性，用碱性液体就能中和。因此，被蜈蚣咬伤后可立即用 5%~10% 的小苏打水或肥皂水、石灰水冲洗伤口，然后涂上较浓的碱水或 3% 的氨水。

（4）毛虫咬伤。被毛虫咬伤后可用橡皮膏粘出毒毛。

（5）其他毒蚊毒虫叮咬。可用清凉油、风油精或红花油反复涂擦患处。如有三棱针，亦可先点刺放血，挤出黄水毒汁后再涂以上药品，效果更好。

特别提示：毒虫叮咬的注意事项

（1）被毒虫叮咬后，如果出现头痛、眩晕、呕吐、发热、昏迷等症状，应立即送去医院治疗。

（2）被蜈蚣、毛虫叮咬后，常在被咬过的皮肤上形成风疹或水疱。对于风疹，可先用酒精将皮肤消毒，然后涂上1%的氨水；有水疱的，不可用手去抓，可用烧过的针将水疱刺破，将血挤出，然后涂上1%的氨水。

（3）被毒蛇咬伤后，要马上坐下来，不要乱动，因为活动会促进毒液扩散，加重中毒。若现场只有自己一个人，应迅速自救；若还需要走路求救时，也要慢慢走，因为走得越快，血液循环越快，毒液扩散得也越快。

第六节　呼吸道异物

当喉、气管、支气管等呼吸道进入异物后，易造成呼吸道机械性梗阻而阻塞气管，如不及时抢救会因窒息而死亡。

（一）造成呼吸道异物的原因

呼吸道异物多发生于学龄前儿童，尤其是2岁以下幼儿最多见。小儿牙齿发育不完善，喉的防御功能不健全，当小儿哭笑、说话、嬉闹、受惊、跌倒及剧烈活动时，容易将口含食物吸入气管引起气管阻塞。形成异物的主要是花生、豆子、瓜子，也有硬币、纽扣等。

（二）现场急救措施

1. 站位急救法　立即采用腹部冲气法（又称海姆立克急救法）急救。患者取立位，头略向前低倾，嘴张开，救护者站在患者背后，用双臂抱住患者腰部，手握成拳头，用握拳的手的拇指顶住患者的上腹部（肚脐稍上方），将另一只手握住握拳的手，冲击性地、急速地向上压迫其腹部，反复有节奏地进行，以形成气流把异物冲出。

如果患者已陷入昏迷状态，应让其平躺、仰卧，救护者两腿分开跪在患者大腿外侧的地面上，双手掌叠放在患者肚脐稍上方，向下、向前快速按压，压后随即放松。冲击压迫数次后，打开患者下颌，如果异物已被冲出，应迅速清理。

2. 自救法　用自己的手或借用桌边、椅子背等顶在腹部，快速而猛烈地按压。

3. 儿童急救法　让患儿俯卧在两腿间，头低脚高，然后用手掌适当用力在患儿的两肩肩胛骨间拍击4次。拍背不见效，可让患儿背贴于救护者的腿上，然后，救护者用两手食指和中指用力向后、向上按压患儿中上腹部，压后即放松，可重复几次。

当异物排出后，如果患者呼吸、心跳停止，应马上进行人工呼吸和胸外心脏按压，并示意周围他人拨打 120 电话，迅速请医护人员前来急救。

第七节　烧、烫伤的急救

烧伤和烫伤由火焰、沸水、热油、电流、辐射、化学物质（强酸、强碱）等物质引起。最常见的是火焰烧伤，热水、热油烫伤。

烧伤和烫伤首先损伤皮肤，轻者皮肤肿胀、起水疱、疼痛；重者皮肤烧焦，甚至血管、神经、肌腱等同时受损。呼吸道也可烧伤。烧伤引起的剧烈疼痛和皮肤渗出等因素能导致休克，晚期出现感染、败血症，危及生命。因此，现场抢救要争取时间，首先迅速解除引起烧、烫伤的原因。

（1）当衣服着火时，伤者应立即卧倒在地，慢慢滚动，或立即脱去衣服。切忌奔跑或用手扑打火焰，这样做会使火借风势越烧越旺。抢救者可以用水灭火，也可用毯子、大衣、棉被等盖压灭火。

（2）热液、沸水烫伤，如米粥、热油、热汤等烫伤，应立即脱去热液浸渍的衣服以减少余热继续造成损伤。

（3）凝固汽油烧伤时，应用多层湿布或湿衣被覆盖创面。

（4）磷烧伤时应将创面与空气隔绝，防止磷继续燃烧，最好将创面浸于水中或用多层纱布湿敷。

（5）电烧伤时，首先用木棒或其他绝缘物体切断电源。

常用抢救方法如下：

（1）被热力烧伤后应立即用冷水或冰水湿敷或浸泡伤区，以减轻烧伤创面深度并有明显止痛效果。天气寒冷时，须注意伤患者的保暖和防冻措施。

（2）伤员脱离事故现场后应注意对烧伤创面的保护，防止再次污染。另外，创面一般不涂有颜色的药物（如红汞、紫药水等），以免影响后续治疗中对烧伤创面深度的判断。对浅度烧伤的水疱一般不予清除，大水疱可剪破引流，但要保留疱皮的完整性，起到保护创面的作用。

（3）烧伤后伤患者多有不同程度的疼痛和躁动，应给予适当的镇静、止痛药物。

（4）烧伤患者在伤后 2 天内，由于毛细血管渗出的加剧，导致血容量不足。烧伤面积超过一半的患者，应立即输液治疗。无条件输液治疗时应口服含盐饮料。

（5）化学烧伤的急救。主要包括以下内容：①迅速脱去被化学物质浸渍的衣服。②立即用大量清洁水冲洗至少 20 分钟以上，用水量应足够大，以迅速冲尽创面残余化学物质。③如现场有中和剂，可考虑应用（如磷烧伤时用 5% 碳酸氢钠）。头面部化学烧伤时，应首先注意眼，特别是角膜有无烧伤，并优先予以冲洗。

（6）电烧伤的急救。主要包括以下内容：①电线或衣服着火时，灭火方法同一般火焰烧伤。②立即切断电源（未切断电源前，急救者不要接触患者，以免自身触电）。③患者呼吸、心跳停止时，应在现场立即进行口对口人工呼吸抢救和胸外心脏按压。心跳和呼吸恢复后，及时转送就近医院进一步处理；或在继续进行心肺复苏的同时，将患者迅速转送最近的医院。

第八节　软组织损伤的急救

（一）扭伤的救护

1. 扭伤概述

人们在做各种运动时，有时会造成关节扭伤。扭伤最常见的部位是膝、踝关节。典型的症状是关节部位突然肿胀、剧烈疼痛、局部皮肤颜色变化等。

2. 扭伤的救护措施

不要让伤者走路，也不要让其用扭伤膝或踝的那只脚站着，应松开伤者的鞋带，如有需要时可脱鞋，在送往医院之前还应提供现场救护。

（1）休息。严重踝关节损伤可有组织撕破，甚至骨折，可用夹板固定，使扭伤的关节得到完全休息。嘱患者不要随便移动，以免加重损伤，并要避免不必要的搬动。

（2）冷敷。将关节扭伤部位用冰块或冷毛巾敷盖，或将患处浸泡于冷水内15~30分钟，此方法有利于消除疼痛、肿胀和肌肉痉挛。

（3）压迫。在长距离转运时，应在患处加压弹性绷带，可防止内出血，但包扎时要注意不要太紧，以免影响被包扎部位肢体的血液循环，导致局部组织坏死。

（4）抬高受伤部位。将患肢抬高，在肢体下垫一个枕头，使患处与心脏水平相同，这会减少伤处的血液循环，起到控制内出血的作用。将患肢或受伤局部抬高、制动，还能避免再损伤。

特别提示：扭伤后不要马上贴膏药。由于人体组织在受到外界损伤后即呈现炎症反应，液体大量自血管内渗出到扭伤处，局部慢慢出现肿胀，继而压迫神经引起疼痛。这种反应在24小时内可以达到顶峰，如果在此期间贴上伤湿止痛膏，其活血作用会使局部血液循环加速，自血管内渗出的液体也会增多，这样反而加重了局部肿胀、疼痛。所以，跌打损伤后24小时内贴伤湿止痛膏的做法是不科学的。

（二）拉伤救护

1. 拉伤的原因　拉伤是韧带、肌肉突然活动超过了其正常活动范围引起的，

常在摔倒、过度运动时发生。身体较弱和缺乏锻炼的人会比较容易受到损伤。一般拉伤经过充足休息后，能够自动愈合。

2. 拉伤的救护措施 拉伤后，要立即进行冷处理。用冷水冲局部或用毛巾包裹冰块冷敷，然后用绷带适当用力包裹损伤部位，防止肿胀。在放松损伤部位并抬高伤肢的同时，可服用一些止疼、止血类药物。24~48 小时后拆除包扎。根据患者伤情，可外贴活血和消肿膏药，可适当热敷或用较轻的手法对损伤局部进行按摩。肌肉拉伤严重者，如将肌腹或肌腱拉断者，应抓紧时间去医院做手术缝合。

第九节　骨折的急救

（一）骨折概述

骨折一般是受外力打击、冲撞、摔伤所致。骨折分为开放性骨折和闭合性骨折，有伤口的称为开放性骨折；骨折处皮肤无裂开，看不见伤口的叫闭合性骨折。闭合性骨折在急救现场有时不容易判断，如果搬运不当，会使伤势加重。因此要根据受伤者当时的状况和伤员的表现正确判断是否有骨折，以便正确地搬运和救护伤员。

（二）骨折的固定方法

骨骼受到外力的作用时，发生完全或不完全断裂时叫做骨折。为了保证伤员在运送途中的安全，防止断骨刺伤周围的神经和血管组织而加重伤员的痛苦，对骨折进行处理的基本原则是尽量不让骨折肢体活动，利用一切可利用的条件，及时、正确地做好伤肢固定。

1. 上肢肱骨骨折的固定 上肢肱骨骨折可用夹板固定，即就地取材，如木板、竹片、条状物等，放在上臂内外两侧并用绷带或布带缠绕固定，然后把前臂屈曲固定于胸前。也可用一块夹板放在骨折部位的外侧，中间垫上棉花或毛巾，再用绷带或三角巾固定。

2. 前臂骨折的固定 用两块长度超过肘关节至手心的夹板分别放在前臂的内外侧（只有一块夹板，则放在前臂外侧），并在手心放好衬垫，让伤员握好，以使腕关节稍向背屈，再固定夹板上下两端，用三角巾将前臂吊在胸前，屈肘90°，用大悬臂带悬吊，手略高于肘。

3. 股骨（大腿）骨折的固定 股骨（大腿）骨折时，取一块长约自足跟至超过腰部的夹板置于伤腿外侧，另一块长约自足跟至大腿根部的夹板置于伤腿内侧，然后用三角巾或绷带分段固定。如果没有夹板也可用三角巾、腰带、布带等将双腿固定在一起，注意两膝、两踝及两腿间隙之间要垫好衬垫。

4. 小腿骨折的固定 取长度相当于自大腿中部到足跟的两块夹板，分别放在受伤的小腿内外两侧，如只有一块木板，就放在伤腿外侧或两腿之间，用棉花或毛巾垫好，再用绷带或三角巾分别固定膝上部、膝下部、骨折上、骨折下及踝关节处。也可用绷带或三角巾将受伤的小腿和另一条没有受伤的腿固定在一起。

5. 脊椎骨折的固定 这是一种大型固定。由于伤情较重，在转送前必须妥善固定。取一块平肩宽的长木板垫在背后，左右腋下各置一块稍低于身后约 2/3 的木板，然后分别在小腿膝部、臀部、腹部、胸部用宽带予以固定。

（三）骨折固定时的注意事项

（1）对于开放性骨折，应先进行止血、包扎处理，然后再固定骨折部位。若骨折断端刺出伤口，不可将刺出的骨端送回伤口内，以免造成感染。有休克者，先进行人工呼吸。

（2）临时固定用的夹板和其他可作固定的材料，其长度和宽度要适宜，长度要超过骨折肢体两端的关节。固定后伤肢应处于功能位：上肢屈肘 90°，下肢呈伸直位。

（3）固定前尽量不移动伤员和伤肢，以免增加疼痛和加重损伤。对于四肢和脊柱的骨折，要尽可能在原位固定。进行骨折固定时，要防止伤口感染和断骨刺伤血管、神经，以免给以后的救治造成困难。

（4）夹板不可与皮肤直接接触，其间应垫棉花、毛巾或床单等软质物品。

（5）骨折固定应松紧适度，以免影响肢体血液循环。固定时，肢体指（趾）端一定要外露，以便随时观察末梢血液循环情况。如发现指（趾）尖苍白发冷并呈青紫色，说明包扎过紧，要放松后重新固定。

特别提示：老年人骨折的预防

（1）向中老年人宣传预防骨折的意义，使其充分认识预防骨折的重要性，在日常生活中经常注意防止骨折的发生。同时也让老年人了解骨折发生后的急救措施。

（2）养成良好的生活规律，注意休息，保持精力充沛。在日常活动中保持大脑对周围环境良好的反应性，以减少跌伤的发生。

（3）保持良好的饮食习惯。饮食中注意补充钙剂，有助于减少骨折的发生。

（4）坚持体育锻炼，增强体质，有助于预防骨折的发生。

（5）注意特殊环境条件下的活动。如冬季下雪、结冰，上、下楼梯，去洗手间、澡堂等。这些特殊环境条件下容易造成老年人骨折，因此要特别注意防范。

第十节 触电急救

（1）首先应立即切断电源。如关闭电源开关、拉闸门、拔去电插头，禁止在未切断电源的情况下，拉拽触电者。如果金属线芯裸露，或折断的电线落在触电者身上，应尽快找绝缘的干燥木棒、竹竿、扁担等，将电线拨开，使其远离患者和抢救者。

（2）如触电者心跳、呼吸已停止，应就地现场抢救，进行人工呼吸和胸外心脏按压，直至呼吸恢复或医生到达。神志不清者，可针刺或指压人中、中冲穴位，并同时呼叫救护车送医院继续抢救。

（3）触电局部损伤一般为烧伤，有局部烧伤者，应入院按烧伤治疗。伴有骨折和其他损伤的进行相应治疗。

第十二章 老年人的日常居家护理

第一节 老年人的居家生活护理

1. 老年人的睡眠

（1）老年人睡眠的重要性。充分合理的睡眠对老年人的身体健康是十分重要的。步入老年后由于脑细胞衰老，功能减退，活动量减少，因此对睡眠生理需要亦有所减少，容易失眠，表现为不易入睡、睡眠过浅、容易惊醒、醒后不易再睡，白天常显得昏昏沉沉、总打瞌睡，提不起精神。一旦疲劳或睡眠不足，就极易出现打哈欠、爱打瞌睡现象。如长期睡眠不足或经常失眠将会导致中枢神经系统尤其是大脑皮层活动失常。

（2）对老年人睡眠的护理。主要包括以下5个方面：①睡眠环境要安静，室内温度要适中，光线要幽暗。②避免一切对老年人精神情绪有刺激的因素，如避免在睡觉前看内容紧张、惊险的电影、电视节目。③晚餐不宜过饱，睡前不饮酒、不喝浓茶和咖啡等使大脑皮层兴奋的饮料。④睡眠讲究姿势，不适宜俯卧、仰卧，最理想的是右侧卧呈弓形。枕头高低、软硬、大小要舒适。⑤睡前排便排尿，用温热水洗脚，可促进睡眠。

2. 老年人的饮食

要保持老年人身体健康，延年益寿，必须根据老年人的生理和病理特点，给予合理的饮食。老年人应注意以下饮食要点。

（1）食物多样，搭配合理。这是预防营养缺乏病的重要措施。老年人每天必须适量摄取以下食物：①谷类主食。注意搭配一些粗、杂粮。②蔬菜、水果类。③动物类食物，包括鱼、禽、蛋、畜肉类。④乳类、豆类。每天喝一杯奶和常吃豆类食品，可提供丰富的钙质、磷质以及部分维生素和蛋白质。⑤纯热能食物，如酒、精糖和烹调油，这类食品摄取应以少为宜。

（2）饮食清淡。清淡饮食的特点是不油腻、不太咸、不过甜、无刺激性调味品，食物口感清爽、易消化。长期坚持清淡饮食的老年人患肥胖症、高血压、高脂血症、冠心病的概率较低。

（3）酌情补充营养剂。矿物质元素和维生素的缺乏首先应通过饮食调理，如维生素A和铁缺乏，可注意适当多吃动物肝、血；增加奶类、豆类的摄入并适量运动、日光照射，可减缓骨中钙质丢失。

3. 老年人的体育锻炼

（1）要选择适宜的锻炼项目。老年人在运动锻炼前最好做一次较为全面的身体检查,然后根据身体情况选择合适的锻炼项目。一般来说,以选择各个关节、各部分肌肉都能得到较好锻炼的运动项目为宜,如慢跑、快步走、游泳、太极拳等,而不应该选择运动强度过大、速度过快、竞争激烈的运动项目。

(2)运动锻炼要循序渐进。参加运动锻炼绝不能急于求成,而应该有目的、有计划、有步骤地进行,这样才能取得满意的锻炼效果。同时,开始锻炼时运动量宜小,待适应以后再逐渐增加。锻炼的动作要由易到难、由简到繁、由慢到快,时间要逐渐增加。

特别提示:老年人在下列情况下应暂停锻炼。

(1)体温升高,如感冒、急性扁桃体炎等。

(2)各种内脏疾病的急性发作阶段。

(3)身体某一部位具有出血倾向的患者。

(4)运动器官外伤未愈者(功能恢复者除外)。

(5)各种传染性疾病未愈者。

(3)运动锻炼要持之以恒。要想通过体育锻炼取得良好的效果,必须持之以恒,绝不能"三天打鱼,两天晒网"。最好是每天坚持锻炼,每次锻炼半个小时左右。

第二节　老年人的安全护理

1.老年人的行走安全

(1)防止摔跤。平时要穿布底或胶底鞋,不要穿塑料的鞋或拖鞋,以防滑倒。老年人出门上街时,尽可能不去人车拥挤的场所,以免被人碰倒。用手杖步行的老年人更要注意,不要单独横穿马路,以免被车辆撞倒。

(2)卧室家具的摆设应力求简洁、安全,以免磕碰到老年人,妨碍老年人活动。

2.老年人的其他安全

(1)久病卧床的老年人,床铺的一侧应靠墙,并在另一侧设置一个护床架,以防老年人坠床。

(2)在床旁放一个床头柜,将茶杯、痰杯、手电筒等物品放好,尿壶放在床边下,电灯开关拉线安置在床头附近,便于随时使用。

(3)老年人便池要求坐式马桶,方便老人蹲下,舒适安全。

(4)老年人经常经过的地方,如过道、走廊、楼梯、厕所等处,要设置扶手,地面要干燥,以防滑倒。

(5)老年人因体位改变而晕厥屡见不鲜,因此体位变换要小而慢,以防不测。

(6)煤炉取暖时,要注意室内通风,以防煤气中毒。

第三节　老年性痴呆症的护理

（一）老年性痴呆症概述

老年性痴呆症是指老年期出现的已获得的智能在本质上出现持续的损害，也就是由器质性脑损害导致的基本上不可逆的智能缺失和社会适应能力降低。主要表现为：在智能方面出现抽象思维能力丧失、推理判断与计划不足、注意力缺失；在人格方面出现兴趣丧失、迟钝或难以抑制、社会行为不端、不拘小节；在记忆方面出现遗忘，地形、视觉与空间定向力差；在言语认知方面出现说话不流利，综合能力缺失。

（二）老年性痴呆症的家庭护理

特别提示：老年性痴呆症患者精神关怀的重要性：研究表明，良好的家庭氛围能够有效地延缓痴呆病情的发展。因此，护理人员要多和老年性痴呆症患者进行感情上的沟通、交流，让他们感受到亲人的关心和爱护，避免产生孤独感和精神抑郁。在日常生活和谈话当中，尤其应注意不要给患者精神刺激，以免引起患者不快或加重病情。

1. 饮食护理　老年性痴呆症患者宜少吃多餐，吃一些富有营养而容易消化的食物，切忌吃得太饱。进食或喂饭时应避免过快，防止呛咳或出现意外。同时，应注意增加新鲜蔬菜和水果的摄入量，保持大、小便通畅。

2. 生活护理　安排患者合理而有规律地生活，保证足够的休息和睡眠时间。维持良好的个人卫生习惯，可减少感染的机会。根据天气变化及时添减衣被，居室常开窗换气，被褥、衣物常晒太阳。长期卧床者要定期翻身、拍背，预防压疮的发生。

3. 加强患者的功能训练　对早、中期患者可通过功能锻炼改善患者的自理能力，缓解病情。

（1）智力训练。包括记忆力、计算力、定向力及思维判断力等。可采用一些简单记数、玩积木、玩扑克牌等方法，进行诱导训练。

（2）生活能力训练。通过交谈训练语言能力；在家属指导下做一些简单的家务劳动，如扫地、擦桌子等；鼓励患者参加社会交流和文体活动，如太极拳、老年健身操、绘画等。

4. 安全护理　对中、重度痴呆症患者要时时、处处、事事留意其安全。不要让患者单独外出，以免迷路、走失，衣袋中最好放一张写有患者姓名、地址、联系电话的卡片或布条，万一走失，便于寻找。行走时应有人扶持，以防跌倒摔伤。对居住在高层楼房的老年性痴呆症患者，应防止其不慎坠楼；要注意洗澡时不被烫伤；进食时避免误入气管而窒息死亡；患者所服药品要妥善保管，不要误服；睡床可加防护栏。老人的日常生活用品，放在其看得见、找得到的地方。家里的药品、化学日用品、热水瓶、电源、剪刀等危险品应放在安全、不容易碰撞的地方，防止患者自杀或者意外事故的发生。

5.注意预防和治疗躯体疾病

老年性痴呆症患者反应迟钝，很容易发生躯体疾病，患病后又不能自诉身体不适。所以对老年性痴呆症患者要密切观察，注意其饮食，起居，大、小便变化，如发现有异常，应及时送往医院进行检查和治疗。

第四节　卧床老年患者的护理

（一）卧床老年患者的早晚护理

1.晨间护理

（1）早上要将门窗开启一段时间，更换室内空气，冬季开窗时注意给患者保暖。

（2）给患者洗脸、洗手，大、小便失禁的患者还要清洗会阴及擦浴。

（3）对患者进行口腔护理，帮其梳头。

（4）给患者翻身，按摩背部及骨突出部。

（5）观察病情变化，如脉搏、体温、呼吸等。

（6）整理床铺，清扫床单，拉平、铺好床单及盖被，必要时更换患者衣服。

2.晚间护理　晚间护理可使患者清洁、舒适，利于睡眠。

（1）给患者进行口腔护理。

（2）给患者洗脸、洗手、洗脚，女患者冲洗外阴。

（3）给患者翻身、按摩。

（4）整理床铺，盖好盖被。

（5）熄灯或调节灯光，避免强光和噪音。

（6）难入睡的患者可给予少量饮食。

（二）头发护理

1.床上梳头

特别提示：床上梳头的目的：按摩头皮，促进头皮血液循环，除去头发污垢和脱落头屑，使患者清洁、舒适，增加美感。

床上梳头的用物：治疗巾、梳子、纸袋，必要时准备50%乙醇。

（1）铺治疗巾于枕上，患者头转向一侧。

（2）手握小股头发，由发根梳到发梢，长发或遇有打结时，将头发绕在示指上慢慢梳理，若头发已纠集成团，用50%乙醇湿润后梳顺。

（3）撤下治疗巾，将脱发放于一次性纸袋中。

2.床上洗头

特别提示：床上洗头的目的

（1）增进头皮血液循环，除去污垢和头屑。

（2）预防和去除头部虱子等，预防头部皮肤继发感染。

床上洗头的用物：马蹄形垫，大塑料纸，小橡皮单，毛巾、浴巾各1条，别针，纱布或眼罩，棉球2只，纸袋，洗发液，梳子，水桶，水壶（内盛40~45℃热水）、电吹风。

（1）向患者解释，以取得其合作，移开床旁桌椅。

（2）患者仰卧，头靠近床边。移枕于肩下，置小橡皮单、浴巾于枕上，解开患者衣领，颈部围毛巾，用别针固定。

（3）马蹄形垫用塑料纸覆盖后置于患者颈后，开口朝下，塑料纸另一头做成槽形下部接污水桶。

（4）棉球塞两耳，纱布或眼罩遮盖双眼，或叮嘱患者闭眼。

（5）洗发。先用少许热水于患者头部试温，再湿润头发。使用洗发液，从发际向头顶部揉搓。梳子除去脱发，脱发置于纸袋中。热水冲洗至水清。

（6）撤去洗发用物及眼罩、耳内棉球，松开颈部毛巾，擦干面部。

（7）吹干头发。

特别提示：床上洗头注意事项

（1）控制室温，注意保暖。

（2）操作时要注意保护被褥、衣服不被打湿，勿使水流入患者的眼、耳内，揉搓力量适中。

（3）掌握水温，避免直接将水浇至头皮，造成烫伤。洗发后及时擦干头发，以防患者着凉。

（4）注意观察患者面色、脉搏、呼吸，有异常时停止操作。

（5）身体重度衰弱患者不宜洗发。

（三）口腔护理

做好口腔护理，既可以预防疾病，又能使患者感到舒适，促进食欲。

1.准备物品　棉球12~16只、生理盐水、镊子、治疗巾（或干毛巾）、杯子。

2.具体方法　卧床患者有义齿者应先取下义齿。口腔护理时，对于自己能坐起来的患者，应让患者像正常人一样刷牙、漱口；不能坐起的患者让其头偏向一侧或侧卧，颈下垫干毛巾，口角处放一小碗，由患者自己刷牙。如果患者嘴动困难或神志不清，可用消毒后的镊子夹紧盐水棉球，或用手指缠绕上消毒纱布，由上至下、由外至内擦净牙齿各面、舌及口腔黏膜，擦拭时注意多更换几次棉球。擦洗完毕，擦干面部，清点棉球数，整理用物。

对镶义齿的患者，应取下义齿用冷水冲洗、刷净，放入清水中保存，禁用热水，以防龟裂或变形。

口腔护理至少早、晚各一次，必要时餐前、餐后也应进行。

（四）皮肤清洁

1. 床上擦浴 患者久卧在床，特别是夏季出汗较多，应定期给患者擦浴，保持患者皮肤卫生，防止皮肤感染和皮肤病的发生。

先准备好擦洗用的物品，如干浴巾、毛巾、脸盆、香皂、热水、冷水及换用的清洁衣裤。关好门窗，调好室温，患者解好大、小便。热水（以不烫手为宜）脸盆放于床旁，干浴巾铺于擦洗部位下面，先用热水毛巾洗脸、颈及耳后部。

脱去患者上衣，患者若肢体有病，应采用"先脱健侧，再脱患侧，穿时相反"的原则。依次擦洗上肢、胸、腹、背，而后穿上清洁的上衣。然后再脱去裤子，擦洗下肢、会阴后，穿上清洁裤子。将浴巾铺于床尾，屈起患者双膝，脸盆内放温水，先将一只脚放入洗干净，擦干，再换另一只脚，洗毕，撤去脸盆及浴巾，整理床铺及用物。

擦洗中，应根据情况随时更换清水，并注意擦净皮肤皱褶处。擦的动作要敏捷、轻快，随时给患者盖好被子，防止着凉。

2. 压疮的护理

（1）压疮的概念。压疮是由于局部组织长期受压，血液循环受阻及皮下组织营养不良，致使皮肤功能失常而产生溃烂或组织坏死。

特别提示：（1）压疮发生的原因：①局部组织长期受压；②皮肤经常受潮湿、摩擦等物理性刺激；③营养缺乏；④打石膏、用夹板的老人出现局部血液循环不良。

（2）压疮的预防。主要包括以下4个方面：①减少对身体局部的压力。经常翻身是最直接、有效的方法，一般每2~3小时更换一次卧位。还可以采用一些防压用具，如气垫圈、气垫床、水床等。②避免摩擦。摩擦容易损伤皮肤，所以应防止患者身体滑动，在给患者翻身的过程中，不要采用拖、拉、推等，要抬起患者的身体，防止损伤皮肤。③保护患者皮肤。保持患者皮肤及床单的清洁、干燥是预防压疮的重要措施。对患者的皮肤应每日用温水清洗两次，局部皮肤可涂凡士林软膏予以保护，但严禁在已经破溃的皮肤上涂抹。保护患者皮肤还有一个重要的方法就是给予皮肤按摩，促进局部血液循环，但有些部位不主张按摩，如已经出现反应性充血的皮肤、已经破溃的皮肤等。④增加患者饮食营养。营养不良是导致压疮发生的原因之一。因此，对易出现压疮的患者应给予高蛋白、高热量、高维生素饮食。

第五节　老年人的保健按摩与关节被动运动

（一）老年人的保健按摩

保健按摩是用自己的双手在身体某些部位或穴位上进行揉搓、提拿、拍打，以促进血液循环，改善消化功能，强壮筋骨，提高抗病能力。这种按摩简单易学，使用方便，适合于家庭保健。老年人如能每天做几回，可达到预防感冒、防治腰腿痛的目的。

（1）干洗脸。两手掌心相搓，搓热后像洗脸那样反复摩擦脸部，先顺时针，后逆时针，直至整个面部发热。

（2）梳抓头。两手五指分开放在头两侧，像梳头那样从前向后，从外向内梳抓头皮。

（3）揉擦眼眶。两手拇指放在两侧太阳穴上，示指放在眼眶上，由内向外，先上后下，反复擦揉眼眶。

（4）揉太阳穴。两手拇指放在两侧太阳穴上，反复按揉，先顺时针，后逆时针。

（5）揉擦鼻根。两手拇指或示指放在鼻根两侧上下反复揉擦。

（6）揉风池穴。两手拇指放在枕后风池穴处，其余四指自然分开放在头两侧，反复按揉。

（7）擦颈项。两手掌心搓热后，放在颈后部来回揉擦，直至颈项部皮肤发热。

（8）捏拿肩。一手放在对侧肩部，拇指在前，其余四指在后，反复揉捏、提拿肩部肌肉。两侧交替进行。

（9）揉捏臂。一手放在对侧臂上，上下反复揉捏，先内侧后外侧，两侧交替进行。

（10）按揉腹部。两手重叠放在腹部，反复按揉，范围由小到大，先顺时针，后逆时针。

（11）捶打腰。两手分别放在同侧腰部，由上而下反复搓揉。然后，变掌为拳，反复捶打腰部。

（12）捏小腿。一侧小腿放在对侧大腿上，两手拇指向内，四肢向外，上下反复揉捏，两侧交替进行。

（13）摇动踝。一侧小腿放在对侧大腿上，一手放在跟腱上，反复揉捏；另一手抓住足的前部，先顺时针，后逆时针转动踝关节。两侧交替进行。

（14）揉捏足。一侧小腿放在对侧大腿上，一手托住足跟，另一手反复揉捏足底，两侧交替进行。

特别提示：老年人保健按摩的注意事项

（1）按摩一般取坐位，按摩前先静坐片刻，全身放松。

（2）按摩轻重以自我感觉舒适为宜，头面部应轻，四肢及腰背部稍重。

（3）按摩时可以做全套，也可以选几个动作。一般以早晨起床按摩头面部，晚上休息前按摩全身为好。

（二）老年人的关节被动运动

关节被动运动是预防关节萎缩的主要手段。关节的被动活动开始得越早越好。

1. 关节被动运动的原则

（1）患者取舒适卧位，全身放松。

（2）护理人员的手法要轻柔、缓慢，避免暴力。

（3）由近端大关节到远端小关节循序渐进。

（4）被动运动应在正常关节活动范围内进行，以不引起疼痛为原则。若活动时引起疼痛，可用物理疗法待疼痛缓解后再进行。

（5）关节的被动运动每日 2~3 次，每次各关节活动 5 回。

2. 关节被动运动的方法

（1）上肢的被动运动。主要包括以下内容：①手指：屈曲、伸展，拇指外展。②腕关节：背伸、掌屈。③肘关节：屈曲、伸展。④肩关节：上举、前屈、后伸、外展、内收、旋外、旋内。⑤前臂：旋外、旋内。

（2）下肢的被动运动。主要包括以下内容：①髋关节：屈曲、伸展、内收、外展、旋外、旋内。②膝关节：屈曲、伸展。③踝关节：背伸、底屈、内翻、外翻。④足趾：屈曲、伸展。

第十三章 孕、产妇及小儿的日常护理

第一节 孕妇的日常护理

（一）孕妇的饮食

孕妇营养应丰富、全面，在饮食方面应注意以下7点。

（1）少食多餐，避免胃太空或太饱。孕妇不必拘泥于一日三餐的固定模式，随时有胃口随时吃。

（2）尽量少食刺激性食物，如辣椒、浓茶、咖啡等；不宜多吃过咸、过甜及过于油腻的食物；绝对禁止饮酒、吸烟。

（3）保证适量的脂肪，植物性脂肪更适合孕妇食用，如豆油、菜籽油、花生油和橄榄油。

（4）保证充足的碳水化合物，这类食品包括五谷杂粮和土豆、玉米等。

（5）食用蛋白质含量丰富的食品，如瘦肉、鸡、鱼、奶、蛋、大豆等，蛋白质的摄入量宜保持在每日80~100克。

（6）适量增加矿物质的摄取，如钙、铁、锌、铜、锰等，钙和铁尤为重要。食物中含钙、铁等矿物元素多的是牛奶、蛋黄、大豆和蔬菜等。

（7）补充维生素，多吃新鲜蔬菜和水果。

特别提示：孕妇的饮食禁忌

（1）不要过量汲取维生素A。孕妇摄取太多的维生素A，会导致早产和胎儿发育不健全。

（2）要限制饮用含咖啡因的饮品。摄取太多咖啡因会影响胎儿的骨骼成长，有可能出现手指、脚趾畸形的情况，也会增加流产、早产、婴儿体重过轻的情况。

（3）避免喝酒。如果喝太多酒，会导致胎儿畸形，影响胎儿智商和生理发育。

（4）避免高糖、高脂肪食物。吃太多高糖、高脂肪食物，如汽水、糖、薯片，令孕妇过胖，从而增加妊娠期糖尿病、高血压的情况，除增加日后患糖尿病和高血压的机会之外，分娩时也会有困难。

（二）孕妇的睡眠

1. 孕妇的睡眠姿势

对于孕妇来说，睡眠姿势有其自身的特殊性。妇女在妊娠后，回心血流量和心输出量均大大增加，在妊娠32~34周时达到高峰，此后又逐渐下降。在此期间仰卧会使膨大的子宫压迫下腔静脉，使回心血流量突然减少。所以心输出量也减少，这就造成了仰卧位低血压综合征的一系列症状。症状严重的孕妇还会出现蜕膜小动脉破裂出血，导致胎盘早期剥离。因此孕妇在妊娠末期不宜仰卧，而以侧卧为最佳。

怀孕前 3 个月，应采取仰卧姿势，把枕头或垫物放在膝下和脚部，可使全身肌肉松弛。4 个月后，由于腹部逐渐膨隆则应采取侧卧姿势。到第 8 个月时，为缓和腹部的紧张和防止失眠，可将小枕头或椅垫放在背部凹处，使身体感到舒适。到第 10 个月时，在侧腹下和膝盖间放个枕头，可睡得较安稳。此外，有静脉曲张现象的孕妇，在睡觉时应把脚部抬高。

2. 孕妇睡眠的时间

怀孕期间会感到疲劳，因此需要比平时更多的休息，通常睡眠时间一天不得少于 8 小时，这样才能消除疲劳。此外，午睡时间也很重要，待吃完午餐后 30 分钟，将衣带放松，使全身感到舒适，然后休息 1 小时即可。

（三）孕妇的身体锻炼

孕妇进行身体锻炼是很必要的，既可增强体质，减少疾病的发生，也可以积蓄力量，有利于顺利分娩。但在运动时应注意运动量，以轻微的活动为宜，避免剧烈活动，避免劳累。怀孕后期尤其要注意，以防止早产等症状的发生。

特别提示：孕妇锻炼的注意事项

（1）不要在太热或太冷的环境下进行活动，孕妇体温过高或过低，会影响胎儿发育。

（2）避免过分跳跃、弹跳或大幅度动作的运动，以免跌倒损伤胎儿。

（3）怀孕期超过 4 个月后避免以仰卧姿势进行训练，因为胎儿的重量会影响血液循环。

（4）运动要循序渐进，整个过程须包括运动前的热身、伸展及运动后的调息阶段。

（5）怀孕期的生理改变会导致韧带松弛，伸展时须小心以避免过分拉扯肌肉及关节。

第二节　孕期适宜的身体锻炼方式

1. 孕妇体操　做孕妇体操，能够防止因体重增加和重心变化引起的腰腿疼痛；能够松弛腰部和骨盆的肌肉，为将来分娩时胎儿能顺利通过产道做好准备；还能增强自信心，在分娩时可镇定自若地配合医生，使胎儿平安降生。

2. 做广播操　怀孕头 3 个月时，不要做跳跃运动，而且每节操可少做几个节拍，以免运动量太大，造成流产。怀孕 4 个月之后，可做全套，但弯腰和跳跃要少做几节拍甚至不做。到了怀孕后期，不仅要减少弯腰和跳跃运动，其他几节的节拍也需适当控制，但可以自己增加一些动作，如活动脚腕、手腕、脖子等。每次微微出汗时就可以停止了。

3. 散步　每日早上起床后和晚饭后可进行散步，散步的时间和距离以自己的感觉来调整，以不觉劳累为宜。散步时不要走得太急，要慢慢地走，以免对身体震动太大或造成疲劳，在妊娠早期和晚期的散步要格外注意。散步时要留心周围的车辆、行人以及玩耍的儿童，不要被撞倒。散步途中感到有些不舒服时，可找安全、干净的地方休息一会儿，然后就向回转。散步的过程中还可同时活动一下四肢，进行多方面的锻炼。

第三节　产妇的日常护理

（一）休息与活动

产妇分娩以后，头两天应当好好卧床休息。如产妇身体较强健，会阴部无伤口，在6~8小时后可以坐起。第二天可以下床活动或床上做举腿抬头式运动，帮助腹部肌肉的恢复，以防肚皮松弛。活动量要逐渐增加，以加快体力和精力的恢复。产后半个月可以开始做轻便的家务。产后一个半月内，不应做较重的家务劳动如挑水、拖地、抬重物等。

（二）饮食护理

产后的营养补充很重要，既要弥补怀孕和分娩的损耗，恢复身体健康，又要哺育孩子，保证乳汁的供应。产后最初几天应以易消化、富含营养而不油腻的食物为宜，如粥、面汤之类。以后根据产妇的食欲逐渐增加饭量。可多吃高热量、高蛋白质、高维生素的食物，如蛋、肉、鸡、豆类、牛奶、新鲜蔬菜和水果等。要注意饮食营养的搭配得当，不要忌口，并要多喝汤水，以保证乳汁的分泌。

特别提示：产后不宜吃的七种食物

（1）生冷食物。产后身体气血亏虚，应多食用温补食物，以利气血恢复。若进食生冷或寒凉食物，容易导致脾胃消化、吸收功能障碍，不利于瘀血的去除。

（2）辛辣食品。如辣椒，容易伤津耗气损血，加重气血虚弱，并容易导致便秘，进入乳汁后对婴儿也不利。

（3）刺激性食品。如浓茶、咖啡、酒精，会影响睡眠及肠胃功能，亦对婴儿不利。

（4）酸涩收敛食品。如杨梅、南瓜等，以免阻滞血行。

（5）冰冷食品。如雪糕、冰激凌、冰凉饮料等，不利于消化系统的恢复，还会给产妇的牙齿带来不良影响。

（6）过咸食品。过多的盐分会导致浮肿。

（7）麦乳精。麦乳精是以麦芽为原料生产的，含有麦芽糖和麦芽成分，会影响乳汁的分泌。

（三）良好的环境

室内温度、湿度要适宜，要经常开窗通风，保持室内空气新鲜，但要避免直接吹风，冬天要注意保暖。产妇的穿衣、被褥等要厚薄适当，切勿过厚过薄，以产妇觉得舒适为度。

（四）乳房护理

产妇分娩后半小时内，母亲就可以让婴儿吮吸乳头以促进乳汁的分泌。产妇每天要用温水擦洗乳房及乳头，喂奶前要洗手，勤换内衣，要养成定时哺乳的习惯，每3~4小时1次，每次哺乳不超过20分钟。要两侧乳房交替哺喂，一次尽量把乳汁吸空。

（五）清洁卫生

保持外阴清洁，每天用温开水清洗外阴。如果会阴有水肿或感到肿胀疼痛，可用50%硫酸镁或95%酒精纱布外敷。大、小便后要避免污染伤口，便后清洗伤口及外阴。若伤口感染化脓时，要及时找医生诊治。产后多汗是正常现象，当汗湿衣服时要及时更换衣服。如果是夏天，看身体状况可以洗淋浴，但绝对不能洗盆浴，以防污水流入阴道引起感染。

（六）其他护理

产后6~8周左右，应带着婴儿一起进行健康检查，以便发现异常后及时治疗。

第四节　小儿的日常护理

（一）小儿的科学喂养

1. 母乳喂养

（1）哺乳的时间及次数。1~2个月的婴儿哺乳次数按需要而定，以后每2~3个小时增加一次，逐渐延长到3~4小时一次。4~5个月可减少到每天5次。

（2）每次哺乳前应先用肥皂洗双手，后用清洁湿毛巾擦乳头，挤出头几滴奶水，再喂养孩子。哺乳时，母亲最好取坐位，让婴儿舒适地躺在母亲怀里，头枕于母亲一侧的手臂上。哺乳期时间不要太长，因为喂奶时1/3~1/2的乳汁在前5分钟已被吸去，哺乳时间过长，婴儿往往是空吸，空气入腹而引起腹胀、呕吐。

（3）断奶时间。一般10~12个月逐渐断奶。断奶前应逐渐增加辅食，减少哺乳次数。

特别提示：母乳喂养的优点

（1）母乳温度适宜，营养丰富，易于消化，富含优质蛋白质、乳糖等，有利于婴儿大脑的迅速发育。

（2）母乳中含有多种抵抗疾病的物质，能增强孩子的抵抗力。

（3）母乳喂养可增进母子间的感情，有利于观察小儿的变化。

2. 混合喂养　母乳不足或其他原因需要添加牛、羊乳或其他代乳品。

3. 人工限养　母亲不能哺喂婴儿而完全用其他乳品喂养。

（1）常用代乳品。有鲜牛奶、全脂奶粉、婴儿配方奶粉和羊乳等。

（2）人工喂养的护理。出生后 1~2 周可用 2∶1 乳（奶 2 份，水 1 份），以后逐渐增加到 3∶1 或 4∶1。全日奶量、水量可分次喂给。

4. 添加辅食

（1）添加辅食的原则。辅食的添加应该从少到多、由稀到稠、由细到粗，小儿有牙齿后可增加一些硬的食品，如蔬菜、饼干等，以锻炼其咀嚼能力。要注意不要同时添加几种辅食，最好是习惯了一种再加另一种。

（2）添加辅食的顺序。1~4 个月，可添加菜汤、水果汁、维生素 A、维生素 D 制剂等。5~6 个月，可添加米汤、稀粥、蛋黄、豆腐等。7~9 个月，可添加烂面、鱼、饼干、土豆等。10~12 个月，可添加软饭、挂面、豆制品等。

（二）小儿日常护理

1. 观察症状　从睡眠中观察婴儿是否健康。正常的婴儿在睡眠时比较安静，呼吸均匀而没有声响，有时小脸蛋上会出现一些有趣的表情。

若婴儿入睡后大汗淋漓，睡眠不安，还伴有四方头、出牙晚、囟门关闭太迟等征象，这便是患了佝偻病。

若夜间睡觉前烦躁，入睡后全身干涩，面颊发红，呼吸急促，脉搏增快，便预示即将发烧。

若睡眠时哭闹，时常摇头、抓耳，有时还发烧，这时可能是患了外耳道炎、湿疹或是中耳炎。

若睡觉时四肢抖动，则是白天过度疲劳所引起的，不过，睡觉时听到较大响声而抖动则是正常反应；相反，要是毫无反应，而且平日爱睡觉，则当心可能是耳聋。

若在熟睡时，尤其是仰卧睡觉时，打鼾声音较大、张嘴呼吸，而且出现面容呆笨，鼻梁宽平，则可能是因为扁桃体肥大影响呼吸所引起的。

若睡觉后不断咀嚼、磨牙的话，则可能是生蛔虫，或白天吃得太多，或消化不良。若睡觉后用手搔屁股，且肛门周围有白线头样的小虫在爬动，则是蛲虫病。

若婴儿睡着后手指或脚趾抽动且肿胀，要仔细检查一下，看是否被头发或其他纤维丝缠住。

2. 喂药的方法　在给小儿喂药时，护理人员应懂得有关服药的常识，掌握正确的服药方法。

（1）给新生儿最好的喂药方法是：把药水（或将药粉溶于糖水中）倒入奶瓶，让小儿像吸奶一样服药。如果是少量药粉，可以直接放入小儿口中，然后再用少许糖水送服。

（2）可以把丸、片剂研成粉状，用糖水调成稀糊状，把孩子抱在怀里，呈半仰卧状，左手扶持小儿头部，右手持匙取药慢慢喂下，待孩子将药吞咽后，再继续哺乳。

（3）给新生儿喂药前，可先喂几口奶，再喂点药，如此反复，直至将药喂完。然后将孩子竖起轻拍背部，以防反胃呕吐。但应注意，不可将药和乳汁混在一起喂，因为两者混合后可能出现凝结现象或者降低药物疗效。

（4）由于药物苦，小儿拒绝服药时，可暂时通过一个软管把药注入近喉咙处，避免药液与舌面上的味蕾接触，也可冷却药液使药味减轻。孩子到6岁就可吞药片，嘱孩子将药片放到舌根区，并立即喝水，要强调孩子把水吞咽下去，以便分散孩子的注意力。

特别提示：小儿喂药六种错误方法

（1）强行撬开口腔或捏紧鼻孔，强行灌药。药物极易进入气管，甚至堵塞呼吸道。

（2）训斥、恐吓、强迫服药。这对病体虚弱的患儿无异于"雪上加霜"。

（3）当小儿张口哭或笑时，突然将药物投入口中。这很可能致使药物随吸气误入气管，造成不幸。

（4）趁患儿熟睡之机将药灌入口中。由于药物刺激咽部神经，会引起咳嗽痉挛，也易误吸入气管引起窒息。

（5）采取"化整为零"及"化零为整"的方法，将一次常规用量分次喂服或将两次的药量合为一次喂服。这样既不能收到良好的药效，也难以保证用药安全。

（6）常将药物拌入豆浆、牛奶、果汁或乳糕中喂服，这些食物可与药物成分发生作用，影响疗效。

3.滴药水的方法

（1）滴眼药水。小儿取仰卧或半坐位，眼向上视。护理人员用左手示指和拇指轻轻分开上下眼睑，右手拿眼药瓶，滴入眼球和眼睑交界处，滴药后放开眼睑，嘱小儿轻轻转动眼球，使药液充满结膜囊，再闭目1~2分钟。

（2）滴耳药水。小儿取侧位，患侧向上，护理人员首先用棉签清除外耳道分泌物。滴药时，左手牵拉耳廓，稍向下方，右手拿的药瓶顺耳壁滴入，使其慢慢注入外耳道底部。滴完后，保持原位5~10分钟，必要时用消毒棉球塞住外耳道口片刻。

（3）滴鼻药水。首先清除鼻涕或用棉签擦净鼻孔。小儿取平卧或坐位，头向后仰，鼻孔向上。滴左鼻孔时头偏向右侧，滴右鼻孔时头偏向左侧。护理人员左手示指推鼻尖部，右手拿滴药瓶，距离 2~3 厘米处，沿鼻腔壁滴 1~3 滴药水，然后轻压鼻翼，使药水散于鼻腔各处。滴药后，嘱小儿保持原位姿势，用口呼吸 2~3 分钟。

4. 给小儿按摩的方法

（1）摩头。小儿仰卧或坐位，护理人员用一手四指的指面或掌面，在小儿头顶、头两侧面、颈后部位做环旋按摩，小儿若囟门未闭合，用力宜轻。

（2）摩胸、腹。小儿仰卧，护理人员用一手的四指指面，在胸部以膻中穴为圆心，环旋按摩，并逐渐扩大范围；再在腹部以脐为中心，环旋按摩，并逐渐扩大范围。

（3）扩胸。小儿仰卧位，护理人员双手握住小儿两手腕部，并将其置于胸前，接着使手臂同时由胸前向两侧外展至水平，小儿掌心向前，然后还原成预备势，重复进行。

（4）举臂伸指。小儿仰卧位，护理人员两手轻握住小儿双手，小儿掌心朝下，双手置于其大腿两侧，接着使手臂上举至其头部两侧，双臂尽量伸展，掌心向上，然后还原成预备势，重复进行。

（5）仰卧收腹。小儿仰卧位，护理人员用右手托住小儿的颈背部，左手扶住小儿双腿膝部，向上成坐势，再慢慢松手使小儿还原成预备势，重复进行。

（6）擦背。小儿俯卧位，护理人员用双手示指、中指、无名指指面紧贴于小儿脊柱两侧，做上下往返直线摩擦动作，擦背距离宜长。

（7）伸腿。小儿仰卧，双腿自然伸直，护理人员两手分别握住小儿双足。先将小儿右腿向上抬起呈屈膝、屈置髋位（小腿呈水平位，大腿呈垂直位），再顺势将小儿右腿向下伸直，可适当增加阻力，然后将小儿左腿重复此动作，双脚交替进行。

（8）拍背。在小儿脊柱及其两侧部位，护理人员用一手的四指指面或虚掌面，在小儿脊背部做轻柔、有节律轻拍，频率为每分钟60次，并上下往返移动。

第五节 小儿症状类疾病的护理

1. 发烧 发烧是小儿最常见的病症，而且烧得过高还容易引起抽风，因此小儿发烧应特别受到重视。

（1）对症护理。主要包括以下内容：①物理降温法。可用温水配成30%~50% 酒精反复擦拭小儿的背部及腋下、腹股沟、四肢皮肤，还可用 34℃左右的温水擦拭全身或用冷湿毛巾敷额部或用冷水袋置于头顶部。②松解、脱去外衣或减少被子让体热逐渐发散。③多喝白开水也可加少量的食盐,促其发汗,有利于体温下降和毒素排泄,也可防止脱水。④对于有高烧抽风病史或体温超过39℃的小儿,给予服用一些退烧药,若高烧不退,须送医院求治。

(2)日常护理。主要包括以下内容:①让病儿卧床以得到充分的休息,减少体力的消耗。居室要保持安静,保持空气流通,温、湿度要适宜,开窗通风时切忌让风直吹到病孩身上。病儿身体不舒服时爱哭闹,此时应耐心照顾和抚爱,切忌急躁粗暴。②儿童发烧后一般胃口都不大好,此时别硬逼着孩子吃,多吃反而可能会引起消化不良。食欲差、热度高时可吃些流质食物,如果汁、米汤、蛋奶、豆浆等;食欲好,热度不太高时,可进半流质食物,如藕粉、肉糜粥、鸡蛋羹等;退烧后可吃些稀饭、面条、新鲜蔬菜等,油腻食物要少吃或不吃。

特别提示:高烧小儿的适宜饮食

(1)牛奶、米汤。米汤含丰富的碳水化合物,可提供充足水分及热量,容易被肠胃消化,而且米汤的碳水化合物,可使牛奶中的酪蛋白不易消化分子变成易于消化及吸收的分子。

(2)代乳粉。主要为植物蛋白,营养与牛奶相似,但易消化及吸收,可根据幼儿的年龄及需要稀释饮用。

(3)小米粥。以植物蛋白及碳水化合物为主,营养丰富,热量适中,最适合病弱的幼儿食用。

(4)新鲜果汁。鲜果含有丰富的维生素,水分又多,榨汁后加入适量的暖开水及蜂蜜便可饮用。

(5)绿豆汤。绿豆有清热解毒及祛暑的疗效,而且水分充足、营养丰富,最适合一岁以内的幼儿食用。

2.腹泻　腹泻(包括肠炎)是小儿特别是婴幼儿的多发病之一。目前并非所有的腹泻病儿都须住院,大部分可在家中服药治疗和护理。

(1)腹泻小儿应调整饮食。如正在添加辅食的孩子要暂时停止辅食或减少次数和辅食量。幼儿应停止喂含油、肉多的食品。小婴儿如有母乳应尽量吃母乳。有恶心、呕吐的孩子,除了应给易消化的食物外,要少量多次,缓慢喂水、喂饭。当腹泻、呕吐特别严重时,需去医院就医。

(2)注意皮肤护理。婴幼儿皮肤娇嫩,腹泻时排出的大便一般酸性较强,而且次数多,若不及时更换尿布,则大便就会粘在肛门周围、外阴及臀部。这样几个小时后就会出现不同程度的臀红,严重者可致臀部皮肤糜烂。因此,要注意清洗并擦干皮肤,在天气热的时候,可以把臀部加以暴露;也可适当在臀部涂一些对皮肤有保护作用且没有刺激性的护肤油,如清鱼油、液状石蜡油、护肤软膏等。臀红和其他疾病一样,要以预防为主,早发现,早治疗。

(3)注意口腔护理。经常保持口腔清洁,因为腹泻患儿有时发热,常喂糖水,口腔内细菌使糖发酵,有时使用抗生素,可能造成口腔及全消化道菌群失调,容易发生真菌病。最好在每次喂糖水或食物后，给少量白开水，如发现异常及时治疗。

3. 呕吐 呕吐是小儿常见的症状。呕吐是由于食管、胃或肠道呈逆蠕动，并伴有腹肌强力痉挛性收缩，迫使食管或胃内容物从口、鼻腔涌出，严重呕吐甚至使病儿呈呼吸暂停的窒息状态。

（1）对症护理。主要包括以下内容：①呕吐时要让患儿侧卧，以防呕吐时食物误呛咳入气管。②注意患儿有无情绪紧张、过度疲劳等，如有上述情况多为精神性呕吐，可见于年长儿，一般无其他不适。③呕吐较轻者，可进少量易消化的流质或半流质食物，呕吐较重者应禁食，宜先用生姜水或米汤内服，必要时静脉补液。

（2）日常护理。饮食宜定时定量，不宜太饱，食物宜新鲜、卫生。不要过食辛辣、烧烤和肥腻的食物。对新生儿哺乳不宜过急，以防吞进空气。哺乳后可抱正婴儿身体轻拍背部，使吸入的空气得以排出。

（3）药物护理。主要包括以下内容：①给小儿服药时，药液不要太热，服药不要太急，可采用少量多次服法，必要时可服一口，停一停，然后再服。②在中成药服用上，可以对症选药，如小儿出生后因肚腹胀满而呕吐频繁，可用一捻金；小儿受寒邪而呕吐，宜用藿香正气胶囊；小儿因脾胃虚弱而呕吐，宜用附子理中丸。

4. 咳嗽 咳嗽是小儿呼吸系统最常见的病症，而且几乎所有肺部疾病均有咳嗽症状。中医认为小儿咳嗽，病变在肺。作为护理人员，应该关注小儿咳嗽的主要病因，并要做好及时的护理措施。

（1）对症护理。主要包括以下内容：①婴儿在剧烈咳嗽时最好将其抱起，使上身呈45°角，同时用手轻轻拍背，使黏附在气管上的分泌物得以松动，利于咳出。②保持空气温度、湿度。室温最好保持在20~26℃，定时通风，保持室内湿度为50%~70%，以利于痰液稀释而咳出，如果空气太干燥，痰液粘在气管壁上不易排出。③为了避免小儿晚上睡眠时咳嗽，让其取侧卧位，最好将头部或上身用毛巾、枕头垫得稍高一些，以免呼吸道分泌物反流到气管引起咳嗽，影响睡眠。④如果小儿是因异味空气而引起咳嗽，就要禁止室内吸烟，也不要有其他异味气体，如厨房油烟等，这些都会加重咳嗽。在房间里做卫生时也不要让灰尘飞扬起来，以免引发咳嗽。

特别提示：咳嗽儿童的饮食禁忌

（1）禁食寒凉食物。如饮食过凉，就容易造成肺气闭塞，症状加重，日久不愈。

（2）禁食肥甘厚味食物。日常饮食中，多吃肥甘厚味的食物可产生内热，加重咳嗽，且痰多黏稠，不易咳出。

（3）禁食橘子。橘子皮确有止咳化痰的功效，但橘子肉反而生热生痰。

（2）药物护理。主要包括以下内容：①一般在两次进食期间喂药比较好，可避免因药物的味道影响食欲或导致呕吐。②在饭后用水漱口后，可给小儿服用咳嗽糖浆，使糖浆黏附在炎症表面，减少口腔内唾液对局部的刺激。患儿年龄大的可口含各种润喉片以减轻咳嗽。③遵照医生的建议给孩子用药，千万别随意给孩了吃止咳药。

5. 肺炎　肺炎是指各种不同病原体及其他因素（如吸入、过敏等）所引起的肺部炎症。以发热、咳嗽、气促、呼吸困难和肺部固定湿啰音为其共同临床表现。

小儿肺炎的护理要点如下：

（1）保持病室环境舒适，空气流通以及适宜的温、湿度。尽量使患儿安静，以减少氧气的需要量。按医嘱使用抗生素治疗，并观察治疗效果。

（2）保持呼吸道通畅。抬高床头30度至60度，以利于呼吸运动和上呼吸道分泌物排出，鼓励患儿取侧卧位以减轻疼痛及减少咳嗽；帮助清除呼吸道分泌物，指导患儿进行有效的咳嗽，排痰前轻拍其背部，边拍边鼓励患儿咳嗽。

（3）小儿发热时给予物理降温，可用温水配成30%~50%酒精反复擦拭小儿的背部及腋下、腹股沟及四肢皮肤，还可用34℃左右的温水擦拭全身或用冷湿毛巾敷额部或用冷水袋置于头顶部。

（4）鼓励患儿进高热量、高蛋白饮食，并多饮水。蛋白质和热量不足会影响疾病的恢复，摄入足够的水分可保证呼吸道黏膜的湿润与黏膜病变的修复，并增加纤毛运动能力，防止分泌物干结，以利痰液排出。

（5）指导患儿加强营养，增强体质。教育患儿咳嗽时用手帕捂嘴，尽量使痰液飞沫勿向周围喷射播散。不随地吐痰，防止病菌污染空气而传染其他人。

6. 营养性缺铁性贫血　铁是人体造血不可缺少的微量元素，该病大都由于铁的摄入量不足而引起，如长期以乳类喂养而不加辅助食品，或添加辅助食品不及时或量太少；病期和恢复期过于限制饮食，以及偏食等；生长发育较快的婴幼儿，铁的摄入量跟不上；消化功能紊乱，长期呕吐或腹泻、慢性痢疾等均可直接妨碍铁及蛋白质的吸收而引起贫血。

（1）生活护理。保持居室的整洁，空气清新。适量安排小儿锻炼，根据天气变化，及时增减衣服。

（2）饮食护理。给予小儿高蛋白、高营养、富含铁的食物，如鱼、瘦肉、肝、鸡、豆制品和绿叶蔬菜等。

（3）用药护理。遵医嘱给小儿补充铁剂。

特别提示：小儿营养性缺铁性贫血的预防

（1）提倡母乳喂养，母亲有贫血时应及时治疗。

（2）合理喂养，及时添加辅助饮食，按时喂养含有铁剂的强化食品。

（3）定期进行健康检查，发现贫血应及时治疗。

7. 维生素 D 缺乏性佝偻病　佝偻病俗称软骨病，是婴幼儿常见的营养缺乏病，尤其是 1 岁以内的婴儿更为多见。维生素 D 缺乏性佝偻病，顾名思义，是指小儿体内缺乏维生素 D。

（1）对症护理。主要包括以下内容：①病儿居室内要保持空气新鲜。应尽量避免探视，特别是感冒患者，以预防呼吸道感染，因病儿若发生呼吸道感染，会加重病情。②合理喂养。小儿不宜长期用单一淀粉类食物，应按时按量添加辅助饮食。

（2）日常护理。主要包括以下内容：①小儿居住的房间要阳光充足，多给小儿晒太阳。体育课应避免剧烈运动。一般在病后半年，才可按正常儿童对待。②病初期小儿有浮肿、高血压、尿少时，应选择无盐饮食。为了调剂口味，可给些无盐酱油。浮肿消退后可改用低盐饮食。有浮肿、尿量少时要限制饮水量。急性期还要适当限制蛋白质及含钾食物。待血压正常，浮肿消退后可恢复普通饮食。③饮食护理。多吃富含维生素 D 和钙的食物，如蛋黄、肝类、鱼类、奶类、豆类、虾皮等，不要吃过多的油脂类和盐，以免影响钙在体内的吸收。

（3）药物护理。在医生的指导下进行用药治疗。应用维生素 D 疗法的同时，要适当补充钙剂。

第二篇

正规护理技术操作指南

第一章　床上擦浴

床上擦浴适用于使用石膏、牵引和长期卧床及无法自行沐浴的患者。其目的是维持皮肤清洁，使患者舒适，促进血液循环，增强皮肤排泄功能，预防皮肤感染和压疮等并发症；观察患者的一般情况，如精神状态、身体情况等。

【评估】

1. 患者评估

（1）全身情况：目前病情，自理能力，卫生状况，意识状态。

（2）局部情况：皮肤颜色、温度、清洁度，有无污垢及特殊气味，有无破损、皮疹、水疱和结节，有无伤口和感觉障碍，四肢活动情况。

（3）心理状态：对床上擦浴的顾虑和心理反应。

（4）健康知识：卫生习惯，对疾病的认识，皮肤护理的重要性。

2. 环境评估　室温是否合适，门窗是否完好。

3. 用物评估

（1）用物是否齐备，排列有序，便于操作。

（2）热水是否充足，温度是否适宜（47~50℃）。

4. 操作者评估　是否熟悉患者的情况，准备是否充分，着装是否整齐。

【计划】

1. 预期目标

（1）患者感觉舒适。

（2）皮肤完整，无特殊气味。

（3）能明确床上擦浴的意义，对疾病知识有所增加。

2. 准备

（1）用物准备：治疗盘内置 50% 乙醇或按摩膏、浴皂、爽身粉、弯盘、1%

甲紫（龙胆紫）、松节油、液状石蜡、胶布、棉签、梳子、小剪刀、浴巾和毛巾各 2 条、清洁衣裤、被服、面盆 2 个、水桶 2 个（一个桶盛 47~50℃热水），另备便盆、便盆布、屏风。女患者根据需要另备溶液碗（内盛温开水），大镊子及大棉球数个，作会阴冲洗用。调节室温在 24±2℃。

（2）患者准备：理解目的，愿意合作。

（3）环境准备：根据季节关门窗，大病房挂床帘或用屏风遮挡。

（4）操作者准备：着装整齐、熟悉患者。

【实施】

1. 将用物带至患者床旁，查对床号、姓名，解释目的。

2. 遮挡患者，放平床尾、床头支架，按需要给予便盆。

3. 将脸盆放床旁凳上，倒入热水 2/3 满。用毛巾为患者先洗眼，由内眦至外眦；再洗脸：依次洗前额、鼻翼、面部；最后洗颈部及耳后。移开床旁桌。

4. 脱上衣放于护理车底层，在擦洗部位下垫浴巾，以肥皂涂于较湿毛巾上，按顺序先擦洗两上肢，再用较湿和拧干的毛巾擦一遍，洗手。换水，擦胸腹部。助患者侧卧，擦洗背部、臀部，按摩骨隆突部位，穿清洁衣服，使患者仰卧。换水。

5. 脱裤遮盖会阴，擦洗部位下垫浴巾，以肥皂涂在较湿毛巾上，按顺序擦洗两下肢，再用较湿和拧干的毛巾擦一遍。助患者斜卧，将两脚垂于床旁。大毛巾置床边，脸盆置床旁凳上，患者双脚浸入水中洗脚，擦干。助患者睡正。

6. 冲洗或抹洗会阴，穿裤拉平。必要时修剪手指甲、脚趾甲。

7. 按需要梳头、换床单、整理床铺、清理用物、洗手。

8. 有特殊情况做记录。

【评价】

1. 患者清洁、舒适、安全。

2. 床铺平整、干燥。

3. 擦洗有序、动作敏捷、用力适当，便盆放置方法正确、按摩手法正确，穿、脱衣服方法正确。

【注意事项】

1. 要掌握用毛巾擦洗的步骤，先用涂肥皂较湿毛巾擦洗，拧干毛巾后再擦一遍，最后用大毛巾擦干。

2. 操作者应站在要擦浴的一边，擦完一边后再转至另一边。注意姿势要节力。

3. 为患者脱衣服时，应先脱近侧，如有外伤，应先脱健侧。

4. 操作时应以患者为中心，关心患者，动作轻柔、敏捷。尽量减少翻动患者，注意不暴露患者。冬天要注意调节好室温，保持适当的水温，防止受凉。

5. 擦浴过程中要注意密切观察病情变化，如出现寒战、面色苍白、脉数等现象，应立即停止擦洗，并及时给予适当处理。

第二章 铺床法

第一节 备用床

患者出院后，床单位经终末消毒处理后，铺成备用床，其目的是保持病室整洁，准备迎接新患者。

【评估】

1. 病床是否完好、符合安全要求，床褥、被单有无破损。
2. 同室病友有无进餐、治疗或换药等。

【计划】

1. 预期目标

（1）床铺平紧、舒适、安全、实用。

（2）病室整洁，准备迎接新患者。

2. 准备

（1）操作者准备：衣帽整齐、洗手、戴口罩。

（2）用物准备：大单、被套、棉胎或毛毯、枕套、枕芯、床刷及刷套。按便于操作的原则折叠好各被单，并按使用的先后顺序摆放于护理车上。

【实施】

1. 将护理车推至床尾。移开床旁桌约20cm，床边凳移至床尾一侧。

2. 将床褥从床头至床尾用湿床刷扫干净，卷放在床边凳上，翻转床垫，上缘紧靠床头，再将床褥翻转铺上。

3. 铺大单：将大单正面向上，与床中线对齐，依次打开，先铺床头，后铺床尾，一手托起床头的床垫，另一手伸过床头中线，将大单塞入床垫下，在距床头约30cm处，向上提起大单边缘使其同床边沿垂直，以床沿为界，将大单分成上下两半，上半呈一等腰直角三角形，下半呈一直角梯形，先将下半部塞入床垫下，再将上半部三角翻下折于床垫下，将角铺成45°斜角，操作者至床尾拉紧大单，同法铺好床角，再将床沿中段部位床单拉紧塞入床垫下。转至对侧，同法铺好床单。

4. 套被套：①套被式：被套正面在外，中线与大单中线对齐，依次打开平铺于床上，将棉絮先纵行三折，再"S"形横三折，置于被套开口处，拉棉胎上边至被套封口处，拉开铺平，系好被带。②卷筒式：被套反面在外，中线与大单中线对齐，依次打开平铺于床上，将开口端朝向床尾，将棉胎或毛毯平铺在被套上，上缘与被套封口边平齐，先将毛毯与被套床头两角向上折成直角，再一并由床头卷至床尾，自开口处翻转系带、再向床头翻卷拉平。

5. 铺成被筒：被头平床头，两侧被缘向内折叠与床缘平齐，尾端向内折叠与床尾平齐。

6. 套枕套：于床尾或护理车上将枕套套于枕芯上，使四角充实，开口端背门，置于床头。整理好用物。

7. 桌、凳归还原处。

8. 洗手。

【评价】

1. 手法正确，动作轻稳，操作熟练，符合节力原则。

2. 床铺平紧、整齐，各层床单均中线对齐，四角方正，舒适、美观。

3. 同室病友进餐或治疗、换药时暂停铺床。

【注意事项】

1. 铺床前后均应洗手，避免病菌经过操作者的手传播，以达到保护患者和自身的目的。

2. 操作前应仔细评估床的各部有无损坏，以确保患者安全。

3. 在同室病友进行治疗、换药或进餐时应暂停铺床。

第二节　暂空床

暂空床适合暂时离床活动的患者或新入院的患者使用，其目的是保持病室整洁。

【评估】

1. 检查病床是否完好、符合安全要求，床褥、被单有无破损。

2. 患者的病情是否允许暂时离床活动。

3. 同室病友有无进餐和治疗。

【计划】

1. 预期目标

（1）患者病情允许短期离床者，其座位安全、舒适。

（2）床铺平整、舒适、安全、实用，病室整洁。

（3）供新入院的患者使用。

2. 准备

（1）用物准备：大单、被套、棉胎或毛毯、枕套、枕芯、床刷、刷套、橡胶单及中单，按便于操作的原则折叠好各被单，并按使用先后顺序摆放好。

（2）操作者准备：着装整齐、洗手、戴口罩。

【实施】

1. 将护理车推至床尾，移开床旁桌约 20cm，凳移至床尾一侧。

2. 将床褥从头至尾湿扫干净，卷放在床边凳上。翻转床垫，上缘紧靠床头，再将床褥翻转铺上。

3. 铺大单：按铺备用床法铺好大单，将橡胶中单与大单中线对齐，上端距床头 45~50cm，铺平，依法将中单铺于橡胶单上，床缘部分与橡胶单一并塞入床垫下，同法铺好对侧各单。

4. 套被套：被套正面在外，中线与大单中线对齐，依次打开平铺于床上，将棉胎按竖三折，横"S"形三折，置于被套开口处，拉棉胎上边至被套封口处，拉开铺平，系好各带与床尾平齐，将盖被三折于床尾。背门，置于床头。

5. 铺成被筒：被头平床头，两侧被缘向内折叠与床缘平齐，尾端向内折。

6. 套好枕套：于床尾或护理车上将枕套套于枕芯上，四角充实，开口端背门，置于床头。

7. 桌凳归还原处，整理好用物，洗手。

【评价】

1. 手法正确，动作轻，操作熟练，符合节力原则。

2. 各层床单均中线对齐，四角方正，床铺平紧、整齐、舒适、美观。

3. 适合暂时离床活动的患者和新入院患者使用。

【注意事项】

1. 同"备用床"注意事项。

2. 被褥应保持清洁，定期更换。

第三节 麻 醉 床

麻醉床适合麻醉手术后患者使用，其目的是保护被褥不被血液或呕吐物污染，预防并发症。

【评估】

1. 查对医嘱，了解患者手术部位、手术名称、麻醉种类及要求。

2. 患者病情及术后是否需要引流装置及适宜的急救设备等。

3. 病床是否完好、符合安全要求，床褥、被单有无破损，是否与季节相符。

4. 同室病友有无进餐、治疗和换药。

【计划】

1. 预期目标

（1）备用的急救器械、设备适用于抢救需要。

（2）床铺平整、舒适、安全、实用，适用于麻醉后患者需要。

2，准备

（1）操作者准备：着装整洁、洗手、戴口罩。

（2）用物准备：大单、被套、棉胎或毛毯、枕套、枕芯、床刷、刷套、橡胶单2个、中单2个、治疗盘（内盛血压计、弯盘、听诊器、护理记录单、开口器、舌钳、压舌板、卫生纸、笔），必要时备热水袋。

（3）按便于操作的原则折叠好各被单，并按使用先后顺序摆放好。

（4）根据病情需要准备急救用品。

【实施】

1. 护理车推至床尾，查对床号、姓名，撤去污单。移开床旁桌约20cm，凳移至床尾一侧。

2. 将床褥从床头至床尾湿扫干净，卷放在床边凳上，翻转床垫，上缘紧靠床头，再将床褥翻转铺上。

3. 铺大单：按铺备用床法铺好一侧大单。根据手术部位需要在床尾或床中部铺橡胶单。橡胶单铺于床中部时，中线与大单中线对齐，上端距床头45~50cm，铺平；依法将中单铺于橡胶单上，床沿部分与橡胶单一并塞入垫下，铺床头橡胶单和中单，上端与床头平齐，下端压在中段橡胶单及中单上，床沿部分一并塞入床垫下，转至对侧，同法铺好各单。

4. 套被套：可折叠与床沿平齐，尾端向内折叠和床尾平齐，盖被呈扇形边。便于患者手术后由平车移至床上。

5. 套好枕套。将枕头开口端背门横立于床头，用床头罩或别针固定，以保护患者头部避免撞伤。

6. 桌凳归还原处，摆放好急救盘等物品。

7. 处理污物袋，洗手。

【评价】

1. 手法正确，动作轻稳，操作熟练，符合节力原则。

2. 床铺平紧、整齐，各层床单中线对齐，四角方正，美观舒适。

3. 适合于不同麻醉手术后患者使用。

4. 急救物品符合患者救治需要。

【注意事项】

1. 同"备用床"注意事项。

2. 更换全部被服，以保证患者术后安全、舒适。

第三章 口腔护理

口腔护理适用于高热、昏迷、禁食、口腔疾患、生活不能自理的患者，其目的是：①保持口腔清洁、湿润，预防口腔感染等并发症；②防止口臭、口垢，促进食欲；③观察口腔黏膜及舌苔，注意特殊口腔气味，如肝臭味等。

【评估】

1. 患者评估

（1）全身情况：目前病情，自理能力，治疗、用药情况。

（2）局部情况：口唇颜色，口腔黏膜是否有炎症、溃疡、出血；有无龋齿、义齿，牙龈的颜色，有无红肿、溢脓；口腔有无特殊气味等。

（3）心理状况：对接受口腔护理的反应、顾虑和合作程度。

（4）健康知识：卫生习惯、保健常识，对疾病的认识。

2. 用物评估
评估漱口液和用物是否符合患者的具体情况，用物是否齐全。

【计划】

1. 预期目标

（1）患者口唇湿润、口腔清洁，口气清新、舒适，无异味。

（2）口腔原有病灶痊愈或减轻。

（3）会正确地漱口、刷牙，学会一定的口腔保健知识。

2 准备

（1）用物准备：治疗盘内盛漱口溶液；口腔护理包（内盛治疗碗2个、棉球、弯血管钳两把、弯盘两个、压舌板、吸水管、液状石蜡、棉球）；方盘（内盛开口器、纱布）；治疗巾和手套，手电筒，根据患者口腔情况准备漱口溶液和局部用药。

常用的漱口溶液有下列几种：①清洁口腔预防感染：等渗盐水，2%~3%硼酸液、0.02%呋喃西林液；②轻度口腔感染：朵贝氏溶液；③口腔感染、口臭：1%~3%过氧化氢溶液；④白假丝酵母菌感染：1%~4%碳酸氢钠溶液；⑤铜绿假单胞菌感染：0.1%醋酸溶液。

（2）患者准备：患者明确口腔护理的目的，主动配合。

（3）操作者准备：着装整齐、洗手、戴口罩。

【实施】

1. 将用物携至患者床旁，查对床号、姓名，向患者解释目的。助患者侧卧（或头偏向一侧），面向操作者，颌下围干毛巾，弯盘置患者口角旁。

2. 取下活动义齿，用冷开水冲刷干净，暂不用时浸于清水中。

3. 擦净口唇，用压舌板轻轻撑开颊部，用弯血管钳夹棉球蘸漱口水，先上后下，依次纵向擦净牙齿颊面和唇面。嘱患者张口（昏迷患者用开口器从磨牙处放入），擦净牙齿的舌面、咬合面以及舌的上下面和硬腭部。

4. 擦洗完毕，助患者用吸管吸漱口液漱口。

5. 为昏迷患者作口腔护理时：棉球要夹紧，一次一个棉球，棉球不可过湿，禁忌漱口。

6. 根据患者口腔情况涂药，口唇干燥者可涂液状石蜡，取下毛巾，擦干面部。

7. 整理床单位，清理用物，清洁消毒后备用（传染患者按隔离原则处理）。

【评价】

1. 护士操作方法正确，动作轻巧、细致。

2. 患者感觉舒适，未湿衣被。

3. 患者口腔保健知识增加，患者满意。

【注意事项】

1. 关爱患者，动作轻柔，边操作边进行有效的沟通，特别对于凝血功能差的患者，要防止碰伤黏膜及牙龈。

2. 昏迷患者严禁漱口，需用张口器时，应从磨牙处放入（牙关紧闭者不可用暴力助其张口），擦洗棉球不宜过湿，以防患者将溶液吸入呼吸道；擦洗时须用血管钳夹紧棉球，防止棉球遗留在口腔内；操作前后要清点棉球数，有活动义齿应取下，浸入清水中保存。

3. 对于长期应用抗生素者，应观察口腔黏膜有无真菌感染。

第四章 卧床患者更换床单法

卧床患者更换床单法,适用于生活不能自理、昏迷、危重等长期卧床的患者。其目的是使床铺平整、舒适,预防压疮,保持病室整洁、美观。

【评估】

1. 患者评估

（1）全身情况：目前病情,自理能力,卫生状况,意识状态。

（2）局部情况：有无伤口、肢体功能障碍、活动受限、排便异常、局部皮肤红肿、溃烂等情况。

（3）心理状态：有无焦虑反应和怕麻烦的心理。

（4）健康知识：对疾病的认识,根据病情指导自我护理。

2. 环境评估 室温是否适合,门窗是否完好。

3. 用物评估 用物是否齐备,床单、被套有无破损,用物排列是否有序、便于操作。

4. 操作者评估 对患者病情是否了解,是否做好充分的思想和物质准备。

【计划】

1. 预期目标

（1）患者感觉清洁、舒适、情绪愉快。

（2）病室、病床整洁。

（3）患者明确更换床单的意义,主动配合,能学会一定的自我护理能力。

2. 准备

（1）用物准备：护理车上置按摩膏或50%乙醇,大单、被套或套好的被子、中单、枕套、床刷、刷套、弯盘、洗手消毒液、便盆及便盆布、屏风。

（2）环境准备：关门窗,调节室温24℃~25℃或以上,遮挡患者。

（3）患者准备：患者理解更换床单的目的和意义,主动配合。

（4）操作者准备：着装整齐、洗手、戴口罩。

【实施】

1. 将用物携至患者床旁,查对床号、姓名,向患者解释目的,移开床旁桌。

2. 遮挡患者,放平床尾、床头支架。按需要给予便盆。

3. 按摩: 助患者侧卧（背向护士）,用按摩膏按摩骨突处（脊柱、肩胛、肩峰、髂脊、尾骶）。

4. 换大单、中单：松开近侧大单、中单，将中单卷起擦净橡胶中单，塞入患者身下，橡胶单搭于患者身上，将大单卷起塞入患者身下，扫净床褥上渣屑；将清洁大单中线对齐，对侧一半平卷好塞入患者身下，近侧一半依大单法铺好；放平橡胶单，铺中单于橡胶单上；对侧中单的半幅卷起塞入患者身下近侧半幅橡胶单和中单一并塞入床垫下，助患者侧卧或平卧铺好的一边；转至对侧松开底层各单，将污中单擦净橡胶单后卷放床尾，橡胶单搭于患者身上，将污大单卷至床尾与污中单一并放于治疗车下（或污物袋内）；扫尽床褥上屑渣，依序将大单、橡胶单、中单各层铺好；助患者仰卧。

5. 换被套：解开污染被套，将棉胎在污被套内竖折三折再按扇形横折三折于床尾或车上，将清洁被套正面在外铺于盖被上，然后将棉胎套入清洁被套内，对好上端两角，整理床头盖被，将清洁被套往下拉平，将盖被上缘压在枕下或患者双手握住，从床头至床尾将污被套撤出放于污物袋内；系好被套各带，叠成被筒，为患者盖好（或用已套好的清洁盖被换下污盖被），尾端内折与床尾平齐。

6. 换枕套：征得患者同意后，一手托起患者头颈部，一手取出枕头，更换枕套，拍松后置于患者头下。

7. 整理床单位、清理用物，桌椅归位，洗手。

8. 根据患者情况进行健康教育。

【评价】

1. 护士操作熟练、方法正确、动作轻稳、姿势符合节力原则，操作过程中注意观察病情变化。

2. 换单过程中患者无不适，无病情变化。

3. 换单后患者感觉清洁、舒适、心情愉快。

4. 患者对疾病有所了解并学会了一定的自我护理知识。

【注意事项】

1. 保护患者，冬天防止患者受凉。

2. 替多管道患者更换床单时，应注意维持各导管的效能。操作时动作轻稳，防止导管折叠、脱出，保持各导管通畅。

第五章　床上洗头法

床上洗头适用于昏迷、年老体弱、大手术后、高热等身体虚弱者或生活不能自理、长期卧床和上肢功能障碍的患者。其目的是：增进头皮血液循环，除去污秽，使患者感到头发清洁整齐、舒适美观，并可预防感染

【评估】

1. 患者评估

（1）全身情况：目前病情，自理能力，治疗、用药、卫生情况。

（2）局部情况：头发的质量，头皮有无伤口、皮疹，有无头屑、头虱等。

（3）心理状态：对疾病的顾虑、反应，对护理的要求和合作程度，有无特殊要求，日常洗发习惯以及心理感受等。

（4）健康知识：卫生习惯、保健常识，对疾病的认识。

2. 环境评估　室温是否适合、门窗是否完好。

3. 用物评估

（1）洗头车是否完好或马蹄垫有无漏气。

（2）用物是否齐备、排列有序、便于操作。

（3）热水是否充足，温度是否适宜。

4. 操作者评估　着装是否整齐，对患者病情是否了解。

【计划】

1. 预期目标

（1）患者感觉舒适，头发清洁、无头屑、无气味。

（2）刺激血液循环，促进头发健康。

（3）头发护理知识增加。

2. 准备

（1）用物准备：治疗车上置水壶盛热水（40~50℃）、面盆、浴巾、毛巾、眼罩、棉球、小橡胶单、水桶、梳子、洗发液、面巾、胶布、别针、洗头车或马蹄形橡胶气垫。

（2）环境准备：根据季节关门窗，调节室温。

（3）患者准备：了解床上洗头的目的，愿意合作，排空大、小便。

（4）操作者准备：着装整齐，洗手，根据情况戴口罩，熟悉患者情况。

【实施】

1. 将用物携至患者床旁，查对床号、姓名，向患者解释目的，移开床旁桌，按需要给予便器。

2. 松开衣领向内反折，颈部围毛巾，别针固定。助患者斜卧在床上，头移至对侧或肩下，头部斜向近侧。

3. 将橡胶单及浴巾铺在枕头上，马蹄形橡胶垫放在患者头下，开口朝外，下端垂入水桶内。

4. 双耳塞棉球，戴眼罩并固定。

5. 为患者梳头，用手背测水温，先用温水将头发湿透，用洗发液揉搓头发与头皮，最后用热水冲净头发及橡胶垫。

6. 洗发过程中应注意观察病情变化，如有异常应停止洗发。

7. 撤去眼罩及棉球，脸盆盛热水，用面巾为患者洗净面部、耳及颈部，擦去头发上的水，松开颈部毛巾包住头发，助患者睡正，头枕在浴巾上，马蹄垫放入水桶内。

8. 用包头发的毛巾和浴巾擦干头发，为患者梳发，待干后撤去浴巾及小橡胶单。

9. 助患者卧于舒适的卧位，整理床单位，清理用物，洗手。

10. 根据患者具体情况进行健康教育。

【评价】

1. 护士操作熟练、方法正确、动作轻稳、姿势符合节力原则，操作过程中注意观察病情。

2. 洗头过程中患者无不适，无病情变化。

3. 洗头后患者感觉清洁、舒适，未湿衣被。

【注意事项】

1. 随时观察患者病情变化，如面色、脉搏、呼吸有异常时应该停止操作。

2. 注意室温和水温，冬季关好门窗，调节室温，及时擦干或吹干头发，防止患者受凉。

3. 防止水流入眼和耳内，避免沾湿衣服和床单。

4. 身体衰弱患者和颅内出血患者不宜洗头发。

第六章　鼻饲法

鼻饲法适用于：①不能由口进食者，如昏迷、口腔疾患及口腔手术或不能张口进食；②拒绝进食的患者；③早产儿及病情危重的婴幼儿等。

【评估】

1. 核对医嘱　床号、姓名，鼻饲的原因。

2. 患者评估

（1）全身情况：目前病情，有无咀嚼、吞咽困难；食欲和进食方式，意识状态，活动能力，营养状态，鼻饲的原因。

（2）局部情况：鼻孔是否通畅、鼻腔黏膜有无红肿、破损、有无义齿、缺齿及有无食管疾患等情况。

（3）心理状态：有无焦虑、悲伤或忧郁反应，对鼻饲的认识与合作程度。

（4）健康知识：对饮食与营养及插胃管知识的了解程度。

3. 用物评估　胃管有无破损，是否通畅，粗细、软硬是否合适。

4. 环境评估　环境是否清洁、整齐。

【计划】

1. 预期目标

（1）患者理解插胃管的意义和必要性，主动配合。

（2）患者基本的营养需求得到满足。

（3）患者饮食与营养的知识有所增加。

2. 准备

（1）用物准备：治疗盘内置换药碗（内盛胃管一根，纱布盖上）、弯盘、50ml注洗器（或注射器）、血管钳、纱布两块、液状石蜡、压舌板、棉签、胶布、治疗巾或一次性垫巾、橡皮圈、听诊器、别针、温开水、鼻饲饮料（200ml、温度38~40℃）、一次性手套。

（2）环境准备：保持病室环境整齐、清洁。

（3）患者准备：明确鼻饲的目的和意义，主动配合，做好准备。

（4）操作者准备：洗手，根据情况戴口罩。

【实施】

1. 插胃管

（1）备齐用物携至床旁，对床号、姓名，解释目的。

（2）患者取坐位或半坐卧位，昏迷者平卧，头稍后仰，颌下铺治疗巾，用湿棉签检查并清洁鼻孔，备胶布，戴手套。

（3）比量胃管长度，发际至剑突（成人45~55cm，婴幼儿14~18cm），做好标记，润滑胃管前段。

（4）左手持纱布托住胃管，右手用钳子夹住胃管前端，自鼻孔轻轻插入约14cm处时，清醒患者嘱其做吞咽动作，将胃管乘势送入所需长度。昏迷患者可将胃管末端置换药碗内放在患者口角旁，当插入14~16cm时应检查胃管是否盘曲在口中，左手托起患者头部，使下颌贴近胸骨柄以加大咽部通道弧度，便于管端沿咽部后壁滑行插入。

（5）插管时如患者恶心应停止片刻，嘱患者做深呼吸；如插入不畅应检查胃管是否盘曲在口中；如出现呛咳、呼吸困难、发绀等情况，可能误入气管应立即拔出重插。

（6）用注射器抽吸出胃液（或将胃管开口端置于水中，无气体逸出。注射器注入10ml空气，同时用听诊器在胃部听到气过水音），证实胃管在胃内后，夹紧胃管开口端，胶布固定胃管。昏迷患者枕头复位、头偏向一侧。

（7）饲食：先注入少量温开水、再注入流质食物或药液，最后再注入温开水以清洁管腔，饲食过程中，防止空气进入，手指勿触及管口，应用纱布托住。

（8）将胃管末端抬高后反折，纱布包好管口后用橡皮圈缠紧，并用别针固定于患者衣肩上。

（9）整理床单位和用物，记录饲食量。

2.**拔管**　用于患者停止鼻饲或长期鼻饲需要更换胃管时。

（1）末次喂食后拔管，揭去固定的胶布。

（2）一手将胃管折叠捏紧，另一手持纱布近鼻孔处包裹胃管，边拔管边用纱布擦净胃管，拔到咽喉处时快速拔出，以免液体滴入气管，拔出后将胃管盘于弯盘内，倒入医用垃圾桶内。

（3）清洁患者口鼻面部，助患者漱口，擦净胶布痕迹，取舒适卧位。

【评价】

1.患者插管安全、顺利，确保胃管在胃内，无脱出。

2.患者学会了一定的健康知识。

3.插管姿势正确、操作熟练、保持清洁，食量、温度、间隔时间适宜。

【注意事项】

1.胃管插入会给患者带来很大压力，护患之间必须进行有效的沟通，让患者或家属理解鼻饲的必要性和安全性。

2. 动作轻柔，态度真诚。

3. 每次饲食前必须检查胃管确在胃内方可饲食。每次量不超过 200ml，间隔时间不少于 2 小时。

4. 鼻饲者须服药时，应将药片研碎，溶解后再注入。

5. 长期鼻饲者，应每日进行口腔护理。胃管应每周更换。

第七章　压疮的预防与护理

压疮是局部组织长期受压，血液循环障碍，持续缺血、缺氧，营养不良而致软组织溃烂和坏死。预防压疮是一项重要的护理工作，一旦发生压疮，不仅增加患者躯体的痛苦，加重病情，而且对心理产生极坏的影响，严重时可因继发感染引起败血症而危及生命。因此必须加强护理，杜绝压疮的发生。

【评估】

1. 患者评估

（1）全身情况：目前病情，意识状况，自理能力。

（2）心理状态：有无紧张、焦虑、羞涩等情绪反应。

（3）健康知识：卫生习惯，对疾病的认识等。

（4）局部情况：受压部位皮肤情况。颜色：有无苍白、发绀、潮红等；温度：是否过热或过冷；清洁度：有无污垢和特殊气味；完整性与病灶：有无破损、斑点、丘疹、水疱和结节等；感觉：有无感觉迟钝。

2. 环境评估　环境是否符合患者需要，光线是否充足。

3. 用物评估　用物是否符合患者的病情，是否齐全。

4. 操作者评估　是否了解患者病情，着装是否整洁。

【计划】

1. 预期目标

（1）皮肤保持完好状态。

（2）患者舒适，活动增加。

（3）原有皮肤损害改善或痊愈。

2. 准备

（1）用物准备：按摩膏或红花乙醇、气圈、笔、翻身卡、棉圈或海绵垫、床刷和刷套、脸盆、毛巾、热水（47~50℃）。

（2）环境准备：关门窗，调节室温，关床帘或用屏风遮挡。

（3）患者准备：患者接受护理，主动配合，排空大小便。

（4）操作者准备：着装整齐、剪指甲、洗手，根据患者病情戴口罩。

【实施】

1. 携用物至床旁，对床号、姓名，解释目的，以取得合作。

2. 移开床旁桌，将盛热水的脸盆置于床旁。

3.全背按摩：协助患者俯卧或侧卧露出背部，先以热水进行擦洗，再以两手或一手沾按摩膏（或50%乙醇、红花乙醇作按摩）从患者臀部上方开始沿脊柱两旁向上按摩（力量要足够刺激肌肉组织）至肩部时转向下至臀部。如此有节奏地按摩数次，再用拇指指腹由骶尾部开始沿脊柱按摩至第7颈椎处。

4.受压处局部按摩：沾按摩膏（或50%乙醇），以手掌大小鱼际部分紧贴皮肤，作压力均匀向心方向按摩，由轻至重，再由重至轻，每次3~5分钟。对软组织已有损伤者，不得在此处按摩，可用拇指指腹以环状动作由近压疮处向外按摩。

5.如果床单污染者则更换床单，助患者取舒适的卧位。

6.洗手，记录。整理床单位。

【评价】

1.皮肤完整，无红肿和破溃。

2.患者自我感觉良好。

3.患者及家属满意。

【注意事项】

1.避免局部长期受压。

2.避免潮湿、摩擦及排泄物的刺激。

3.增进局部血液循环。

4.增加营养的摄入。

第八章 穿、脱隔离衣法

隔离衣可保护患者不受交叉感染，也可保护工作人员不被感染。穿、脱已使用过的隔离衣是传染病患者护理中的一项基本的隔离技术。

【评估】

1. **患者评估** 穿隔离衣前要先了解患者的诊断、临床表现及采取的隔离种类。

2. **用物评估** 隔离衣大小是否合适，有无破洞、潮湿，挂放是否得当。洗手液的浓度是否合适。

3. **环境评估** 环境是否宽阔。

【计划】

1. **预期目标**

（1）在规定时间内完成操作。

（2）保护患者不受交叉感染，工作人员不被感染。

2. **准备**

（1）操作者准备：穿戴整齐，剪指甲，取下手表，卷袖过肘（冬季卷至前臂中部即可），洗手，戴口罩。

（2）用物准备：隔离衣柜内挂好的隔离衣，脸盆（内盛消毒液），感应自来水龙头（脚踏开关或用避污纸）、肥皂或肥皂液、手烘干器（或一次性纸巾）。

【实施】

1. **穿隔离衣**

（1）手持衣领取下隔离衣，清洁面朝自己，将衣领的两端向外折，对齐肩缝，露出袖笼。

（2）右手持衣领，左手伸入袖内上抖，换手依法穿好另一袖，两手上举，将衣袖尽量抖上。

（3）两手由衣领中央顺边缘向后，扣好领扣、肩扣，系好袖扣。

（4）双手在腰带下约5cm，捏住隔离衣正面边缘，两侧边缘对齐，向一侧折叠不暴露清洁面，一手按住，另一手持拿腰带绕至前面系好。

2. **穿好隔离衣后** 携用物进入病房按需要进行护理操作，操作完毕，料理用物，脱隔离衣。

3. 脱隔离衣

（1）脱隔离衣时，先解开腰带的活结，再解开袖口，在肘部将部分衣袖塞入工作服袖下，暴露出双手前臂。

（2）进行手的消毒：双手于消毒液中浸泡并相互搓擦 2 分钟。其搓擦的步骤是：手掌对手掌、手掌对手背、两手指间与指间相互对擦、指尖对手掌，手指的掌面及手掌擦手腕。再用肥皂、流动水洗手法洗两遍后烘干双手（或擦干双手），注意消毒液每天应更换，没有条件者应事先准备好清水。

（3）洗手后解开衣领，一手伸入另一手袖口内，先拉下衣袖包住手，用遮盖住的手握住另一手隔离衣袖的外面，将袖拉下，两手于袖内解开腰带尽量后甩，然后双手退出。

（4）手持衣领整好，按规定挂于隔离衣柜的衣钩上。

（5）隔离衣备洗：隔离衣应每天更换 1 次，当隔离衣污染或沾湿应立即更换。将清洁面向外卷起，放入污物袋内送洗。

【评价】

1. 隔离衣长短合适，能遮盖工作服。

2. 穿、脱隔离衣时，未污染面部及颈部。

3. 泡手时，隔离衣未被溅湿，也未污染水池。

【注意事项】

1. 隔离衣长短要合适，须全部遮盖工作服，有破洞不可使。

2. 已使用过的隔离衣，要弄清其清洁面和污染面，穿、脱时不得相互碰撞。

3. 隔离衣只能在隔离区域内使用，不同种的隔离不能共穿一件隔离衣，穿隔离衣后不得进入清洁区。

4. 隔离衣挂在半污染区，清洁面向外，如挂在污染区则应污染面向外。

5. 隔离衣每天更换，如有潮湿或污染，应立即更换。

第九章 体温、脉搏、呼吸、血压测量法

体温、脉搏、呼吸、血压统称为生命体征，是体内活动的客观反应，是衡量机体状态的可靠指标，也是护士评估患者身心状态的基本资料。

【评估】

1. 患者评估

（1）全身情况，年龄、目前病情、神志和意识状态。

（2）局部情况：30分钟内有无进食、冷饮、吸烟或面颊部冷、热敷和沐浴等。

（3）心理状态：有无害怕、紧张、焦虑等情绪变化。

（4）健康知识：患者对体温、脉搏、呼吸、血压正常与否的认识。

2. 环境评估：环境是否清洁、安静，符合测量要求。

3. 用物评估

（1）检查体温计是否完好，水银柱是否在35℃以下。

（2）检查血压计，注意玻璃管有无损坏、水银有无漏出，加压气球、橡胶管有无老化、漏气，听诊器是否完好。

（3）其他用物是否齐全。

【计划】

1. 预期目标

（1）结果准确，能反映患者的真实情况，协助诊断。

（2）患者明确测量体温、脉搏、呼吸、血压的意义，主动配合。

2. 准备

（1）操作者准备：着装整齐、洗手，根据情况戴口罩。

（2）患者准备：解释目的，根据病情选择体位和测量方法，测量前平静休息20分钟。

（3）用物准备：①测温盘内盛体温计、消毒液、纱布、记录本、笔、液状石蜡瓶、有秒针的表。②听诊器、血压计、垫巾。③将已消毒的体温计甩至35℃以下。

（4）环境准备：向患者做好宣传教育，保持病室安静、舒适。

【实施】

携用物至患者床旁，对床号、姓名作解释，根据病情任选一种测温方法。

1. 体温测量法

（1）口温测量法：嘱患者张口将口表水银端斜放于舌下热窝，嘱患者紧闭口唇，3 分钟后取出，擦干净看清度数。

（2）腋温测量法：解开衣服，抹干腋下，将体温计水银端放于腋窝深处紧贴皮肤，屈臂过胸，夹紧体温计 7~10 分钟后取出，擦净看清度数。

（3）直肠测温法：使患者屈膝侧卧或仰卧，露出臀部，润滑肛表水银端，将水银头轻轻插入肛门 3~4cm，3 分钟后取出，用卫生纸擦净肛表及肛门，看清度数。

2. 脉搏测量法 使患者手臂放舒适位置，用示指、中指、无名指的指端按在桡动脉表面，一般患者数半分钟，将所测得的脉率乘以 2 即为每分钟脉搏数。异常脉搏应测 1 分钟。脉搏细弱而触不清时，用听诊器听心率 1 分钟。

3. 呼吸测量法 测脉后将手仍按在诊脉部似数脉搏状，观察患者胸腹部起伏，一般成人或儿童数半分钟乘以 2，呼吸不规则者及婴儿默数 1 分钟。气息微弱不易观察者，用棉花少许置于患者鼻孔前，观察棉花吹动情况计数 1 分钟。

4. 血压测量法 目前血压计有 3 种，即水银血压计、无液血压计和电子血压计，现仅介绍水银血压计的使用方法。根据病情，患者取坐位或卧位，露出一臂至肩部，袖口不可太紧，伸直肘部、手掌向上，血压计"0"点应和肱动脉、心脏处于同一水平。放平血压计，驱净袖带内空气，平整无折地缠于上臂中部，其下缘距肘部 2~3cm，松紧适宜，打开水银槽开关，在肘窝部扪及肱动脉的搏动，戴听诊器，将听诊器胸件贴肱动脉处，关闭气门，打气至肱动脉搏动音消失，再升高 2.7~4kPa，慢慢放开气门使汞柱缓缓下降，注意汞柱所指刻度，听诊器出现的第一声搏动音，此时水银柱所指的刻度，即为收缩压；当搏动音突然变弱或消失，水银柱所指的刻度即为舒张压。

【评价】

1. 患者对护士操作满意。
2. 测量结果准确地反映患者病情。
3. 护士测量方法正确，操作熟练。

【注意事项】

1. 测量体温注意事项

（1）测量体温前后，应清点体温计的数量，并检查有无破损。定期检查体温计的准确性。

（2）精神异常、昏迷及小儿不可测口腔温度，以防体温计失落或折断。对不合作者、口鼻手术后或呼吸困难者，不宜测口腔温度。进食、沐浴或面颊部作冷、热敷者，应间隔 30 分钟后方可测口腔温度。

（3）腹泻，直肠或肛门手术患者不宜由直肠测温。坐浴或灌肠后，须间隔30分钟方可直肠测温。

（4）发现体温与病情不相符时，要寻找原因，予以复查。

（5）若患者不慎咬破体温计误吞水银时，可立即口服大量蛋白水或牛奶，使蛋白与汞结合，延缓汞的吸收，直至排出体外。另外，蛋白水可黏附于胃黏膜上，起到保护作用；在病情许可的情况下，可服大量粗纤维食物，使水银被包裹而减少吸收。同时粗纤维食物能增加肠蠕动，加速汞的排出。

2. 测量脉搏注意事项

（1）测量前应使患者保持安静，如有剧烈活动，应先休息20分钟后再测。

（2）不可用拇指诊脉，因拇指小动脉搏动易与患者的脉搏相混淆。

（3）如发现有脉搏短绌，应由两人同时测量脉率及心率1分钟。

3. 测量血压注意事项

（1）测量前，应检查血压计的压力表有无裂损，汞柱是否保持在"0"处，水银量是否充足，橡胶管和输气球是否漏气。

（2）袖带的宽度要符合规定的标准，过窄可使测得的数值偏高，过宽可使测得的数值偏低，小儿最合适的袖带宽度是上臂直径的1/2~2/3。

（3）测量前应使患者保持安静，劳累或情绪紧张者，应休息20分钟后再测。

（4）如发现血压听不清或异常时，应重复测量，先将袖带内空气驱尽，使汞柱降至"0"点，稍待片刻再进行测量，直到听准为止。

（5）对要求密切观察血压的患者，应尽量做到定时、定部位、定体位和定血压计，这样才能相对地准确。

（6）对有偏瘫的患者，应测量健侧手臂血压，因患侧血液循环有障碍，不能反映机体血压的真实情况。

（7）血压计要定期检查，保持性能良好，应平稳放置，不可倒置。袖带需保持清洁，用后空气要放尽，卷平，放于盒内固定处。用毕关闭水银槽开关，轻关盒盖，避免玻璃管被压碎。

4. 其他　将所测得的体温、脉搏、呼吸、血压结果及时而准确地做好记录。如所测结果有重要异常，应及时报告医师。

第十章 口服给药法

口服给药法是一种最常采用的给药方法，药物经胃肠道吸收和利用，以达到治疗的目的。

【评估】

1. **核对医嘱** 服药本、小药卡。
2. **患者评估**

（1）全身情况：年龄、体重、性别及目前病情，治疗、用药、意识状态、生命体征、沟通能力、自理能力、有无禁食、手术等情况。

（2）用药情况：既往病史、用药史、过敏史、家族史及有关习惯（如饮食习惯、烟酒嗜好、经常饮用咖啡或茶等），目前用药的目的与计划。

（3）心理社会情况：服药的动机，对治疗的态度，是否有药物依赖以及对给药计划的了解与认知程度及社会经济状况。

3. **药物评估** 检查药品的质量，注意药名、剂量、浓度、批号、有效期、颜色、有无变质等；水剂有无沉淀、浑浊、絮状物。

4. **操作者评估** 对所用药物的知识掌握程度。

【计划】

1. **预期目标**

（1）患者对用药的一般知识和药物的作用有所了解，能配合治疗，按时服药。

（2）能发挥药物的预期效果，无不良反应发生。

2. **准备**

（1）操作者准备：着装整齐，洗手。掌握所用药物的基本作用、不良反应、用药注意事项等。

（2）患者准备：明确用药目的和注意事项，能主动配合。

（3）用物准备：药柜、药车、药盘、服药本、小药卡、水壶内盛凉开水、乳钵、药匙、量杯、滴管、药杯、弯盘、湿纱布、水壶内盛温开水、小桶内盛消毒液、脸盆内盛消毒毛巾。

（4）清洁药盘、药车后洗手。查对后将小药卡按床号顺序插在药盘上。

【实施】

1. 根据服药本摆药。

2.先配固体药，后配水剂。

（1）固体药（片、丸、胶囊）用药匙取，不可直接用手取。

（2）水剂：先将药液摇匀，左手持量杯，拇指置于所需刻度，举量杯使所需刻度和视线平，右手持药瓶使瓶签朝掌心，倒入所需药液后，将药液倒入小药瓶中盖好。若同时用几种药液，应分别放置。瓶口用湿纱布擦净，洗净量杯。

（3）药液不足1ml，须用滴管吸取。滴管应稍倾斜，使药量准确（按1ml15滴计算）。

（4）为使药量准确，油剂或用滴计算的药液，应先在药杯内放入少量温开水。

（5）婴幼儿、鼻饲或上消化道出血的患者，应将药物研碎。

（6）药不足1片时要分装均匀，粉剂药物或口含片用纸包好。

（7）若使用单剂量包装的药物，则在发给患者时才拆开。

3.全部药物配完后，应根据服药本逐个核对药盘内的药物，然后再重新核对一次，准确无误后关上药盘。

4.严格执行查对制度，防止差错，在发药前需请别人再核对一次，无误后方可发药。

5.发药

（1）按规定时间发药，发药前认真核对床号、姓名。

（2）同一患者的药一次取离药盘发给患者，向患者交待服药中的注意事项。看患者服药后方可离开。

（3）如果患者有疑问，应耐心听取患者的疑问，认真查对后向患者解释清楚。

（4）如遇患者不在或因故暂不能服药者，应将药物取回保管并交班。

6.发药后收回药杯，先浸泡消毒，然后冲洗清洁、消毒待干后备用。整理用物、清洁药盘。

【评价】

1.患者对所用药物的作用有一定的了解。

2.患者明确服药中的注意事项，按时服药。

3.患者用药后达到预期的疗效。

4.护士操作正确、熟练，坚持三查七对、无差错。

【注意事项】

根据药物性能，交待服药中的注意事项：

（1）对牙齿有腐蚀作用和使牙齿染色的药物，如酸类、铁剂，服用时应避免与牙齿接触，可用饮水管吸入或服药后漱口。服用铁剂，应忌饮茶，因铁剂和茶叶中的鞣酸结合，形成难溶性铁盐，妨碍吸收。

（2）止咳糖浆对呼吸道黏膜起安抚作用，服后不宜饮水，以免冲淡药物，降低疗效。同时服用多种药物，则应最后服用止咳糖浆。舌下含化药服后不宜饮水。

（3）磺胺类药和发汗药，服后应多饮水。前者由肾脏排出，尿少时易析出结晶，引起肾小管堵塞；后者起发汗降温作用，多饮水可增强药物疗效。

（4）刺激食欲的健胃药应在饭前服，因其刺激味觉感受器，使胃液分泌，可增进食欲。

（5）助消化药以及对胃黏膜有刺激性的药物，应在饭后服，以便使药物和食物均匀混合，有利于食物消化或减少药物对胃壁的刺激。

（6）服用强心苷类药物应先测量脉搏的频率（心率）及节律，如脉率低于60次/min，或节律异常，应停服并报告医师。

第十一章 注射给药法

注射给药法是将无菌药液注入体内,以达到预防和治疗疾病的目的。

【评估】

1. 核对医嘱 做好三查七对工作。

2. 患者评估

(1) 全身情况:目前病情,年龄、性别、体重,治疗情况,用药需要及对药物的反应,用药史、过敏史、家族史,生命体征,意识状态,以及对用药计划的了解与认识程度,自理能力等。

(2) 局部情况:肢体活动情况和注射部位皮肤有无红肿、硬结、瘢痕等。

(3) 心理状态;用药的动机,心理反应,对治疗的态度,是否有药物依赖。

(4) 健康知识:对所患疾病用药知识掌握的程度。

3. 用物评估 注射器和针头是否符合注射需要,灭菌日期,灭菌效果。一次性注射器的包装、批号、有效期;药液的名称、剂量、浓度、有效期和药液质量;注射盘内用物是否齐全。

【计划】

1. 预期目标

(1) 患者紧张情绪缓解,安全感增加,无不良反应。

(2) 患者理解注射目的,主动配合。

(3) 达到预期的药物疗效。

2 准备

(1) 操作者准备:应严格按注射原则做好注射前准备,着装整齐,掌握所用药物的基本知识。

(2) 患者准备:理解注射目的,缓解紧张情绪,主动配合治疗。

(3) 用物准备:按不同的注射目的准备注射器、针头和其他用物。

(4) 环境准备:清洁、安静、符合注射要求,光线充足。

【实施】

1. 皮内注射法

皮内注射法是将小量无菌药液注射于表皮与真皮之间,用于药物过敏试验、预防接种和局部麻醉的先驱步骤(以青霉素过敏试验为例)。

(1) 用物:青霉素专用盘内盛 1ml 注射器、2~5ml 注射器、4.5~5 号针头、无菌持物钳、青霉素 80 万 U/ 瓶、0.9% 氯化钠注射液、无菌棉签、弯盘、皮肤消毒剂、无菌纱布、砂轮、注射单。

抢救药物与用品：急救盒内备 0.1% 盐酸肾上腺素、地塞米松、注射器，另备吸痰管、氧气导管等。

检查氧气、吸痰器是否完好。

（2）稀释皮试药液（配制青霉素皮试液）：①在含 80 万 U 青霉素粉剂的密封瓶内注入 4ml 生理盐水，每毫升含青霉素 20 万 U，摇匀。②取 1ml 注射器吸上液 0.1ml，再抽取生理盐水至 1ml，则每毫升中含青霉素 2 万 U。③摇匀后推掉 0.9ml，余 0.1ml，再抽取等渗盐水至 1ml，则每毫升中含青霉素 2000U。④摇匀后推掉 0.9ml，余 0.1ml，再抽取等渗盐水至 1ml，每毫升中含青霉素 200U。⑤摇匀后将无菌小安瓿套在针头上，置无菌盘内备用。

（3）实施：①将用物携至患者床旁，核对床号、姓名，向患者解释，再次询问过敏史、用药史、家族史。②选定注射部位，乙醇消毒皮肤待干。排尽注射器内空气，查对注射卡和药瓶无误。③左手绷紧前臂掌侧的皮肤，右手持注射器，针头斜面向上，与皮肤呈 5° 角刺入至针头斜面完全进入皮内。④左手拇指固定针栓，右手推药液 0.1ml，使局部变成一圆形隆的皮丘，皮丘皮肤变白，毛孔变大。⑤迅速拔出针头，嘱患者留观 20 分钟后看结果。⑥记录时间、签名、清理用物。⑦注意观察患者反应。⑧皮试结果判定。阴性：皮丘无改变，周围不红肿，无自觉症状。阳性：局部皮丘隆起，并出现红晕硬块，直径大于 1cm，或红晕周围有伪足，痒感，严重者发生过敏性休克。

（4）注意事项：①操作熟练，皮试剂量准确，一次注射成功。②试验结果可疑或阳性者，需做 0.9% 氯化钠注射液对照试验，确为阳性者应做好标记，并通知医师及患者。③为防止延迟反应，须继续观察 5~10 分钟，并在注射药物前再次询问患者反应，观察有无过敏现象。④各种皮试液必须新鲜配制，剂量要准确。青霉素皮试液应注入的剂量为 20~50U，链霉素为 250U，破伤风抗毒素为 15U；普鲁卡因为 0.25mg；细胞色素 C 为 0.075mg。

2. 皮下注射法　皮下注射法是将小量无菌药液注入皮下组织的方法，适用于各种菌苗、疫苗的预防接种，局部麻醉和某些药物的注射。

（1）用物准备：治疗盘内盛无菌注射器和针头、皮肤消毒剂、无菌棉签、弯盘、药物、无菌持物钳、无菌纱布、砂轮、注射单及笔。

（2）实施：①将用物携至患者床旁，核对床号、姓名。向患者说明目的，解释。②助患者取正确姿势，选择注射部位，告诉患者可取坐位或卧位，注射部位可在上臂三角肌下缘，大腿前侧与外侧，两侧腹壁。常规消毒皮肤待干，排尽注射器内空气，查对注射卡和安瓿。③左手绷紧注射部位皮肤，右手持注射器，示指固定针栓，针尖斜面向上，与皮肤呈 30° ~ 40° 角，迅速刺入针头的 2/3，抽吸无回血，缓慢注入药液。④注射完毕，用棉签轻压进针处，迅速拔针，注射后查对安瓿。⑤整理床单和用物，洗手。

（3）注意事项：①持针时，右手示指固定针栓，但不可接触针梗，以免污染。②针头刺入角度不宜超过45°，以免刺入肌层。③尽量避免应用对皮肤有刺激作用的药物作皮下注射。④经常注射者，应更换部位，建立轮流交替注射部位的计划，以达到在有限的注射部位，吸收最大药量的效果。⑤注射少于1ml的药液时，必须用1ml注射器抽吸药液，以保证注入药液的剂量准确无误。

3. 肌内注射法　肌内注射法是将无菌药液注入肌肉组织的方法，适用于需要迅速发挥药效或不能经口服、不宜或不能作静脉注射的药物。

（1）用物：治疗盘内盛一次性注射器和针头、无菌持物钳、无菌棉签、弯盘、皮肤消毒剂、无菌纱布、砂轮、注射卡。根据医嘱备注射药物和急救药物。

（2）实施：①铺无菌盘，查对药物，检查质量后，抽吸好药液，安瓿套于针头上，置无菌盘内。②将用物携至患者床旁，核对床号、姓名，向患者说明目的，做好解释，取得合作。③助患者取正确姿势。选择注射部位，一般选择臀大肌。臀大肌定位的方法有两种：十字法是从臀裂顶点向左侧或右侧画一水平线，再从髂嵴最高点作一垂直平分线，将臀部分为四个象限，其外上象限并避开内角即为注射区；连线法是取髂前上棘和尾骨连线的外上1/3处为注射部位。④消毒皮肤，待干，排尽空气，查对注射卡和安瓿。⑤左手错开并绷紧皮肤，右手持注射器如握笔状，垂直迅速刺入，进针2.5~3cm（消瘦者及病儿酌减）。⑥左手抽回血，右手固定针头，如无回血，缓慢注入药液，注射完毕用干棉签轻压针眼处，迅速拔针，注射后查对安瓿。⑦安置患者于舒适的卧位，整理床单位，清理用物，洗手。

（3）注意事项：①切勿将针梗全部刺入，以防针梗从衔接处折断。②如同时注射两种药液时，应注意配伍禁忌。③2岁以下婴幼儿不宜选用臀大肌注射，因幼儿在未能独自走路前，其臀部肌肉一般发育不好，臀大肌注射有损伤坐骨神经的危险。应选用臀中肌、臀小肌注射。④需长期做肌内注射的患者注射部位应交替更换，以利于药物吸收，减少硬结的发生。

4. 静脉注射法　静脉注射法适用于需要发挥药效，而药物不宜口服，皮下或肌内注者；或由静脉注入药物作诊断性检查，如肝、肾、胆囊等X线摄片前。

（1）用物：治疗盘内盛无菌注射器和针头、皮肤消毒剂、无菌棉签、弯盘、药物、无菌持物钳、压脉带、无菌纱布、砂轮、注射卡及笔、一次性手套。

（2）实施：①铺无菌盘，再次查对药物，检查质量，抽吸药液后排气安瓿套于针头上，置无菌盘内。②将用物携至患者床旁，核对床号、姓名，解释目的。③选择合适的静脉，在穿刺部位垫小枕。先用聚维酮碘（络合碘）消毒皮肤1次，戴手套，在穿刺部位上6cm处系压脉带，再用聚维酮碘（络合碘）消毒皮肤待干，嘱患者握拳。④排尽注射器内空气，再次查对药物。⑤左手拇指绷紧注射部位皮肤并固定静脉，右手持注射器使针头斜面向上，与皮肤呈20度角，从静脉上方或侧方刺入皮下，再沿静脉方向潜行刺入静脉，见回血后，再顺静脉进针少许，右手继续固定注射器和针头。⑥放松左手，松压脉带，嘱患者松拳，推动注射器活塞，缓慢注入药液，注意观察病情，询问患者的反应⑦注射完毕，用干棉签按压静脉穿刺部位，迅速拔出针头。⑧整理床单位和用物，洗手。

（3）注意事项：①静脉注射宜选择粗直、弹性好、不易滑动和易于固定的静脉。②需长期静脉给药者，为保护静脉，应有次序地先下后上、由远端到近端地选择血管进行注射。③根据病情及药物性质，掌握注入药物的速度，并随时听取患者的主诉，观察注射局部以及病情变化。④对组织有强烈刺激的药物，应另备盛有等渗盐水的注射器和头皮针，注射时先作穿刺，并注入少量 0.9% 氯化钠注射液，证实针头确在血管内，再取下注射器（针头不动），调换抽有药液的注射器进行注射，以防止药液外溢于组织内而发生坏死。

5. 锁骨下静脉穿刺注射法

（1）目的：①对长期不能进食或丢失大量液体者，如食管手术后患者、危重患者等，用以补充大量高热量、高营养液体及电解质。②对各种原因所致的大出血，迅速输入大量液体，纠正血容量不足，以提高血压。③用于癌症患者进行化疗，注入刺激性较强的抗癌药物。④测定中心静脉压。

（2）用物：治疗盘内盛皮肤消毒剂、棉签、1% 的普鲁卡因、胶布、无菌手套、0.9% 氯化钠注射液、输液器，无菌穿刺包内有：锁骨下穿刺针 2 个，硅胶管 2 条，5ml 注射器、6~7 号针头或 9 号针头各 1 个，纱布、孔巾、弯盘、三通管各 1 件、结扎线及血管钳。

（3）实施：①携用物至床旁，核对床号、姓名，向患者解释以取得合作，输液器挂于输液架上。②协助患者取头低肩高（肩下垫枕），头转向对侧，以显露胸锁乳突肌外形。穿刺侧的肩部略上提，外展，肌膨出部变平，以利于穿刺。也可将床尾抬高，以利于穿刺时血液回流气进入静脉发生气栓。③以穿刺点为中心，用碘酊、乙醇严格消毒。皮肤消毒范围应大于孔巾口，术者戴手套。用 5ml 注射器吸取 0.9% 氯化钠注射液 5ml，然后扭紧针头勿使漏气，排尽空气。⑤选好穿刺点，局部麻醉后进针。针尖指向头部方向，与胸骨纵轴约呈 45° 角，与胸壁平面约呈 15° 角，以恰好能穿过锁骨与第一肋骨之间的间隙为准，紧贴锁骨背面缓缓刺入。当刺入 3~4cm 后有穿透感，然后抽动活塞，如有静脉血流入注射器，则证明已刺入锁骨下静脉。⑥取锁骨下内 1/3 交界点穿刺时，穿刺针应斜向同侧胸锁关节上缘；取锁骨下中点为穿刺点时，穿刺针应斜向胸锁关节与甲状软骨下缘连线中点；取锁骨下外 1/3 界点穿刺时，穿刺针应斜向甲状软骨下缘。⑦试穿成功后，将装有 0.9% 氯化钠注射液的注射器连接锁骨下静脉穿刺针，按试穿方向刺入。穿刺成功后取下注射器，将输液瓶或注射器上充满 0.9% 氯化钠注射液的硅胶管由针孔置入血管 10~15cm，即达锁骨下静脉。⑧插入导管后再次证明回血通畅时，一手固定硅胶管，另一手将锁骨下静脉穿刺针徐徐退出取下，用胶布固定好硅胶管，局部覆盖无菌纱布。调节滴速，并协助患者置舒适体位。⑨整理用物，消毒备用。

（4）注意事项：①应准确掌握适应证，术中严格无菌操作，预防感染。②应尽量选右侧进行穿刺，准确选好穿刺点。掌握好穿刺针的进针方向，以防发生并发症。如气胸、血胸、气栓、神经损伤、感染等。③更换接头、注射器和插管时，均应在患者呼气后屏气状态下进行，迅速地更换接头或插入导管，以免吸入空气，发生气栓。④胶管与玻璃接头连接处应紧密，或用线扎紧，以免漏气。⑤锁骨下静脉压力较低，为 0~0.6kPa，吸气时可为负压，因此在输液过程中输液筒不能滴空，应使一段输液管低于患者心脏水平。

6. 股静脉穿刺法

股静脉穿刺法常用于急救加压输液或输血，或用于婴幼儿、衰竭患者及其他静脉采血困难，又需取血检验者。

（1）用物：治疗盘内盛皮肤消毒剂、棉签、无菌干燥注射器及针头、弯盘、标本容器等。

（2）实施：①将用物携至床旁，核对床号、姓名，向患者做好解释说明。

②协助患者仰卧，将穿刺侧大腿外旋，小腿屈曲 90° 使呈蛙式，穿刺侧臀下垫小沙袋或小枕。③常规消毒穿刺部位皮肤及术者左手示指。④用左手示指在腹股沟韧带中部，扪准股动脉搏动最明显处并固定；右手持注射器，使针头与皮肤呈直角或 45° 角，在股动脉内侧 0.5cm 处刺入，见抽出暗红色血，表示已进入股静脉，立即固定针头，根据需要采取血标本或注射药物、输液（血）等。如无回血，继续刺入或缓慢边退边抽，试抽至见血为止。⑤抽血完毕拔出针头，局部用无菌纱布加压止血。⑥取下针头，将血液沿标本管缓慢注入。⑦整理床单位及用物，所采标本贴上标签，立即送检。

（3）注意事项：①严格无菌操作规程，防止感染。②如抽出为鲜红色血液，提示穿入股动脉，应立即拔出针头，用无菌纱布按压穿刺处 5~10 分钟，直至无出血为止。③抽血或注射完毕，应立即用无菌纱布压迫数分钟，以免引起局部出血或血肿。④不得多次反复穿刺，以免形成血肿。⑤穿刺处皮肤不得有糜烂或感染。⑥针头勿向上穿刺太深，以防伤及腹腔脏器。

【评价】

1. 严格执行三查七对，无菌观念强。

2. 患者对操作满意，无紧张、焦虑情绪、无不良反应。

3. 患者用药后达到预期的效果。

第十二章　静脉输液法

静脉输液法是利用液体静压的原理，将一定量的无菌溶液或药液直接滴入静脉的方法。其目的是：①纠正水、电解质失调，维持酸碱平衡。②补充能量和水分。③输入药物，治疗疾病。④增加血容量，维持血压。⑤利尿消肿，降低颅内压。

【评估】

1. 核对医嘱　输液卡、患者姓名及床号。

2. 患者评估

（1）全身情况：目前病情，治疗、用药、意识状态。

（2）局部情况：穿刺部位皮肤有无瘢痕、红肿、溃烂；局部静脉是否显露，肢体活动有无障碍。

（3）心理状态：患者对穿刺输液的态度，有无紧张、焦虑等情况。

（4）健康知识：对疾病和输液作用的认识程度。

3. 环境评估　环境是否清洁、符合输液要求，光线是否充足。

4. 用物评估　输液液体和药物的质量，有无配伍禁忌；输液用物的灭菌时间、质量。

5. 操作者评估　对所用液体和药物基本知识的掌握程度。

【计划】

1. 预期目标

（1）患者紧张、焦虑反应减轻或消失。

（2）患者基本了解药物作用，输液顺利，无不良反应。

（3）患者输液后达到预期的疗效。

2. 准备

（1）操作者准备：着装整齐、洗手、戴口罩，必要的药物基本知识。

（2）患者准备：明确穿刺输液的目的，无紧张、焦虑情绪，主动配合，排空大、小便。

（3）环境准备：准备一个清洁、舒适、明亮、宽敞的操作环境。

（4）根据患者具体情况准备用物（以密封式静脉输液为例）：治疗盘内盛持物钳、无菌纱布缸、压脉带、皮肤消毒剂、弯盘2个、小枕、一次性手套输液胶贴（胶布）、输液器、一次性注射器、输液溶液、药物、砂轮、无菌棉签、剪刀、笔、输液卡，输液架，必要时备夹板和绷带。

　　备齐用物后查对药物的名称、剂量、浓度及质量；检查一次性注射器、输液器的质量、批号、有效期；检查无菌纱布缸、盛消毒液瓶的指示胶带有无变色。

【实施】

1. 密封式静脉输液法

　　（1）配药：①检查药物质量、批号、规格，注意配伍禁忌。去掉输液瓶外包装，检查瓶口有无松动、瓶身有无裂缝、液体名称、有效期及澄明度。在输液瓶标签上注明患者床号、姓名及添加的药物。②取注射器吸取药物，将药液加入瓶内。③再次核对输液卡、液体和药物，无误后在输液卡上签名。④请另一护士核对、签名。⑤检查打开输液器，将输液管和通气管的针头同时插入瓶内。关闭输液器开关。

　　（2）实施：①将用物携至患者床旁，核对床号、姓名，解释目的。②备好胶布。查对后将输液瓶挂于输液架上并固定通气管。③选择血管，先消毒皮肤一遍，在穿刺部位上方 6cm 系上压脉带，以穿刺点为中心螺旋式消毒皮肤，直径在 5cm 以上。用 2% 碘酊消毒一遍，再用 70% 乙醇消毒两遍，或用聚维酮碘消毒两遍。④取下输液管排气，关上调速器。⑤以左手绷紧消毒部位下的皮肤，右手拇指和示指握针柄，使针尖斜面向上，针头斜面与皮肤呈 15°~30° 角，由静脉上方或侧方平稳刺入皮下，再沿静脉走向潜行刺入静脉，见回血后再将针头平行推进少许。⑥松压脉带，打开调速器，见液体点滴通畅，用输液胶贴固定，必要时用夹板固定。遮盖好患者，冬天注意保暖。⑦然后脱手套，取下口罩。⑧根据病情调节输液速度，成人一般 40~60 滴 /min，小儿 20~40 滴 /min。⑨注意观察患者输液后的反应。⑩再次查对无误后，在输液卡上记录时间、滴速并签名。协助患者取舒适的卧位，整理床单位，清理用物，洗手。向患者或家属交待注意事项，并根据情况进行健康教育。

　　（3）注意事项：①严格执行查对制度和无菌操作。需长期输液者应注意保护静脉，一般从远端小静脉开始。②注意药物的配伍禁忌，刺激性强的药物应确保针头在血管内再加药物。③根据病情有计划地安排输液顺序，如需加入药物，应合理安排，使其尽快达到治疗效果。④药液滴尽前要及时更换输液瓶或拔针，严防造成空气栓塞。⑤输液中应加强巡视，耐心听取患者的主诉，严密观察，及时处理输液故障。⑥持续输液 24 小时以上者，需每天更换输液瓶和输液管。⑦昏迷小儿及不合作的患者输液时可选择头皮静脉，如四肢输液时需用夹板固定。

　　其他用物同密闭式静脉输液法。

2. 开放式输液法　此法能灵活变换输液种类和数量，随时按需要加入各种

药物，适用于危重患者及手术患者。

（1）用物：开放式输液装置 1 套，包括输液瓶连接短管—墨菲滴管→长管→玻璃接头→针头。

（2）配药：①核对输液卡、药物，检查药液的质量，除去密闭瓶铝盖，消毒瓶塞及瓶颈。②打开输液瓶包，查对灭菌指示卡，检查输液筒、墨菲管、接头是否完好。③用无菌纱布包好接头，夹紧输液管，将输液瓶挂于输液架上。④按取无菌溶液法打开瓶塞，先倒少量溶液冲洗瓶口，再倒入 30~50ml 溶液冲洗输液瓶和输液管，以减少输液反应。然后倒入所需溶液，盖好瓶盖。排尽管内空气，接针头备用。

（3）实施：①将用物携至患者床旁，核对床号、姓名，向患者解释目的。②备胶布，将输液瓶挂于输液架上。③选择穿刺部位，常规消毒皮肤，扎压脉带，再次消毒皮肤，嘱患者握拳。④松开夹子，再次排尽空气，仔细检查输液管，确定无气泡后夹紧输液管，进行静脉穿刺，见回血后再顺静脉平行推进少许，嘱患者松拳，松开夹子，见液体点滴通畅后，固定针头。必要时用夹板固定。⑤根据病情调节输液速度，向患者交待注意事项。整理床单位和用物，洗手。如输液过程中需添加溶液，溶液瓶勿触及输液瓶口，以免污染输液瓶。如需在瓶中加入药物，应用注射器抽吸药液，取下针头（避免针头落入输液瓶内污染药液），在距离输液瓶口约 1cm 处注入，并轻轻摇匀药液。

（4）注意事项：①随时检查、调节墨菲管中的液面水平。②吊瓶中溶液滴完时要及时添加药液，严防空气进入血管。

3. 头皮静脉输液法 头皮静脉输液法适用于小儿，不影响患儿活动，便于固定和保暖。

（1）用物：同周围静脉输液法。另备 4~5 号头皮针，按需要备 10ml 注射器（抽吸 0.9% 氯化钠注射液备用）和备皮用物。

（2）实施：①同周围静脉输液法备好输液瓶，挂在输液架上，排尽空气，备好胶布。②必要时剃去局部头发，助手固定患儿头部及肢体，操作者立于患儿头侧，选择静脉。注意头皮静脉与动脉的鉴别。③用 70% 乙醇消毒局部皮肤，待干。④接上头皮针（或用注射器抽吸 0.9% 氯化钠注射液接头皮针），再次排气后，用左手拇指、示指分别固定静脉两端，右手持头皮针的针柄沿静脉向心方向平行刺入，见回血后，松开调节器（或血管钳），待点滴通畅后用胶布固定针头。⑤按病情、年龄和药液性质调节滴速，一般不超过 20 滴 /min。⑥向患儿家属交待注意事项。⑦整理床单位及用物，观察输液后反应。

（3）注意事项：①无菌观念强，坚持三查七对，注意配伍禁忌。②坚持按医嘱调节好输液速度，以免引起肺水肿。③经常巡视患儿，严密观察全身反应，如有面色苍白、发冷、呼吸困难、发绀等情况，立即通知医师，及时处理。

4. 颈外静脉穿刺输液法 颈外静脉穿刺输液法适用于：①抢救危重患者，

建立长期输液途径，或周围静脉不易穿刺者。②为周围循环衰竭的危重患者测量中心静脉压，或行静脉高价营养输液。

（1）用物：同"静脉输液法"。

（2）配药：同"静脉输液法"。

（3）实施：①携用物至床旁，核对床号、姓名，做好解释说明。②备3~4条约10cm长的胶布或备专用敷贴。③挂输液瓶于输液架上，固定通气管，将调节器夹紧，针头用无菌纱布保护。④使患者去枕平卧，头偏向一侧，操作者站在穿刺部位对侧。打开无菌穿刺包，戴手套，消毒皮肤，铺孔巾。⑤选择穿刺点。助手以示指按压颈静脉三角区处，使颈外静脉充盈。⑥用1%普鲁卡因在预定穿刺点旁2mm处进行局部麻醉。再用尖刀片于穿刺点上刺破皮肤。⑦手持穿刺针呈45°角进针，入皮肤后呈25°角，沿颈外静脉方向穿刺。见回血后按住针孔，右手将硅胶管快速由针孔插入10~11cm，同时放开按针孔的左手。见硅胶管内回血即拔出穿刺针，接上输液管。用胶布距离穿刺点0.5cm处固定硅胶管，穿刺处经消毒后覆盖纱布。⑧根据病情调节好输液速度，向患者或家属交待有关事项，整理床单位及用物。⑨输液完毕，将0.4%枸橼酸钠等渗盐水1~2ml注入硅胶管内，用无菌小塞塞住针栓，外套消毒橡胶管，再用别针固定于敷料上。

（4）注意事项：①硅胶管内如有回血，须及时用0.4%枸橼酸钠等渗盐水冲注，以免硅胶管被血块堵塞。②遇输液不畅，应注意有无下列情况：硅胶管弯曲，影响液体输入；硅胶管滑出血管外。③拔管时，硅胶管末端接上空针，边抽吸边拔管，防止残留小血块进入血液循环造成血栓。④用于输液时可用普通管腔较粗的针头穿刺，然后置入硅胶管或医用硅塑管，也可用动静脉套管针直接穿刺固定。如测量中心静脉压时，用粗针头刺入静脉后，先置入导引钢丝，然后拔出针头，将导管套在导引钢丝上顺势插入血管达预计深度后，退出引导钢丝，固定导管。⑤对危重患者或血容量明显不足者，静脉穿刺时应重视静脉被刺中时的手感，估计已刺中而无回血时，应用注射器缓慢回抽以鉴别（此类患者往往没有回血，但可抽到）。

【评价】

1.护士坚持三查七对，无菌观念强，操作熟练，排气一次成功，一针见血。

2.患者满意，输液通畅，局部无肿胀，无不良反应，达到预期药效。

第十三章 静脉输血法

静脉输血法是将血液通过静脉输入到体内的方法，其目的是：①补充血容量，增加心排血量，升高血压，促进循环。②增加血红蛋白，促进携氧功能。③供给各种凝血因子，有助于止血。④增加白蛋白维持胶体渗透压，减少组织渗出和水肿。⑤补充抗体，以增强机体抵抗力。⑥促进骨髓系统和网状内皮系统功能。

【评估】

1.核对医嘱 患者的床号、姓名、住院号、血型、交叉配血结果及需要的血量。

2.患者评估

（1）全身情况：患者的病情、目前所用药物及治疗情况、生命体征、意识状态、输血的原因等。

（2）局部情况：穿刺肢体的活动情况，局部皮肤有无红肿、硬结、瘢痕，穿刺静脉是否粗直。

（3）心理状态：患者对现有疾病的认识、反应，有无焦虑、恐惧反应，对输血的反应，合作程度等。

（4）健康知识：对疾病与输血作用的认识。

3.环境评估 环境是否符合输血要求，光线是否充足。

4.用物评估 血液的质量、输血器的质量、灭菌期。

5.操作者评估 着装是否符合输血要求，对输血基本知识掌握的程度。

【计划】

1.预期目标

（1）患者明确输血的目的，积极配合。

（2）患者失血得到纠正，生命体征在正常范围内，输血顺利，无不良反应。

2.准备

（1）操作者准备：着装整齐，洗手，戴口罩。

（2）患者准备和环境准备：同"静脉输液法"。

（3）用物准备：治疗盘内盛0.9%氯化钠注射液、皮肤消毒剂、压小枕、手套、一次性输血器一套、胶贴、剪刀、弯盘、无菌棉签，血单。

（4）取血：凭提血单与血库人员共同做好"三查""八对"，"三查"即血液的有效期、血液的质量和输血装置是否完好；"八对"即对姓名、床号、住院号、血瓶（袋）号、血型、交叉配血试验结果、血液种类和剂量，在配血试验单上签名。

（5）取血后：勿剧烈震荡血液，以免红细胞大量破坏而引起溶血，不能将血液加温，防止血浆蛋白凝固变性而引起反应，可在室温下放置15~20分钟后再输入。

（6）备齐用物，检查血液的质量，输血人的血型及交叉配血的结果，血量、抽血时期，检查输血器的质量、批号、有效期。

（7）经两人核对供血者与受血者姓名、血型、交叉配血结果无误后，核对者、执行者签全名。

【实施】

1 密闭式输血法

（1）备齐用物携至床旁，核对床号、姓名，与患者交流，解释目的。

（2）戴手套。按密闭式静脉输液法，为患者输入少量 0.9% 氯化钠注射液。

（3）血液必须经两人核对无误后方可输入。再次查对血液、血量、受血者姓名、床号、住院号无误后，将储血袋外包装去掉，以旋转式轻轻摇匀血液后，挂于输液架上。

（4）打开储血袋密闭式开口系统；消毒，将输血器的针头从等渗盐水瓶拔出；平行插入储血袋中，脱手套。

（5）调节输血速度：开始 10 分钟内速度宜慢，15~20 滴 / 分钟，严密观察 15 分钟后，如患者无不适，可根据年龄与病情调节滴速。一般成人每分钟40~60 滴，儿童酌减。

（6）再次核对，记录时间、滴速。签名。

（7）整理床单位，将患者穿刺的肢体置于舒适的位置。向患者交待注意事项。整理用物，洗手。

（8）经常巡视患者，观察输血后反应。

（9）输血完毕，继续输入少量等渗盐水（约30ml），将输血管内血液输完，0.9% 氯化钠注射液输完后拔针。

（10）血袋装入原塑料袋中，再放入纸盒内，存冰箱中保存 24 小时后，放如有黄色标记的污物袋中集中焚化处理。

2. 开放式输血

（1）备齐用物携至床旁，核对床号、姓名，与患者交流。

（2）戴手套，按开放式输液法输入少量 0.9% 氯化钠注射液。

（3）按密闭式输血法核对、检查血液。无误后，将储血瓶以旋转式轻轻摇匀，启开储血瓶铝盖、瓶口。常规消毒后打开瓶塞，火焰消毒储血瓶瓶口和输血瓶。

（4）取无菌漏斗，用无菌生理盐水冲湿漏斗内纱布，置于输血瓶口上，将血液经漏斗内纱布滤过后缓慢流入输血瓶中，输血瓶口及盖经火焰消毒后盖上。

（5）根据病情调节输血速度。再次查对后，执行者签全名。

（6）输血完毕后，输入少量的 0.9% 氯化钠注射液，再输另一袋血；如不继续输血或输其他溶液，则拔出针头，用无菌棉签按压穿刺部位至无出血为止，脱手套。

（7）整理床单位，清理用物；储血瓶保存 24 小时备查。

【评价】

1. 护士坚持三查八对，无菌观念强，操作正确熟练。

2. 能与患者有效沟通。

3. 患者满意，输血通畅，无输血反应，输血后症状改善。

【注意事项】

1. 根据配血单采集血标本，要求每次为一位患者采集，禁止同时采集两位患者的血标本，以避免差错。

2. 输血时须两人核对无误方可输入。

3. 如用库血，必须认真检查库血质量。

4. 输入两瓶（袋）以上血液时，两瓶（袋）之间须输入少量 0.9% 氯化钠注射液。

5. 输入血液内不得随意加入其他药品，如钙剂、酸性或碱性药物、高渗或低渗溶液，以防止血液变质。

6. 输血过程中，应听取患者的主诉，密切观察有无输血反应，如发生严重反应，应立即停止输血，给予相应的护理措施，并保留余血以供检查，分析原因。

【并发症及其处理】

1. 发热反应

（1）相关因素：主要由致热原引起，如保养液或输血用具被致热原污染；违反无菌操作原则，造成污染而导致发热，或多次输血后，受血者血液中产生抗体而引起发热。

（2）处理：反应轻者，先减慢输血速度，若症状继续加重，则暂停输血，给予 0.9% 氯化钠注射液静脉滴注，以维持静脉通路，密切观察生命体征。

根据情况对症处理：如患者畏寒、寒战时应保暖，给热饮料、热水袋，加盖被子；有高热时，行物理降温。按医嘱给抗过敏药、退热药或肾上腺皮质激素。

2. 过敏反应

（1）相关因素：由于患者过敏体质，输入血液中的异体蛋白同过敏机体的蛋白质结合，形成完全抗原而致敏；或献血员在献血前用过可致敏的药物或食物，使输入血液中含致敏物质。

（2）处理：①发生过敏反应时，轻者应减慢其输血速度，继续观察，重者立即停止输血。②出现呼吸困难时，给予氧气吸入；喉头水肿严重时，配合气管插管或切开术；如发生过敏性休克，即协助抗休克治疗。③根据医嘱给予0.1%肾上腺素0.5~1ml皮下注射，或用抗过敏药物和激素如异丙嗪、氢化可的松或地塞米松等。

3. 溶血反应

（1）相关因素：输入异型血，即供血者和受血者血型不符，造成血管内溶血，一般输入10~15ml，即可产生症状。输血前红细胞已被破坏溶血，血液储存过久、保存温度不当（血库冰箱应恒温4℃），血液震荡过剧、血液内加入高渗或低渗溶液或影响pH值的药物、血液受到细菌污染等，均可导致红细胞被大量破坏。或Rh因子所致溶血。人类红细胞除含有A、B凝集原外，还有另一种凝集原，称Rh因子。我国人口99%为阳性，1%为阴性。Rh阴性者接受Rh阳性血液后，其血清中产生抗Rh阳性抗体，当再次接受Rh阳性血液时可发生溶血反应。一般在输血后1~2小时发生，也可延迟6~7天后出现症状。

（2）处理：①发生溶血反应时立即停止输血，与医师联系，并保留余血。采集患者血标本重做血型鉴定和交叉配血试验，安慰患者，以缓解其恐惧和焦虑。②维持静脉输液，以备抢救时静脉给药。③口服或静脉滴注碳酸氢钠，以碱化尿液，防止或减少血红蛋白结晶阻塞肾小管。④双侧腰部封闭，并用热水袋敷双侧肾区，防止肾血管痉挛，保护肾脏。⑤密切观察生命体征和尿量，并记录。对少尿、无尿者，按急性肾衰竭护理。如出现休克症状，即配合抗休克抢救。

4. 循环负荷过重（肺水肿）

（1）相关因素：输血速度过快，使循环容量急剧增加，心脏负荷过重而引起。患者突然出现呼吸困难、气促、咳嗽、咳粉红色泡沫样痰，严重时痰液从口鼻涌出，两肺可闻及湿啰音。

（2）处理：发现肺水肿症状，应立即停止输血，及时与医师联系进行紧急处理。酌情安置患者端坐，两腿下垂，以减少静脉回流，减轻心脏负担。加压给氧，同时给予20%~30%乙醇湿化吸氧，减低肺泡内泡沫的表面张力，使泡沫破裂消散，从而改善肺部气体交换，迅速减轻缺氧症状。按医嘱给予镇静、扩血管、强心、利尿药物，以减轻心脏负担。必要时进行四肢轮流结扎，可有效地减少静脉回心血量，待症状缓解后，逐步解除止血带。此外，对无贫血的患者可通过静脉放血200~300ml，以减少静脉回心血量。

5. 出血倾向和枸橼酸钠中毒

（1）相关因素：长期反复输血或短时间内输入血液量较多，由于库血中血小板已基本被破坏，凝血因子减少而引起出血；大量输血随之输入大量枸橼酸钠，如肝功能不全，枸橼酸钠尚未氧化即和血中游离钙结合而使血钙下降，以致凝血功能障碍、毛细血管张力减低、血管收缩不良和心肌收缩无力等。

（2）防治原则：连续输入几个单位的库存血时，可根据医嘱间隔输入新鲜血或血小板悬液，以补充足够的血小板和凝血因子。输入库血 1000ml 以上时，须按医嘱静脉注射 10% 葡萄糖酸钙或氯化钙 10ml，以补充钙离子。

6.细菌污染

（1）相关因素：在采血、保存、输血任何一个环节无菌操作不严，均可造成血液被细菌污染，其反应的程度，因细菌污染的种类、输血量和受血者的抵抗力不同而不同，严重者可出现中毒性休克、DIC、急性肾衰竭等，死亡率高。

（2）处理：一旦发现，应立即停止输血，通知医师，将剩余血与患者血标本送化验检查，做血培养和药敏试验。高热者按高热患者处理。

7.疾病感染 经输血传染的疾病（如病毒性肝炎、疟疾、艾滋病及梅毒等）。

（1）相关因素：由供血者带菌或带毒传给受血者。

（2）防治原则：对供血者应严格体检，优选供血者，凡有黄疸史、肝病、肝功能异常，或 3~5 年内患过疟疾、查血抗体阳性者等，均不能作献血员。严格地把握采血、储血和输血操作的各个环节，是预防上述输血并发症的关键措施。

第十四章　冷、热疗法

冷热疗法是利用冷和热的物理作用，通过皮肤引起机体循环和代谢的变化，以达到治疗的目的。

第一节　热水袋使用法

热水袋主要用于保暖、解痉、镇痛，促进血液循环，减轻局部充血，促进炎症消散或局限。

【评估】

1. 患者评估

（1）全身情况：目前病情，意识状态，实施冷、热疗的原因。

（2）局部情况：皮肤有无红肿、化脓、疼痛、肿胀及积液等情况。

（3）心理状态：合作程度和自理能力。

（4）健康知识：患者对冷、热疗作用和知识了解的程度。

2. 环境评估　环境是否安静、舒适。

3. 用物评估　热水袋、冰袋、坐浴设备是否符合要求。

【计划】

1. 预期目标

（1）患者学会使用一般的冷、热疗知识和方法。

（2）患者能达到预期效果，疼痛缓解，无冻伤、烫伤发生。

2. 准备

（1）操作者准备：着装整齐，洗手，根据情况戴口罩，掌握一定的热疗知识。

（2）患者准备：理解用热疗的目的，主动配合，排空大、小便。

（3）用物准备：热水袋及套、水温计、水罐内盛热水（水温 60℃ ~ 70℃ ）。

（4）环境准备：安静、舒适。

【实施】

1. 测水温，将热水灌入热水袋容积的 1/2~2/3，排尽袋内空气，旋紧塞子。

2. 擦干、倒提热水袋，如无漏水，装入布袋中。

3. 将用物携至床旁，核对床号、姓名，向患者解释并指导使用方法。

4. 置热水袋于所需部位。

5. 热水袋使用完毕，将水倒净，倒挂晾干后吹气，旋紧塞子。

【评价】

1. 患者达到预期目标，无冻伤、烫伤，并学会了一定的冷疗或热疗知识。

2. 护士关心患者，注意观察病情变化和局部情况。

【注意事项】

1. 必须测量水温，不能直接用开水灌注热水袋。

2. 使用热水袋过程中，应定时检查患者局部皮肤，如发现皮肤潮红，应立即停止使用，并在局部涂凡士林，以保护皮肤，如需要持续使用热水袋，水温降低后应及时更换热水。

3. 对婴幼儿、老年人、麻醉未清醒、末梢循环不良、昏迷等患者，热水袋水温不能超过50℃。袋套外再包大毛巾，不可直接接触皮肤，以免烫伤。

4. 严格执行交接班制度。

第二节　热水坐浴法

热水坐浴用于减轻或消除会阴部及肛门部的充血、水肿、炎症、疼痛，保持清洁、舒适，预防感染，促进伤口愈合。

【评估】

1. 患者评估

（1）全身情况：目前病情，意识状态，实施冷、热疗的原因。

（2）局部情况：皮肤有无红肿、化脓、疼痛、肿胀及积液等情况。

（3）心理状态：合作程度和自理能力。

（4）健康知识：患者对冷、热疗作用和知识了解的程度。

2. 环境评估　环境是否安静、舒适。

3. 用物评估　坐浴设备是否符合要求。

【计划】

1. 预期目标和准备（除用物和环境外）：同热水袋应用。

2. 用物准备：水温计、坐浴椅、消毒坐浴盆、40~45℃水或1∶5000高锰酸钾溶液、无菌纱布、浴巾、屏风，必要时备换药用物。

3. 环境准备：冬天调节室温，注意遮挡患者，保护隐私。

【实施】

1. 备齐用物携至床旁，核对床号、姓名，向患者说明目的和方法。

2. 用屏风遮挡，嘱患者排空大、小便及洗净双手，将备好的药液和温水倒入盆内 1/2 处。

3. 测量水温，调至 40~45℃，嘱患者脱裤至膝，露出臀部坐于坐浴盆内。随时调节水温至患者能耐受。坐浴时间一般为 15~20 分钟。

4. 坐浴毕，擦干臀部。如有伤口，坐浴后按换药法处理伤口。

5. 清理用物，消毒备用。

【评价】

1. 患者达到预期目标，无冻伤、烫伤，并学会了一定的冷疗或热疗知识。

2. 护士关心患者，注意观察病情变化和局部情况。

【注意事项】

1. 坐浴中，注意观察患者面色和脉搏，如患者诉乏力、眩晕应停止坐浴。

2. 女患者月经期、妊娠后期、产后 2 周内及阴道出血和盆腔急性炎症时均不宜坐浴，以免引起盆腔内感染或早产。

3. 冬天应注意室温和保暖。

4. 注意水温及药液浓度，防止烫伤。

第三节　冰袋使用法

应用冰袋可以减轻局部充血、出血及疼痛，控制炎症的扩散，降低体温、减少脑细胞的耗氧量。

【评估】

同热水袋应用。

【计划】

除用物外其他事项同热水袋应用。

用物准备：冰袋及套、冰块、盆、锤子、帆布袋、勺。

【实施】

1. 将冰块放入帆布袋中，用锤砸成小块，倒入盆中用水冲棱块。

2. 用勺将冰装入冰袋约 2/3 处，排尽空气，夹紧袋口。擦干后倒提，检查有无漏水，然后套上布套。

3. 将用物携至床旁，核对床号、姓名，向患者或家属说明方法，取得合作。

4. 将冰袋置于所需的部位，冰融化后，应及时更换。

5. 用毕将水倒出，倒挂晾干。

【评价】

同热水袋应用。

【注意事项】

1. 随时检查冰袋有无漏水，布套湿后应立即更换。

2. 经常观察冰敷部位皮肤的变化，防止冻伤。

3. 高热患者冰袋可放置前额、头顶或体表大血管处（如颈部、腋下、腹股沟等处），禁止放在心前区、腹部和足底。

第四节　乙醇拭浴

乙醇拭浴是利用乙醇的挥发性及其刺激皮肤血管扩张的作用，通过蒸发而增加机体散热降温的目的。

【评估】

1. 患者评估

（1）全身情况：目前病情、意识状态、体温、体质情况，有无风湿病等。

（2）局部情况：皮肤颜色、末梢循环情况。

（3）心理情况：对乙醇拭浴的顾虑和担心，合作程度和自理能力。

（4）健康知识：患者对冷疗知识了解的程度。

2. 环境评估　室温是否适宜、门窗是否完好。

3. 用物评估　用物是否齐备、排列有序、便于操作；乙醇的浓度、剂量是否合适，热水袋有无破损。

【计划】

1. 预期目标

（1）患者自觉身体舒适，心情舒畅。

（2）安全有效。

（3）明确乙醇拭浴目的和作用，学会一定的冷疗方法。

2. 准备

（1）操作者准备：着装整齐，洗手，根据情况戴口罩。

（2）患者准备：明确乙醇拭浴的目的，愿意合作，排空大、小便。

（3）用物准备：护理车上置治疗碗（内盛 25%~35% 乙醇 100~200ml，温度 27℃~37℃）、小毛巾 2 块、大毛巾、冰袋及套、热水袋及套、清洁衣裤及屏风。

（4）环境准备：关门窗，调节室温至 22~24℃，屏风遮挡。

【实施】

1. 备齐用物携至床旁，核对床号、姓名，向患者说明目的，按需给予便器。

2. 移开床旁桌，脱上衣置床尾栏杆上，解松腰带，置冰袋于头部，置热水袋于足底。

3. 露出近侧上肢及半侧胸部，大毛巾垫于拭浴部位下面，将小毛巾拧至半干呈手套式缠在手上，以离心方向拍拭。自颈部侧面沿上臂外侧拍拭至手背，再自侧胸经腋窝沿上臂内侧至手掌，血管丰富处，应适当延长时间。用大毛巾拭干。同法拍拭对侧，每侧各拍拭 3 分钟。

4. 助患者侧卧，背向护士。垫大毛巾，背部分左、中、右三部向下拍拭并按摩骨隆突处。全背共拍拭 3 分钟，用大毛巾拭干，更换上衣，助患者仰卧。

5. 助患者脱裤遮盖会阴，露出近侧下肢，下垫大毛巾，自髂骨沿大腿外侧拍拭至足背，再从自腹股沟沿大腿内侧拍拭至内踝，然后自腰经大腿后侧再经腘窝至足跟，用大毛巾拭干皮肤。同法拍拭对侧，每侧下肢各拍拭 3 分钟更换裤子，取下热水袋。

6. 助患者取舒适的卧位，整理床单位和用物，洗手。

【评价】

1. 患者感觉舒适，拭浴后无皮肤发红、苍白、出血点和感觉异常等情况。
2. 患者学会一定的冷疗知识。

【注意事项】

1. 乙醇温度应接近体温，避免过冷的刺激使大脑皮质更加兴奋，进一步促使横纹肌的收缩，致使体温继续上升。

2. 拭浴时以拍拭方式进行，不用摩擦方式，因摩擦生热。在拭腋窝、腹股沟、腘窝等血管丰富处，应适当延长时间，以利散热。

3. 禁拭后颈、胸前区、腹部及足底等处。

4. 拭浴过程中，密切观察患者情况，如出现寒战、面色苍白等，应立即停止，并及时与医师联系。

5. 拭浴后 30 分钟测量体温并记录，如体温降至 39℃以下，应取下头部冰袋。

第十五章 导尿术

导尿术是在严格无菌操作下,用导尿管经尿道插入膀胱引出尿液的方法。其目的是:①为尿潴留患者放出尿液,以减轻痛苦;②协助临床诊断,如留取不受污染的尿标本作细菌培养,测量膀胱容量、压力及检查残余尿,进行尿道或膀胱造影;③为膀胱肿瘤患者进行膀胱腔内化疗。

【评估】

1.核对医嘱　床号、姓名、导尿目的。

2.患者评估

(1)全身情况:目前病情,诊断、意识状态,生命体征,治疗及导尿目的,饮水和排尿习惯等。

(2)局部情况:膀胱充盈情况、会阴部皮肤及黏膜情况。

(3)心理方面:是否有焦虑不安、自卑等心理,合作程度,对疾病的认识。

(4)健康知识:饮水、卫生习惯,接受保健知识的能力。

3.环境评估　环境是否安全、舒适,能保护患者的隐私。

4.用物评估　导尿包的灭菌日期、灭菌效果,消毒液的有效浓度、有效期,无菌手套的号码、灭菌日期、灭菌效果等。

【计划】

1 预期目标

(1)患者舒适,尿潴留解除,对操作满意。

(2)患者理解导尿的目的,主动配合,无不良反应发生。

2.准备

(1)操作者准备:着装整齐、洗手、戴口罩。

(2)患者准备:理解导尿的目的,主动配合。

(3)用物准备:治疗盘内备会阴消毒包、0.9%氯化钠注射液、无菌导尿包(内装双腔气囊导尿管2根、弯盘2个、小药杯、消毒棉球数个、液状石蜡瓶、标本瓶、血管钳2把、孔巾、纱布数块)、无菌持物钳、无菌手套1双、一次性手套1双、治疗碗(内盛消毒棉球数个)、血管钳、聚维酮碘、弯盘、橡胶单、治疗巾、绒毯,车下备便盆及便盆布、屏风。

(4)环境准备:关门窗、调节室温、拉床帘或屏风遮挡。

【实施】

1. 女患者导尿术

（1）备齐用物携至床边，核对床号、姓名，向患者做好解释，使其配合操作。

（2）嘱患者清洗外阴，或协助重症患者清洗。

（3）患者取仰卧屈膝位，脱去一侧裤腿，盖另一侧腿部，两腿略向外展，露出外阴，对侧腿部用棉被或毛毯遮盖，注意保暖。

（4）垫橡胶单和治疗巾于臀下，打开会阴消毒包，左手戴手套，右手持血管钳夹 0.1% 苯扎溴铵酊（或聚维酮碘）棉球消毒会阴，顺序由内向外，自上而下，每个棉球限用 1 次。污棉球及手套放弯盘内移至车下。

（5）取无菌导尿包置患者两腿之间并依序打开，倒 0.1% 苯扎溴铵酊（或聚维酮碘）溶液于小药杯内。

（6）戴无菌手套，铺孔巾，使孔巾和导尿包包布连接形成一无菌区。

（7）按操作顺序排列无菌用物。用液状石蜡棉球润滑导尿管前端后置弯盘内备用。将另一弯盘移近外阴处，左手分开并固定小阴唇，右手持血管钳夹 0.1% 苯扎溴铵酊（或聚维酮碘）棉球自上而下，由内向外分别消毒尿道口及双侧小阴唇（尿道口须消毒两次），每个棉球限用一次。用过的血管钳、棉球置弯盘内移至床尾。

（8）左手继续固定小阴唇，右手将盛导尿管的弯盘置于孔巾口旁，用血管钳持导尿管对准尿道口轻轻插入 4~6cm，见尿液流出再插入 1cm 左右（气囊导尿管再插入 3~4cm），松开左手，固定导尿管，将尿液引入无菌弯盘内或留取中段尿标本。

（9）导尿完毕，拔出导尿管或根据需要留置导尿管。

（10）撤去用物，擦净外阴，协助患者穿好裤子，整理床单位及用物。与患者交流，了解患者对导尿的反应，根据患者具体情况进行健康教育。

（11）做好记录，送检标本。

2. 男患者导尿术

（1）~（3）同女患者导尿术。

（4）操作者戴一次性手套，右手持止血钳夹消毒棉球消毒外阴、阴囊、阴茎，左手用无菌纱布裹住阴茎，将包皮向后推，用 0.1% 苯扎溴铵酊棉球擦拭，自尿道口向外旋转消毒龟头、包皮及冠状沟，一个棉球限用一次。外洗完毕脱手套。

（5）取无菌导尿包放于患者两腿之间依次打开，倒聚维酮碘溶液于小药杯，戴无菌手套，铺孔巾，使孔巾下缘连接包布构成一无菌区。

（6）润滑导尿管前端置弯盘内，左手用纱布裹住阴茎，自尿道口向外旋转消毒尿道口及龟头，用过的棉球及血管钳放入弯盘内移开。

（7）右手持止血钳夹导尿管轻轻插入 20~22cm，见尿液流出，再插入 2cm，将尿液引入无菌弯盘内，如需要留取尿液作培养，用试管或培养器留取中段尿，止血钳夹紧导尿管。

（8）导尿完毕，拔除导尿管，撤下孔巾，用纱布擦净外阴部，脱手套，协助穿裤，撤去绒毯、橡胶单及治疗巾，整理床单位及用物。

（9）护士洗手，作记录，留置尿标本者，将尿标本贴好标签后送检。

【评价】

1. 患者无痛苦，尿潴留症状解除。

2. 衣被无污染。

3. 护士操作熟练、正确，无菌观念强。

【注意事项】

1. 用物必须严格消毒灭菌，按无菌操作进行，以防尿路感染。

2. 选择光滑、通畅、粗细适宜的导尿管，插管动作应轻柔，以防损伤尿道黏膜。同时要注意保护患者自尊，耐心解释，操作环境要遮挡。

3. 为女患者导尿时，如误入阴道，应更换导尿管重新插入。

4. 若膀胱高度充盈且又极度虚弱的患者，第一次放尿不应超过 1000ml，因为大量放尿，使腹腔内压力突然降低，血液大量滞留在腹腔血管内，导致血压下降而虚脱；又因为膀胱内突然减压，引起膀胱黏膜急剧充血而发生血尿。

5. 如需留置导尿管者，要妥善固定导尿管。

常用的固定方法有：

（1）胶布固定法：①女性：用宽4cm、长12cm胶布一块，上 1/3 贴于阴阜上，下 2/3 剪成三条分别贴于导尿管及两侧大阴唇上，或用 2~3 条胶布分别将导尿管固定在一侧大阴唇和大腿内侧上 1/3 处。②男性：用蝶形胶布粘于阴茎两侧，再用细长胶布作半环形（开口处向上）固定蝶形胶布，在距尿道口 1cm 处再用细绳将导尿管与蝶形胶布的折叠端扎住。

（2）带气囊导尿管固定法：将导尿管插入膀胱后，向气囊内注入 0.9% 氯化钠注射液 5ml，夹紧气囊末端，轻拉导尿管以证实导管已固定。

6. 加强对留置导尿管的护理

（1）随时注意保持导尿管的通畅，防止导尿管脱出、扭曲、受压，以利尿液引流。

（2）每天定时更换集尿袋，及时倾倒尿液，记录尿量，集尿袋及引流管位置应低于耻骨联合，防止尿液反流，每周更换导尿管一次。

（3）保持尿道口清洁：女患者用 0.1% 苯扎溴铵酊棉球擦洗尿道口，每天 1~2 次，如分泌物过多，可先用 0.02% 高锰酸钾溶液清洗，再用 0.1% 苯扎溴铵酊棉球擦洗；男患者用 0.1% 苯扎溴铵酊棉球擦净龟头及包皮污垢。

（4）保持导尿管通畅，鼓励患者多饮水，及时观察尿液有无异常，每周作尿常规检查一次。

（5）长期留置导尿管者，在拔管前可作间歇引流夹管，以锻炼膀胱的反射功能。

第十六章 急救技术

第一节 给氧法

给氧法是指通过吸氧提高动脉血氧分压和动脉血氧饱和度,增加动脉血氧含量,纠正各种缺氧状态,促进组织的新陈代谢,维持机体生命活动。

【评估】

1. 患者评估

(1)全身情况:目前病情,生命体征、意识与精神状态,缺氧的表现与程度、原因等。

(2)局部情况:口唇、鼻尖、颊部、耳廓、甲床等处皮肤颜色、发绀程度;呼吸困难程度,有无张口抬肩、鼻翼扇动、三凹征等,以及呼吸频率、节律和深浅度变化。

(3)心理情况:心理状态,合作程度。

(4)健康知识:患者对自身疾病导致缺氧所拥有的知识,对氧气吸入疗法的认识程度。

2. 环境评估 病室内有无烟火、易燃品、火炉、暖气等。

3. 用物评估 氧气筒内是否有氧气,氧气表有无漏气;橡胶管、接头、流量表是否完好;氧气筒上是否挂了如下标志:有氧,防火,防油,防震,防热。

【计划】

1. 预期目标

(1)患者精神状态改善,表现安静。

(2)患者皮肤颜色改善或正常。

(3)患者呼吸改善或正常。

2. 准备

(1)操作者准备:着装整齐,洗手,根据情况戴口罩,熟悉患者病情。

(2)患者准备:缓解紧张情绪,积极配合治疗。

(3)准备用物:氧气装置一套、鼻导管、小药杯(盛冷开水)、纱布、扳手、弯盘、橡胶管、棉签、胶布、玻璃接管、输氧记录单、安全别针、倒入 1/3~1/2 蒸馏水于湿化瓶中。

(4)环境准备:如有火炉应距氧气筒 5m,告诉患者及其家属不要吸烟,氧气筒距暖气片 1m，切实做好四防，保证安全。

【实施】

1. 装氧气表和湿化瓶

（1）打开氧气筒上的总开关，放出少量的氧气冲走气门上的灰尘后关上。

（2）接氧气表并旋紧。

（3）接湿化瓶，橡胶管连接氧气表。

（4）检查氧气表上的小开关是否关闭，先开总开关后开小开关。检查氧气流出道是否漏气、是否通畅及全套装置是否适用。关小开关备用。

2. 输氧

（1）将氧气筒和用物推至床旁，核对床号、姓名，向患者解释。

（2）用湿棉签清洗并检查鼻孔。

（3）连接鼻导管或鼻塞，打开小开关，调节氧流量（小儿 1~2L/min，成人 2~4L/min，重症缺氧 4~6L/min）。

（4）检查鼻导管是否通畅，自鼻孔轻轻插入鼻导管，插入约自鼻尖到耳垂的 2/3 长度，如无呛咳，将鼻导管用胶布固定于鼻翼两侧及面颊部。如用鼻塞，则将鼻塞轻轻塞入鼻孔，鼻塞大小以塞住鼻孔为宜。

（5）记录上氧时间及流量，签全名。向患者及家属交待用氧注意事项。

（6）经常巡视患者，观察缺氧情况是否改善，交班，予以登记。

3. 停氧

（1）拔出鼻导管，擦净鼻部。

（2）关氧气瓶开关，关氧气表小开关。

（3）记录停氧时间，签全名。

（4）根据患者情况进行健康教育。

4. 操作完毕，整理床单位，清理用物
将用过的物品按消毒、清洗、消毒的程序进行料理，最后晾干备用，洗手。

【评价】

1. 患者精神状态改善，表现安静。

2. 患者缺氧症状改善，呼吸平稳。

3. 用氧安全，氧气装置无漏气，"四防"措施落实，患者满意。

【注意事项】

1. 严格遵守操作规程，注意用氧安全，切实做好"四防"：即防震、防火、防热、防油。氧气筒应放于阴凉处，周围严禁烟火和易燃品，至少距火炉 5m、暖气 1m，避免引起爆炸。

2. 用氧过程中，应经常观察缺氧症状有无改善，每 4 小时检查一次氧气装

置有无漏气以及是否通畅等。鼻导管持续用氧者，每班更换导管1次，双侧鼻孔交替插管。及时清除鼻腔分泌物，防止导管阻塞而失去用氧作用。

3. 用氧气时，应先调流量后插管，停氧时应先拔出导管，再关闭氧气开关，以免开错开关，致使大量氧气突然冲入呼吸道而损伤肺组织。

4. 氧气筒内氧气不可用尽，压力表上指针降至 $5kg/cm^2$，即不可再用，以防止灰尘进入筒内，于再次充气时引起爆炸。

5. 对未用或已用空的氧气筒，应分别悬挂"满"或"空"的标志，以便及时调换氧气筒，并避免急用时搬错而影响抢救速度。

第二节　人工呼吸器使用法

呼吸器作为急性或慢性呼吸衰竭的一种治疗措施，其目的是：换气功能和减少呼吸做功。

【评估】

1. **核对医嘱**　床号、姓名。

2. **患者评估**

（1）是否有用呼吸器的指征和适应证：如急性呼吸衰竭时出现呼吸停止或呼吸微弱经积极治疗后无改善，肺通气量明显不足者；慢性重症呼吸衰竭，经各种治疗无改善或有肺性脑病者。

（2）评估有无用呼吸器的禁忌证：如中等以上的活动性咯血、心肌梗死、大量的胸腔积液等。

【计划】

1. **预期目标**　患者通气、换气功能改善，呼吸做功降低。

2. **准备**

（1）操作者准备：熟悉患者病情，掌握用呼吸器的指征与禁忌证；熟悉呼吸机的性能和操作。

（2）患者准备：清醒患者理解用呼吸器的目的和意义，缓解紧张情绪，主动配合。

（3）用物准备：①简易呼吸器（呼吸囊、呼吸活瓣、大小合适的面罩、固定带及衔接管）。②呼吸机（定压型呼吸机、定容型呼吸机、多功能呼吸机、高频呼吸机）。③其他：气源为氧气和空气；高压氧气管、空气管各1根；减压表和扳手；管道系统及附件，包括主管道（5~6根）、信号管道（压力监测管及雾化管道）、加温器、湿化器、雾化器、滤水杯、支撑架、管道固定夹、温度计；过滤纸、无菌蒸馏水 1000ml、模拟肺、多功能电插板、可伸屈接头、无菌纱布、仪器使用登记本及笔。

（4）环境准备：同氧气吸入疗法。

【实施】

1. 简易呼吸器的应用

（1）清除呼吸道分泌物及呕吐物。

（2）解开患者衣领，操作者站于患者头侧（必要时用口咽通气道），使患者头后仰。放置面罩固定带，托起下颌，扣紧面罩。

（3）按 12~16 次 /min 有规律地反复挤压呼吸囊。

2. 呼吸机的应用

（1）根据需要选择性能良好、功能较全的机型。

（2）湿化瓶的水罐中放入滤纸及适量的无菌蒸馏水。

（3）连接呼吸回路、测压管、雾化器及模拟肺，检查是否漏气。

（4）携呼吸机及用物至床旁，核对患者床号、姓名，对清醒患者进行解释。

（5）将高压氧气表与减压表进气口连接，连接好空气管道。

（6）接通电源，依次打开空气压缩机、呼吸机及湿化器、加温器的开关。加温器需通电加温 5 分钟后方可给患者使用，湿化水温以 32~35℃为宜，24 小时湿化耗水量要在 250ml. 以上。

（7）根据患者情况选择呼吸模式键，设定通气方式：如自主呼吸（SPONT）、同步间歇指令通气（SIMV）、机械辅助呼吸（AMV）、机械控制呼吸（CMV）、持续气道正压（CPAP）、呼吸末正压（PEEP）。

（8）设定潮气量：一般按 5~15ml/kg 计算。

（9）设定吸入氧浓度：通常设置为 30%~50%，脱机前为 35%~40%，平时可根据血气分析和缺氧情况调节。

（10）设定呼吸频率：一般为 10~20 次 /min，吸呼时间比通常为 1：1~1：3。

（11）根据需要设定旁路气流、触发灵敏度等参数。

（12）设置报警上下限范围：包括工作压力、每分通气量、呼吸道阻力等。

（13）再次检查管道连接是否正确，有无漏气，测试各旋钮功能，试机后与患者连接。

（14）上呼吸机后严密监测生命体征、皮肤颜色及血气分析结果，并做好记录。

（15）自主呼吸恢复、缺氧症状改善后试停机，向患者解释，消除紧张心理，采取间断停机，严密观察病情，待患者症状缓解后停机。

（16）停机顺序：先关呼吸机，再关压缩机和氧气，最后切断电源。

（17）清洁患者口鼻，清理用物，消毒备用。

【评价】

1. 患者达到呼吸机应用的目的，呼吸功能改善。

2. 操作者操作熟练，熟悉呼吸机性能、维护与保养。

【注意事项】

1. 根据病情需要选择合适的呼吸机类型，熟练掌握呼吸机性能和操作方法。

2. 上呼吸机期间严密观察生命体征，注意呼吸改善指征，定期进行血气分析监测。

3. 保持呼吸道通畅，及时清除分泌物，定期湿化雾化。

4. 严格无菌操作，预防感染。

5. 加强机器管理。

第三节　徒手心肺复苏术

徒手心肺复苏是利用人工的方法使患者迅速建立起有效的循环和呼吸，恢复全身的血氧供应，防止加重脑缺氧，促进脑功能恢复。

【评估】

1. 患者评估

（1）判断意识：轻摇患者肩膀，呼唤其姓名，压眼眶、掐人中，有无反应。

（2）判断呼吸：观察有无胸廓起伏，并将耳部贴近患者口鼻，呼气时感觉有无气体逸出。

（3）判断心跳：触摸颈动脉或股动脉，无搏动。

（4）检查口腔、鼻咽部有无异物，观察面色和瞳孔。事实上一旦发现患者突然意识丧失和大动脉搏动消失，就应开始复苏。

2. 环境评估　评估病室空气是否新鲜，环境是否清洁，患者是否卧于硬板床上。

【计划】

1. 预期目标

（1）患者迅速恢复呼吸、循环和脑功能。

（2）无并发症。

2. 准备

（1）操作者准备：情绪稳定，镇定自如。

（2）用物准备：徒手，有条件者准备纱布（手帕）、木板。

（3）环境准备：开窗通风，保持室内空气新鲜。

【实施】

1. 判断神志是否清醒，心跳及呼吸是否停止（确认呼吸停止，立即抢救），大声呼救。

2. 开通呼吸道

（1）解开上衣，暴露胸部，松开腰带。

（2）操作者跪或站于患者身体左侧肩旁，颈部无损伤时，用仰头抬颈法或仰头抬颏法开通呼吸道。

（3）清理口鼻异物，取下义齿。

（4）在疑有颈椎损伤时头不应后仰，单纯托起下颏打开呼吸道。

3. 人工呼吸（口对口或口对鼻）

（1）急救者将按压前额的手的拇指与示指捏紧患者鼻翼两侧，另一手托起下颏，将患者口唇张开，盖上纱布或手帕。

（2）术者作深吸气后，对准患者口腔快而深地进行吹气，呼气时间为 1.5~2 秒，吹气量为 800~1200ml，看到患者胸廓升起后放松捏鼻翼的手指，让患者呼气（观看患者胸廓复原或感觉患者口鼻有气体呼出），继续以 12~16 次 /min 的频率进行人工通气。连续做 2 次人工呼吸，以使患者肺部充分换气。

4. 胸外心脏按压

（1）如心跳停止在 60 秒以内，则快速以拳捶击胸骨下段 1~2 次，若无效，立即行人工呼吸和胸外心脏按压。

（2）确定按压部位：胸骨中 1/3 与下 1/3 交界处。

（3）胸部按压：术者以示指及中指沿肋弓处向中间滑移，找到剑突后，再向上移动两横指，双手掌根部重叠放在其上，手指翘起并相互交叉互握，离开胸壁，肘关节伸直，利用体重和肩臂力量垂直向下用力，有节奏地挤压（不能冲击式），使胸骨下陷，成人 4~5cm，儿童 2.5~4cm，婴儿 1~2cm，小儿单手按压，新生儿两个指头按压。略作停顿后在原位放松，手掌根部不离开胸部定位点，连续做 15 次。

（4）再口对口人工呼吸 2 次，胸外心脏按压 30 次，如此反复，直至患者恢复自主呼吸和心跳。

（5）单人抢救人工呼吸与心脏按压的比例为 2：30。

【评价】

1. 患者出现有效的复苏征象：大动脉搏动出现，恢复自主呼吸，发绀减退。

2. 患者无并发症发生。

3. 操作熟练，手法正确，程序规范，动作迅速。

【注意事项】

1. 心脏按压部位要正确，用力要均匀，不宜过轻或用力过猛，以免造成无效按压，或发生骨折、气胸、内脏损伤、胃内容物反流等。

2. 心脏按压与放松时间为 1∶2；按压的频率：成人 80~100 次 /min，婴幼儿为 100~120 次 /min，新生儿为 140 次 /min；按压深度：成人为 4~5cm，儿童为 3~4cm，新生儿为 1.3~2.5cm。

3. 呼吸复苏时，注意充分开放呼吸道，吹气时口对口接触应严密。

第十七章 标本采集法

第一节 粪标本采集法

正确采集各种粪便标本的目的是：①常规标本：检查粪便的颜色、性状及有无脓血、寄生虫卵等。②隐血标本：检查粪便内肉眼不能看见的微量血液。③寄生虫及虫卵标本：检查寄生虫成虫、幼虫及虫卵并计数；进行浓缩集卵、钩蚴孵化、日本血吸虫毛蚴孵化等。④培养标本：检查粪便中的致病菌。

【评估】

1. 核对医嘱 认真核对病室、床号、姓名、采集项目和送检日期。

2. 患者评估 目前病情，诊断、治疗情况，采集粪标本的原因，心理状态，合作程度，自理能力，意识状态，局部情况等。

3. 用物评估 标本容器是否符合要求，并将核对好的检验单附联贴于标本容器上。

【计划】

1. 预期目标

（1）患者理解粪标本采集的目的，愿意配合。

（2）留取标本的方法正确，符合检验要求。

2. 操作准备

（1）用物准备：按不同的检验目的和要求准备用物，盛标本的容器（纸盒、带盖容器、无菌试管或无菌纸盒）、棉签、便盆。

（2）环境准备：提供一个清洁、安全、舒适的环境。

（3）患者准备：理解采集粪标本的目的、意义和方法，并主动配合。

（4）操作者准备：着装整齐，细心、负责，熟悉检验目的。

【实施】

1. 容器上贴好标签，查对无误。

2. 携用物至床旁，核对床号、姓名，做好解释，取得合作。

3. 标本采集

（1）常规标本采集：用竹签采取少量粪便（约蚕豆大小）放入蜡纸盒内送检。应选择脓血黏液部分，粪便如无脓血黏液，可采取多个不同部位及两端的粪便。

（2）隐血标本采集：嘱患者在采集标本前3天禁食肉类、鱼、肝、血、大量绿叶蔬菜等食物及含铁药物，以免出现假阳性反应，3天后按常规标本留取粪便送检。

（3）寄生虫及虫卵标本采集：①检查寄生虫卵，用棉签采集不同部位的标本5~10g装入带盖容器中及时送检。取标本时应尽量取异常便中脓、血及黏液部分。②查阿米巴原虫，在采取标本前用热水将便盆加温，便后连同便盆立即送检。因阿米巴原虫在低温下可失去活力难以找到。③检查蛲虫卵，在清晨患者起床前或晚上临睡前，用特制的肛门拭子或湿棉签轻擦患者肛门周围皱裂处，放入置有温盐水试管中立即送检。

（4）培养标本采集：嘱患者排便于便盆中，用无菌棉签采取粪便的脓血、黏液部分少许，置培养试管中，立即送检。必要时可用无菌棉签蘸等渗盐水，由肛门插入6~7cm，轻轻转动棉签取出粪便少许，插入培养试管中送检。

【评价】

1. 采集的标本准确、无误。
2. 能与患者有效沟通，患者满意。

【注意事项】

1. 患者服驱虫药后或做血吸虫孵化检查，应留取全部粪便，及时送检。
2. 检查阿米巴原虫时容器应加热。
3. 采集培养标本应取未接触便盆的大便，注意无菌操作，以免因污染而影响培养结果。

第二节　尿标本采集法

【评估】

1. **核对医嘱**　采集项目、病室、床号、姓名和送检日期。
2. **患者评估**　目前病情，诊断、治疗情况，采集尿标本的原因，心理状态，合作程度，自理能力，意识状态、局部情况等。
3. **用物评估**　标本容器是否符合要求，并将核对好的检验单附联贴于标本容器上。
4. **环境评估**　环境是否安静、清洁，能保护患者隐私。

【计划】

1. **预期目标**
（1）患者理解尿标本采集的目的，愿意配合。

（2）留取标本的方法正确，符合检验要求。

2. 准备

（1）用物准备：治疗盘内盛导尿包、冲洗用物、无菌手套、防腐剂、清洁容器（50~100ml），清洁带盖的大口容器（3000~5000ml）。

（2）环境准备：提供一个安全、舒适、能保护患者隐私的环境。

（3）患者准备：理解采集尿标本的目的、意义和方法，乐意配合。

（4）操作者准备：着装整洁，认真细致。

【实施】

1. 容器上贴好标签，查对无误。

2. 将用物携至床旁，核对床号、姓名，做好解释，取得合作。

3. 采集标本

（1）常规标本采集：嘱患者留清晨首次尿液 50~100ml 于标本容器中，立即送检。

（2）12 小时或 24 小时尿标本：嘱患者于清晨 7 时排空膀胱（弃去尿液）后开始留尿。留第一次尿后加入防腐剂，至次日清晨 7 时排净最后一次尿，将 24 小时尿液全部送检，如收集 12 小时尿标本时，则从晚上 7 时至次日清晨 7 时止。

（3）尿培养标本采集，按无菌操作给患者导尿或留取中段尿，用无菌试管接取 5ml 尿液，塞好管口，立即送检。

【评价】

1. 无菌观念强，采集的标本准确、无误。

2. 能与患者有效沟通，患者满意。

【注意事项】

1. 留取尿标本时，不可混入粪便，以防粪便中的微生物使尿液变质，女患者月经期不宜留尿标本，必要时先清洁外阴，再用干燥棉球塞住阴道口后留取。

2. 昏迷或尿潴留患者可通过导尿术留取标本。

3. 留取尿培养标本要严格执行无菌操作。

4. 留取 12 小时或 24 小时尿标本时，应将盛尿容器置阴凉处，并根据检验要求在尿液内加入防腐剂。

第三节　痰标本采集法

收集痰标本的目的有：①常规标本：采集痰标本作涂片，经特殊染色检查细菌、虫卵或癌细胞等。②24 小时标本：检查 1 天的痰量，观察痰液的性状，协助诊断，或者找结核分枝杆菌，或作 24 小时虫卵计数。③培养标本：检查痰液中的致病菌。

【评估】

1. 核对医嘱 化验单、检验项目、姓名、床号。

2. 患者评估

（1）全身情况：患者目前病情、意识状态，留痰前的用药情况，留痰标本的种类和原因，能否有效地咳出痰液。

（2）局部情况：咽喉部有无痰液，痰液的颜色、量、气味，有无呼吸困难、发绀程度等。

（3）心理状态：对收集痰标本的认识及配合能力。

（4）健康知识：①患者对自身疾病拥有的知识程度。②患者对采集痰标本的要求、目的、注意事项的认识程度。

3. 用物评估 检查标本容器是否与检验项目相符，标签是否贴好。

【计划】

1. 预期目标 收集的标本符合检验要求。

2. 准备

（1）操作者准备：同尿标本采集法。

（2）患者准备：患者明确采集痰标本的目的、要求和注意事项。

（3）用物准备：蜡纸盒或大口瓶，痰杯、无菌培养皿，漱口溶液。将容器贴好标签，容器标签上注明患者科室、姓名、床号、住院号。

【实施】

1. 将用物携至患者床旁，核对床号、姓名。向患者解释目的，说明方法，仔细核对检验单。

2. 常规标本采集：嘱患者晨起漱口后用力咳出气管深处的痰液，盛于清洁容器内送检。如找癌细胞，应立即送检。

3. 24 小时痰标本采集：标签贴于容器上，注明留痰起止时间；嘱患者将 24 小时（晨 7 时至次日晨 7 时）痰吐入容器内，不可将唾液、漱口水、鼻涕等混入痰内；及时送检。

4. 痰培养标本采集：嘱患者清晨用复方硼砂溶液漱口，再用清水漱口，深吸气后用力咳嗽，将痰吐入无菌培养瓶（皿）内，立即送检。

【评价】

1. 标本采集方法正确，有效地收集痰标本。

2. 患者明确收集痰标本的意义，掌握留痰标本的方法。

【注意事项】

1. 痰标本容器应加盖，避免痰中微生物播散。标本收集后应尽快送检，无法立即送检者应存放冰箱内。

2. 痰培养及药物敏感性试验标本应在使用抗生素之前收集，以免影响检查结果。

3. 痰标本内应避免混入唾液、漱口水或鼻涕。

第三篇

简明护理医学知识问答

第一章 基础护理知识

1. **联合国世界卫生组织（WHO）1948 年成立时通过的宪章中宣布健康的定义是什么？**

答：健康，不但没有躯体疾病，还要有完整的生理、心理状态和社会适应能力。

2. **保持病室内安静，医护人员应做到哪些？**

答：应做到说话轻、走路轻、关门轻、取放东西轻、操作轻。

3. **室内最适宜的相对湿度是多少？患者出现咽干、喉痛、口渴应考虑什么原因？**

答：为 50% ~ 60%。因室内湿度过低，空气干燥，人体水分蒸发加快，散发大量的热，所以患者出现咽干、喉痛；反之，空气潮湿，人体的水分蒸发太慢，患者则感到闷热不适。

4. **铺麻醉床的目的是什么？**

答：（1）便于接受和护理麻醉手术后的患者。

（2）使患者安全、舒适及预防并发症。

（3）保护被褥不被血液或呕吐物所污染。

5. **门诊护士应如何防止交叉感染？**

答：严格消毒隔离及无菌技术操作，做好预诊工作，疑有传染病患者应采取应急措施处理。

6. **出院患者有关记录文件如何办理？**

答：（1）在病区各项记录中取消患者的姓名和各种卡片，如住院患者诊断小卡、床头卡、服药卡、注射卡、饮食卡等。

（2）在体温单的相应时间栏内，用红笔竖写出院时间。将病历按出院病历排列顺序整理后，交病案室保存。

7. 何为有菌区？

答：未经过灭菌处理，或灭菌处理后被污染过的区域，称有菌区或非无菌区。

8. 何谓无菌技术？

答：无菌技术是指在执行医疗护理技术操作过程中，不使已灭菌的物品再被污染，并使之保持无菌的技术。

9. 无菌技术的基本操作法有几种？

答：无菌持物钳的使用法、无菌容器的使用法、取无菌包的包扎法和打开法、无菌盘的铺法、用无菌溶液法、戴手套法等。

10. 取用无菌溶液时应注意什么？

答：使用无菌瓶内的溶液时，不可将无菌敷料堵塞瓶口倾倒无菌溶液，或直接伸入无菌溶液瓶内蘸取，以免污染剩余的无菌溶液。

11. 铺无菌盘时应注意哪些事项？

答：铺无菌盘的区域必须清洁干燥，避免无菌巾受潮湿。无菌面不可触及衣袖和其他有菌物品，以免污染无菌区。覆盖无菌巾时边缘对齐。无菌盘有效期不超过四小时。

12，乙型肝炎患者使用过的注射器用何种消毒液浸泡？为什么？

答：应选用 0.5% 过氧乙酸溶液浸泡。因过氧乙酸溶液对多种微生物（包括芽孢、病毒）有高效、快速的杀菌作用。

13. 过氧乙酸消毒液有哪些杀菌作用？

答：过氧乙酸的气体和溶液都具有较强的杀菌作用。它能产生新生态氧，有强烈的氧化作用，新生态氧可将菌体蛋白氧化而使细菌死亡。

14. 为什么要求在清晨留尿标本？

答：因清晨排出的尿，尿量及各种成分的含量都比较稳定，且没有受到食物的影响，pH 值最低，有利于保持有形成分如细胞和管型等的完整。

15. 紫外线用于空气及物体表面消毒时的有效距离、时间是多少？

答：用于空气，有效距离不超过 2 米，时间 30~60 分钟；消毒物品时，在 25~60 厘米距离下，照射 20~30 分钟。从灯亮 5~7 分钟后开始计时。

16. 物理灭菌法的原理是什么？

答：是利用热力或光线等物理作用，使微生物的蛋白质及酶变性凝固，以达到灭菌的目的。

17. 白血病晚期化疗时应采取何种隔离？

答：保护性隔离。

18. 何谓生物净化（层流法）？

答：使空气通过孔隙 0.2 微米的高效过滤器，把微生物隔离在外，使室内空气净化。常用于手术室、烧伤病房等。

19. 何为熏蒸法？

答：利用消毒剂经加热或加入氧化剂而蒸发的气体进行消毒灭菌。

20. 休克患者为什么采取中凹卧位？

答：抬高头胸部，有利于呼吸，抬高下肢，有利于下肢静脉血的回流。

21. 常用的卧位有哪几种？

答：仰卧位、侧卧位、半坐位、俯卧位、头低脚高位，截石位、头高脚低位。

22. 何谓压疮？

答：压疮是身体局部组织长期受压，血液循环障碍，不能适当供给皮肤和皮下组织所需营养，以致局部组织失去正常功能而形成溃烂和组织坏死。

23. 患者长期卧床，骶尾部出现红、肿、麻木或触痛，可能是什么合并症？应如何处理？

答：压疮一期（瘀血红润期），首先应去除致病原因，采取多种措施，防止局部再度受压。可增加翻身和按摩次数，保持皮肤清洁干燥，局部行热敷，以改善血液循环，增加抵抗力。

24. 晨间护理有何临床意义？

答：（1）保持患者、病床和病室的整洁，使患者清洁舒适，促进身体血液循环，预防压疮及肺炎等并发症。

（2）观察和了解病情，为诊断、治疗和护理提供依据。

（3）实施精神护理及卫生宣教。

25. 饮食与疾病治疗的关系如何？

答：患病期间大多数食欲不振，进食量少，消化吸收能力减弱，导致营养物质供应不足，抗病能力减弱影响疾病的痊愈。根据病情加强饮食护理是促进康复的重要内容之一，甚至对某些疾病的治疗占很重要的地位，如维生素缺乏、糖尿病、肾炎等病证。

26. 成人胃管插入的长度是多少？

答：约45~55厘米。

27. 肾衰竭少尿期饮食应注意什么？

答：肾衰竭少尿期肾小球滤过率减少，肾脏不能把蛋白质的代谢产物排出，使血中非蛋白氮增高，氮质血症加重，这时应注意给食用低蛋白食物。

28. 哪些疾患需低脂肪饮食？

答：肝胆疾病、高脂血症、动脉硬化、肥胖症及腹泻等。

29. 消化功能减弱的患者应供给何种饮食？

答：高糖、低蛋白、低脂、高维生素饮食。

30. 卧床患者强调作好皮肤护理有何意义？

答：卧床患者由于疾病影响，生活不能自理，因渣屑、脓血及排泄物的污染，身体上污垢较正常人多，阻碍着皮肤的排泄功能，对患者的感觉器官有不良刺激。

若能加强皮肤护理，不仅使患者清洁舒适，促进循环和皮肤的排泄功能，而且能预防并发症的产生，有利于机体恢复。

31. 什么样的患者应用鼻饲法？

答：（1）对不能由口进食者，如昏迷、口腔疾病患者及口腔手术后或不能张口者。

（2）拒绝进食者。

（3）早产婴儿和病情危重的婴儿等。

32. 哪几种方法可以证明胃管已插入胃内？

答：（1）用注射器抽吸，有胃液抽出。

（2）用注射器从胃管注入 10 毫升空气，用听诊器能听到气过水声。

（3）将胃管末端置于盛水的杯中，无气体逸出；如有大量气体逸出表明误入气管。

33. 如何提高昏迷患者插胃管的成功率？

答：为提高插管的成功率，插管时将患者头向上仰。当胃管插入 15 厘米（会厌部）时，以左手托起患者头部，使下颌靠近胸骨柄，增大咽喉部通道弧度，便于管端沿后壁滑行徐徐插入至所需长度。

34，体温能保持相对恒定状态是什么原因？

答：是通过大脑和丘脑下部的体温调节中枢的调节和神经体液的作用，使产热和散热保持动态平衡。

35. 急性再障患者为什么强调做好口腔护理？

答：急性再障患者有口腔易出血倾向，而且易引起口腔黏膜感染或溃疡；患者有白血球总数减少，细胞功能降低，抵抗力下降现象。做好口腔护理，可防止口腔炎、口腔黏膜溃疡、呼吸道感染等。

36. 伤寒、败血症属于那种热型？各有何特点？

答：伤寒是稽留热，其特点为体温常达 39℃以上，持续数日或数周，日差不超过 1℃；败血症是弛张热，其特点为体温高于正常，日差大于 1℃甚至可达 2~3℃，但最低温度仍高于正常水平。

37. 发热时为何出现寒战？

答：由于体温调节中枢兴奋性发生改变、使患者体表皮肤血管收缩，排汗散热少。因寒冷的感觉反射性地引起竖毛肌收缩，使肌肉群也发生收缩，而引起寒战。

38. 临床常见的异常呼吸有哪几种？

答：（1）呼吸深快。

（2）呼吸深慢。

（3）呼吸浅快。

（4）呼吸浅慢。

（5）潮式呼吸或毕欧式呼吸。

（6）临终呼吸。

39. 呼吸困难有哪几种？常见于哪些疾病？

答：（1）吸气性呼吸困难。常见于呼吸道机械梗阻，如急性喉炎、喉癌、上呼吸道狭窄与阻塞、急性咽后壁脓肿。

（2）呼气性呼吸困难。常见于肺弹性减弱与小支气管痉挛或狭窄性疾病，如支气管哮喘、肺气肿。

（3）混合性呼吸困难。常见于广泛性肺部疾病，如肺结核、自发性气胸、重症肺炎等。

40. 何谓生理体温？

答：体温并不是固定不变的，随着年龄、运动和情绪的改变而有所波动的体温称生理体温。

41. 何谓脉搏？

答：随着心脏的舒缩，在表浅动脉上所扪到的搏动。

42. 怎样观察异常脉搏？

答：注意脉搏的速率、节律、强弱的改变，动脉壁的弹性和动脉走行深浅的异常。

43. 测量心房纤颤患者的脉搏时应同时观察什么？

答：应同时测量心率。因为心房纤颤患者有短绌脉（脉率少于心率），所以脉率不能代表心率。

44. 对神志不清、呼吸道分泌物较多的患者，应如何保护呼吸道通畅？

答：将患者头偏向一侧，取侧卧位，协助翻身，叩背，以助排痰。随时吸出呼吸道分泌物，并及时做好口腔护理。

45. 何谓血压？

答：血液在动脉里流动对血管壁施加的压力。

46. 何谓脉压差？

答：收缩压与舒张压之差为脉压差。正常脉压差值为 30~40 毫米汞柱。

47. 何谓收缩压和舒张压？

答：当心脏收缩时，血液流入大动脉，这时动脉中最高的压力称收缩压，正常值为 90~130 毫米汞柱；当心脏舒张时，动脉管内压力降至最低点，即为舒张压，正常值为 60~90 毫米汞柱。

48. 何谓高血压？

答：指在安静状态下，无特殊的激动因素时，在中年期以前，如收缩压超过 140 毫米汞柱，或舒张压超过 90 毫米汞柱；或与基础血压相比，收缩压增高 30 毫米汞柱，舒张压增高 15 毫米汞柱，即为高血压。

49. 成人血压计袖带宽度和长度是多少？

答：宽 12 厘米，长 24 厘米。若袖带太窄，则测得的血压偏高。

50. 为什么袖带太窄测得血压值偏高？

答：根据物理学上压强与受力面积成反比的原理，如果袖带过窄则要较高的空气压力，才能阻止动脉血流，故测得的动脉血压值偏高。

51. 血管的外周阻力增加，对血压有何影响？

答：可使血压升高，主要是影响舒张压。

52. 服用枸橼酸铁铵等三价铁剂时，为什么同时服用胃蛋白酶？

答：同时服胃蛋白酶有助于三价铁还原为二价铁，能促进铁的吸收。

53. 皮下、皮内注射常用哪些部位？

答：皮下注射，其部位在上臂三角肌下缘或大腿外侧缘；皮内注射，其部位在前臂掌侧下段；预防接种可选上臂三角肌下缘。

54. 肌内、静脉注射常用哪些部位？

答：肌内注射部位：①臀部外上 1/4 处，为臀大肌；②上臂外侧自肩峰下 2~3 指处，为肩部三角肌；③大腿中段外侧，为股外侧肌；④髂前上棘外侧三横指处为臀中、小肌。静脉注射部位为四肢浅静脉、头皮静脉、股静脉。

55. 皮下注射时应注意什么？

答：（1）持针时，右手示指固定针栓，但不可接触针体，以免污染。

（2）针头刺入角度不宜超过 45 度，以免刺入肌层。

（3）避免应用对皮肤有刺激作用的药物作皮下注射。

（4）经常注射者，应有计划地更换部位，促进吸收效果。

（5）注射少于 1 毫升药物时，必须用 1 毫升注射器抽吸药液，确保药液剂量正确无误。

56. 四肢常用静脉注射血管各为何名称？

答：（1）上肢有：头静脉、贵要静脉、肘正中静脉、手背静脉、指间静脉、手背静脉网。

（2）下肢有：大隐静脉、小隐静脉、足背静脉网、趾总静脉、内侧缘静脉、足背静脉网、趾总静脉、内侧缘静脉、足背静脉弓。

57. 怎样配制青霉素试验液？

答：青霉素 20 万单位 1 瓶加 1 毫升生理盐水，则 1 毫升含 20 万单位。取上液 0.1 毫升加 0.9 毫升生理盐水，每毫升含 2 万单位。取上液 0.1 毫升加 0.9 毫升生理盐水，每毫升含 2000 单位。取上液 0.25 毫升加 0.75 毫升生理盐水，每毫升含 500 单位。每次配制时均须将溶液摇匀。

58. 如何判断青霉素皮肤试验结果？

答：阴性者，皮丘无改变，周围不红肿，无自觉症状。阳性者，局部皮丘隆起，并出现红晕、硬块，硬块直径大于 1 厘米或红晕周围有伪足、痒感。严重时可能出现过敏性休克。

59. 青霉素过敏反应是何原因？

答：过敏反应是由抗原、抗体相互作用而引起。青霉素 G 是一种半抗原，进入人体与组织蛋白质结合而成为全抗原，刺激机体产生特异性抗体，存在于体内。当过敏体质的人遇有相应抗原再进入机体后，即发生过敏反应。

60. 大剂量青霉素治疗的患者应观察什么？

答：神经症状、溶血、出血、肾功能障碍等。

61. 长期应用链霉素会出现哪些毒性反应？

答：能引起眩晕、恶心、呕吐、耳鸣、听力减退以至耳聋，也可出现口唇、面部、指端麻木，皮疹、口腔炎、舌炎，尿中偶见蛋白及管型。

62. 青霉素注射液为什么现用现配？

答：青霉素溶解后超过 4 小时其效价降低 50%。因青霉素化成水溶液后放置过久，可产生青霉素烯酸，注入体内容易引起过敏反应。

63. 股静脉注射应在哪个部位？

答：股三角区。

64. 静脉输液过程中为什么会出现急性心力衰竭、肺水肿，如何预防？

答：由于输液速度过快，短期内输入过多液体，使循环血容量急剧增加，心脏负担过重而引起。输液过程中，注意点滴速度不宜过快，液量不可过多，对心脏病患者、老年、儿童应特别注意。

65. 输血反应有哪几种？

答：①发热反应；②循环负荷过重（肺水肿）；③静脉炎；④空气栓塞。

66. 为什么可以将少量 O 型血输给其他血型的患者？

答：由于 O 型血红细胞内不含有凝集原，血浆中的凝集素可以被受血者的血浆稀释，因而少量输入时不会出现红血球的凝集。

67. 消毒液由高浓度配制成低浓度溶液怎样换算？

答：低浓度液量 =（消毒液用量 × 消毒液浓度）÷ 高浓度溶液浓度。

68. 在输血过程中出现溶血反应应如何处理？

答：停止输血。皮下或静脉注射 0.1% 肾上腺素 0.5~1.0 毫升，吸氧，静脉滴注 5% 碳酸氢钠 250~500 毫升；碱化尿液，增加血红蛋白在尿中的溶解度，减少沉积，避免肾小管阻塞。少尿或无尿时，行肾区热敷、普鲁卡因封闭、透析疗法，高热时给予降温，密切观察血压、尿量。

69. 肺炎患者出现胸闷、鼻翼扇动、口唇青紫、不能平卧、呼吸每分钟 80 次等症状，是什么原因？应怎样处理？

答：患者重度缺氧。应给氧流量每分钟 4~6 升。给氧时要先调好流量，以免大量氧气突然冲入呼吸道而损伤肺。

70. 高张盐水洗胃能起什么作用？

答：胃黏膜水肿患者，用高张盐水洗胃，通过渗透压的作用，使胃壁黏膜的水分被盐水吸收过来，以达到胃黏膜消肿作用。高张盐水浓度为 2%~3%。

71. 何谓灌肠法？

答：将定量液，通过肛管，自肛门经直肠灌入结肠，帮助患者排出粪便和积存的气体。

72. 哪些患者不能洗胃及灌肠？

答：对吞服强酸强碱等腐蚀性药物的患者切忌洗胃，以免造成穿孔或消化道溃疡。食管阻塞、食管静脉曲张、胃癌等患者一般不做洗胃。妊娠、急腹症、消化道出血者不宜灌肠。

73. 冷敷的目的是什么？

答：①减轻局部充血或出血；②减轻疼痛；③制止炎症扩散和化脓；④降低体温。

74. 当发热时头部置冷袋有何意义？

答：尽快使脑组织达到较低温度，减轻脑缺氧，又能减轻发热引起的头痛等症状。头部降温比全身降温对脑缺氧治疗更有利。

75. 热敷的目的是什么？

答：促使炎症消散或局限，解除疼痛；减轻深部组织充血和保暖等。

76. 热敷止痛是何原理？

答：热刺激能降低痛觉神经的兴奋性，改善血液循环，减轻炎性水肿及组织缺氧，加速致痛物质（组织胺等）的运出，促进渗出物吸收，从而解除对局部神经末梢的压力。

77. 鼻导管低流量给氧时，氧浓度如何计算？

答：可按公式：浓度（%）=21+4×氧流量（升/分）。

例如氧流量为 2 升/分，导管给氧时，氧浓度为（21+4×2）%=29%。

78. 肺水肿患者吸氧时，为何湿化瓶内装置酒精？多少浓度为宜？

答：因酒精能减低肺泡泡沫的表面张力，使泡沫破裂消散，从而改善肺部气体交换，迅速减轻缺氧症状。

79. 停止用氧的操作要采取什么步骤？

答：取下鼻导管，关闭流量表，再关总开关，重开流量表，放出余气关好，备用。

80. 超声波雾化器原理如何？

答：超声波发生器输出高频电能，使水槽底部晶体换能器发生超声波声能作用于雾化罐内的液体，破坏了药液表面的张力和惯性成为微细的雾滴，通过导管输送给患者。

81. 超声波雾化吸入的目的是什么？

答：消炎、镇咳、祛痰、预防呼吸道感染，解除支气管痉挛，使气道通畅，改善通气功能，并配合人工呼吸器作呼吸道湿化，或间歇雾化吸入药物。

82. 何谓恶心？

答：恶心是剑突下一种特殊不适的呃逆感，常是呕吐的先兆。恶心可单独或和呕吐同时发生。

83. 大量不保留灌肠的目的是什么？

答：（1）刺激肠蠕动，软化和消除粪便，排除肠内积气，减轻腹胀。

（2）清洁肠道，为手术、检查和分娩作准备。

（3）稀释和清除肠道内的有害物质，减轻中毒。

（4）降温。

84. 何谓尿失禁？

答：排尿失去了控制，尿液不自主地流出或排出，称为尿失禁。

85. 何谓尿潴留溢出？

答：膀胱松弛，尿道收缩无力，当膀胱膨胀到一定程度时，压力增大就有少量尿液排出，称为潴留溢出。如患膀胱炎、前列腺肥大、膀胱肿瘤都可能出现这种症状。

86. 膀胱冲洗的目的是什么？

答：（1）清洁膀胱内异物，如脓、血、黏液，以减轻刺激和疼痛。

（2）维持尿液引流通畅，防止感染。

（3）治疗膀胱某些疾病，如膀胱炎。

87. 何谓隔离？

答：将传染病患者或带菌者，在传染期间送到指定的传染病院或隔离单位进行治疗，以便和健康人群隔开，对具有传染性的分泌物、排泄物、用品等集中消毒处理，防止病原体向外扩散。

88. 隔离有几种类型？

答：有严密隔离、呼吸道隔离、消化道隔离、接触隔离、昆虫隔离、保护性隔离。

89. 接触肝炎患者后，手的最佳消毒剂是什么？

答：0.2% 过氧乙酸溶液。

90. 一般病情观察应着重哪几方面？

答：生命体征、神志、瞳孔、药物反应、一般情况（如发育营养、表情和面容），姿势和体位，皮肤黏膜、饮食、睡眠和排泄。

91. 何谓复苏术？

答：对发生急性循环、呼吸功能障碍的患者采取的急救措施称为复苏术。

92. 胸外心脏按摩疗效观察的有效指征是什么？

答：周围大动脉能摸到搏动，上肢收缩压在 60 毫米汞柱左右，颜面、口唇及皮肤色泽转红润。瞳孔缩小，角膜湿润，自主呼吸恢复。

93. 心室腔内注射的部位是哪里，用什么方法？

答：在心前区胸骨左缘第四、五肋间旁开 1~2 厘米处，垂直刺入 4~5 厘米（小儿不超过 3 厘米），回抽有血时即将药液迅速注入，然后即拔出针头。

94. 氧疗的目的是什么？

答：提高动脉血氧含量及其饱和度，以促进组织的新陈代谢、维持机体生命活动。

95. 氧气表有哪几个部件组成？

答：有压力表、减压器、流量表、湿化瓶、保险活门。

96. 体温单上应填写哪些内容？

答：体温、脉搏、呼吸、入院、手术、转科、生产、出院、死亡、入量、出量（包括尿量、痰量、各种引流量）、血压、体重、特殊治疗及用药等。

97. 书写病区交接班报告有哪些要求？

答：在巡视时，先写患者床号、姓名、诊断，然后将病情、治疗和护理简要地加以记录。书写内容要全面、真实、字迹清楚，不得随意涂改。日间用蓝钢笔、夜间用红钢笔书写。

98. 住院患者病历应按什么顺序排列？

答：体温单、医嘱单、入院记录、病史及体格检查、病程记录（手术、分娩等）各种检查、检验报告、临床护理记录、住院病案首页。

99. 何谓医嘱？

答：医嘱是医生为患者制订的各种检查、治疗、护理等具体措施，由医护人员共同执行。

100. 何谓长期医嘱和临时医嘱？

答：长期医嘱：有效期在 24 小时以上。当医生注明停止时间后失效。临时医嘱：有效时间在 24 小时以内，应在短时间内或立即执行，一般只执行一次。

101. 如何处理临时备用医嘱？

答：日间的备用医嘱仅于日间有效，夜间所开医嘱只限夜间执行。如果未执行则交班时失效。注销时由护士用红笔写上"未用"二字。

第二章　基础医学知识

1. 人体由哪些物质组成?

答：由蛋白质、糖、脂肪、水和无机盐组成。

2. 生命活动最重要的物质是什么?

答：蛋白质。

3. 组成蛋白质分子的基本单位是什么?

答：氨基酸。

4. 构成人体的基本单位是什么?

答：细胞。

5. 细胞由哪几部分组成?

答：由细胞膜、细胞质和细胞核组成。

6. 遗传的物质基础是什么?

答：细胞内的脱氧核糖核酸（DNA）。

7. 何谓人体的新陈代谢?

答：是指机体与周围环境之间不断进行着的物质交换和能量交换的过程。它使机体进行生长、发育、生殖等一系列的生命活动。

8. 什么叫机体的内环境?

答：水在人体内约占体重的60%，在细胞内的称为细胞内液，在细胞外的称为细胞外液，细胞就像浸浴在细胞外液之中。因此，将细胞外液叫做机体的内环境。

9. 何谓组织?

答：形态相似、功能相同的一群细胞和细胞间质组合起来称为组织。

10. 人体组织有哪几种?

答：上皮组织、结缔组织、神经组织和肌肉组织四种。

11. 什么叫器官?

答：由四种基本组织排列结合起来，组成具有一定的形态并完成一定生理功能的结构称为器官。

12. 何谓系统?

答：许多器官联系起来，成为能完成一系列连续性生理功能的体系，称为系统。

13. 什么叫电解质? 主要有哪些?

答：人体的体液中含有的无机物多以离子状态存在，带有正电荷（阳离子）

或负电荷（阴离子），故称为电解质。主要有 Na^+、Cl^-、Ca^{2+}、Mg^{2+}、蛋白质等。

14. 电解质在体内的分布有何特点？

答：（1）细胞外液中主要是钠离子、氯离子等，细胞内液中主要是钾离子、蛋白质等。

（2）细胞内、外液中阴、阳离子总量相等呈电中性。

（3）血浆中蛋白质含量比细胞间液大。

15. 什么叫刺激？

答：那些能使组织发生反应的环境变化叫刺激。

16. 什么叫兴奋？

答：人体组织受刺激后发生反应的特性叫兴奋。

17. 兴奋和抑制是怎么回事？

答：组织接受刺激后，由原来的相对静止状态变为显著的活动状态或较弱的活动变为较强的活动为之兴奋。与兴奋相反，组织受刺激后，表现为兴奋的减弱或不易发起，这就是抑制。

18. 成人全身有骨多少块？

答：208 块。

19. 骨的构造主要包括哪几部分？

答：包括骨质、骨膜、骨髓及血管、神经等部分。

20. 脊柱从侧面观察有哪几个弯曲？各有什么意义？

答：有颈、胸、腰、骶四个生理性弯曲。颈曲支持头的抬起；胸曲增加胸腔容积；腰曲使身体重心的垂线后移，维持身体前后平衡，保持直立姿势；骶曲增加盆腔的容积。

21. 骨盆由哪几块骨组成？

答：由骶骨、尾骨、左右髋骨连接而成。

22. 骨性胸廓是怎样组成的？

答：由胸椎、肋骨、肋软骨及胸骨连结而成。

23. 颅盖骨缝有哪些？

答：冠状缝、矢状缝、人字缝。

24. 肌组织有哪几种？

答：骨肌、平滑肌和心肌。

25. 咀嚼肌属于哪种肌？包括哪些？

答：属于骨肌。包括咬肌、颞肌、翼内肌、翼外肌。

26. 膈肌上有哪些主要裂孔？

答：主动脉裂孔、食管裂孔、腔静脉裂孔。

27. 消化管和消化腺各包括哪些内容？

答：消化管有口腔、咽、食管、胃、小肠和大肠。

消化腺有口腔腺、肝、胰及消化管壁内的许多小腺体。

28. 食管有哪三个狭窄部位？

答：有食管起始端、左支气管交叉处、穿肠肌食管裂孔处。

29. 食管上段为什么易发生憩室？

答：因食管上段的肌层属横纹肌，其后方缺乏纵行的肌纤维，食管壁较薄弱，故易发生。

30. 何谓胃的排空？

答：食物由胃排入十二指肠的过程称胃排空。

31. 食物由胃完全排空通常需多长时间？

答：需 4~6 小时。

32. 胃液的性质和成分如何？

答：胃液是一种无色而呈酸性反应的液体，pH 约为 0.9~1.5。胃液包括无机物如盐酸、钠和钾的氯化物等，以及有机物如黏蛋白、消化酶。

33. 胃酸具有哪些功能？

答：（1）激活胃蛋白酶原，供给胃蛋白酶所需的酸性环境。

（2）使食物中蛋白质变性。

（3）杀死随食物进入胃内的细菌。

（4）可促进胰液、肠液和胆汁的分泌。

（5）酸性环境有助于小肠对铁和钙的吸收。

34. 胰液的性质如何？

答：无色无臭的碱性液体，pH 值约为 7.8~8.4。

35. 胰液中有哪些消化酶？

答：有胰淀粉酶、胰脂肪酶、胰蛋白酶和糜蛋白酶、核糖核酸酶、脱氧核糖核酸酶及羧基肽酶等。

36. 胆汁含有哪些成分？成人每日分泌胆汁量约多少？

答：胆汁的成分除水外还有胆色素、胆盐、胆固醇、脂肪酸、卵磷脂以及血浆中所有的无机盐等。成人每日分泌胆汁约为 800~1000 毫升。若摄入高蛋白食物多，分泌的胆汁量还多。

37. 成年人小肠一般有多么长？分为哪几部分？

答：全长 5~7 米。分为十二指肠、空肠和回肠三部分。

38. 结肠分为哪几部分？

答：升结肠、横结肠、降结肠、乙状结肠四个部分。

39. 小肠的运动形式有几种？何谓蠕动冲？

答：①紧张性收缩；②分节运动；③蠕动。

小肠进行速度很快（每秒 2~25 厘米），而传播较远的蠕动称为蠕动冲。它可以把食糜从小肠的始端一直推送到小肠末端，有时还可至大肠。

40. 大肠的运动方式有哪些？何谓集团运动？

答：有袋状往返运动、分节推进运动、多袋推进运动和蠕动。大肠的一种进行很快且前进很远的蠕动，通常开始于横结肠；可推动一部分大肠内容物至降结肠或乙状结肠，这种蠕动称为集团运动。

41. 什么是腹膜？

答：被覆于腹腔各壁，骨盆壁的内面和腹、盆腔脏器表面的一层由间皮和结缔组织构成的薄而光滑呈半透明状的一层浆膜。

42. 腹膜内位器官有哪些？

答：有胃、十二指肠上部、空肠、回肠、阑尾、横结肠、乙状结肠、脾及输卵管等。

43. 腹膜间位器官有哪些？

答：有升结肠、降结肠、直肠上段、肝、胆、膀胱及子宫等。

44. 腹膜外位器官有哪些？

答：十二指肠降部和下部、直肠中段、胰、肾上腺、肾及输尿管等。

45. 呼吸道包括哪些器官？上、下呼吸道如何分法？

答：鼻、咽、喉、气管、支气管、终末支气管。

鼻、咽、喉为上呼吸道；气管以下的部分为下呼吸道。

46. 副鼻窦有哪些？

答：上颌窦、额窦、筛窦、蝶窦四对。

47. 气管异物为什么易进入右支气管？

答：因右支气管短而粗，且较陡直，方位几乎为气管的直接延续。

48. 肺段有哪些？

答：右肺上叶分尖段、后段、前段；中叶分外段4、内段5；下叶分背段6、内基段7、前基段8、外基段9、后基段10。左肺上叶分尖段、后段2、前段3、上舌段4、下舌段5；下叶分背段6、内基段7、前基段8、外基段9、后基段10。

49. 纵隔内有哪些结构？

答：有胸腺、心脏、出入心脏的大血管、气管、食管、迷走神经、膈神经，胸导管等。

50. 胸膜腔是如何构成的？

答：肺表面覆盖着一层胸膜为脏层胸膜，与衬于胸廓内壁的壁层胸膜连续，构成了密闭的胸膜腔。

51. 呼吸肌有哪些？

答：有膈肌和肋间肌。

52. 何谓肺活量？

答：在最大吸气后作尽力呼气时所能呼出的气量。

53. 泌尿系统由哪些器官组成?

答:由左、右肾,左、右输尿管,膀胱,尿道组成。

54. 肾单位由哪几部分构成?

答:由肾小球和肾小管构成。

55. 正常成人一昼夜尿量约多少?性质如何?

答:1500毫升。呈酸性反应,其 pH 值为 5.0~7.0。

56. 肾脏能分泌哪些生物活性物质?

答:肾脏能分泌肾素、红细胞生成酶、维生素 D_3 和前列腺素。

57. 肾脏的血液供应有何特点?

答:肾脏的血液供应很丰富,血管阻力很低。正常成人安静时每分钟约有1200毫升血液流过两侧肾脏,相当于心输出量的 20%~25%,而且其中94%的血液分布在肾皮质。

58. 肾内血液循环经过哪些途径?

答:肾动脉－叶间动脉－弓形动脉－小叶间动脉－入球小动脉－毛细血管团－出球小动脉－毛细血管网－小叶间静脉－弓形静脉－叶间静脉－肾静脉。

59. 尿是如何形成的?

答:血液经过肾小球滤过出不含蛋白质的滤液,再经过肾小管的重吸收和肾小管细胞本身分泌的一些物质而形成尿液。

60. 男、女内生殖器官各包括哪些器官?

答:男内生殖器官有睾丸、输精管道和附属腺。

女内生殖器官有卵巢、输卵管、子宫和阴道。

61. 睾丸和卵巢各能分泌哪些激素?

答:卵巢分泌雌激素(如雌二醇和雌酮等)、孕激素及少量的雄激素;睾丸分泌雄激素如睾丸酮。

62. 心血管系统包括哪些器官?

答:包括心脏、动脉、毛细血管和静脉。

63. 何谓体循环?

答:当心室收缩时,动脉血自左心室输出,经各级动脉到达全身各部的毛细血管进行物质的气体交换,再经各级静脉汇入上、下腔静脉流回右心房。

64. 何谓肺循环?

答:当心室收缩时,静脉血自右心室进入肺动脉,经各级分支后达肺泡壁的毛细血管网,进行气体交换后静脉血变成了动脉血,经肺静脉回流入左心房,再入左心室。

65. 心腔分哪几个腔?各腔之间如何分隔?

答:心腔分为右心房、右心室和左心房、左心室四个腔。同侧心房与心室间有房室口相通，左侧房室间有二尖瓣，右侧有三尖瓣，左右心房间和左右心室间正常互不相通，分别有房间隔与室间隔。

66. 心脏工作顺序有哪两个步骤？

答：①电激动（兴奋）的产生和传导；②产生机械的收缩。

67. 心脏的传导系统包括哪几部分？

答：包括窦房结、房室结、房室束及其周围分支。

68. 心脏有何功能？

答：心脏像一个动力泵，房室瓣类似泵的阀门，它们可顺血流而张开，逆血流而关闭，以保证心脏血液定向流动。活体心脏有节律地收缩与舒张，推送并维持血液不间断地循环，从而保证身体各部组织和器官的血液供应。

69. 心脏的血液供给来自哪些动脉？

答：来自升主动脉的分支——左、右冠状动脉。

70. 心脏后壁心肌梗死多系哪条动脉闭塞？

答：多系右冠状动脉闭塞。

71. 主动脉体位于何处？有何功能？

答：位于主动脉弓下方壁内。属化学感受器，具有反射性调节血压的作用。

72. 颈动脉窦位于何处？有何功能？

答：位于颈内动脉起始处的膨大部分。属化学感受器，具有反射性调节血压的作用。

73. 颈动脉球位于何处？有何功能？

答：位于颈内、外动脉分叉处的后壁内。属化学感受器，感觉血液中二氧化碳浓度的变化，反射性地调节呼吸运动。

74. 主动脉分为哪三段？

答：升主动脉、主动脉弓、降主动脉。

75. 主动脉弓的主要分支有哪些？

答：自右向左为无名动脉、左颈总动脉和左锁骨下动脉。

76. 股动脉在股部的位置如何？

答：位置较浅，内侧伴有股静脉，外侧为股神经及其分支。

77. 静脉瓣的分布规律如何？

答：（1）从管径上看，小静脉无瓣，中口口径的静脉瓣较少，大静脉干内很少有瓣。

（2）从部位来看，下肢静脉瓣最多，头颈部及胸部的静脉大多数没有瓣，腹、盆腔脏器的静脉一般无瓣。

78. 上、下腔静脉系各收集哪些静脉血？

答：（1）上腔静脉系收集相当上半身的静脉血，如头颈部、上肢、胸部等。

（2）下腔静脉系收集相当下半身的静脉血，如下肢、盆腔脏器、腹腔脏器、盆壁、腹壁、脊髓下部等。

79. 奇静脉主要收集哪些静脉血?

答：收集右肋间静脉、食管静脉、支气管后静脉及半奇静脉的血液。

80. 大隐静脉的行程如何?

答：起自足背静脉网经内踝前，沿小腿内侧，过膝关节内侧、大腿内侧上行，最后于耻骨结节下穿卵圆窝汇入股静脉。

81. 门静脉收集哪些器官的静脉血?

答：收集胃、小肠、大肠、胰、胆囊、脾等处的静脉血。

82. 心脏内的自律组织包括哪些?

答：包括窦房结、心房传导组织（结间束和房间束）、房室瓣膜内的心肌纤维、房室交界以及心室传导组织（房室束枝及浦金野氏纤维）。

83. 怎样构成一个心动周期?

答：心室或心房每收缩和舒张一次即构成一个心动周期。

84. 正常成年人在静息状态下，心脏每搏输出量约多少?

答：约 70 毫升。

85. 心电图的标准导联如何连接?

答：Ⅰ导联：右臂 – 左臂

Ⅱ导联：右臂 – 左足

Ⅲ导联：左臂 – 左足

86. 六种单极胸导联电极各应放置何部位?

答：V1：胸骨右缘第四肋间；

V2：胸骨左缘第四肋间；

V3：V2 与 V4 连线的中点；

V4：左锁骨中线第五肋间；

V5：左腋前线与 V4 同一水平；

V6：左腋中线与 V4 同一水平。

87. 心电图的基本波形有哪些? 各波有何意义?

答：有 P、Q、R、S、T 五个波形。P 波为心房兴奋；Q 波为心室兴奋的开始；P–R 时间为兴奋由心房传播到心室所需的时间；QRS 波群代表心室自静息状态进入兴奋状态，心室表面各部位先后发生负电位；S–T 段一般为水平基线，T 波反映心室兴奋后的恢复过程。

88. 淋巴系统由几部分组成?

答：由淋巴管、淋巴结和淋巴组织组成。

89. 全身最大的淋巴管叫什么名字?

答：胸导管，也叫左淋巴导管。

90. 脾属哪个系统的器官? 功能是什么?

答：脾为淋巴系统的重要器官之一。主要功能：参与身体免疫反应；胚胎时期脾可产生各种血细胞，出生后，在正常情况下能产生淋巴细胞；脾能储存血液，需要时输入血液循环内。

91. 眼球壁有哪几层？

答：眼球壁自外向内有纤维膜、血管膜和视网膜三层。

92. 眼球内容物有哪些？

答：有房水、晶状体和玻璃体三种透明组织。

93. 眼肌有哪些？

答：上直肌、下直肌、内直肌、外直肌、上斜肌、下斜肌、上睑提肌。

94. 眼球的运动神经和感觉神经是什么？

答：运动神经有动眼神经、滑车神经、外展神经；感觉神经有三叉神经第一支（眼神经）。

95. 瞳孔的组成及其作用如何？

答：瞳孔由虹膜所围成，调节入眼的光量。当外界光暗时，瞳孔开大以增加入眼光量；当外界光强时，瞳孔缩小，减少入眼光量，保护视网膜。

96. 何谓视力？临床上常用哪种检查法？

答：视力指视觉器官对物体形态的精细辨别能力，以能识别两点的最小距高为衡量标准，常用的检查方法是让受视者看视力表，辨别眼前五米处，间隔1.5毫米的两点者作为正常定为1.0。

97. 何谓视野？正常人的视野范围如何？

答：单眼固定地注视前方一点不动，此时该眼所能看到的外界整个范围界限称为视野。正常人的视野范围：鼻侧与上侧较窄，颞侧与下侧较宽。在同一光亮条件下，白色视野最大，其次为黄蓝色，再次为红色，绿色视野最小。

98. 何谓暗适应与明适应？

答：人从昼光中进入暗室时，最初任何物体都看不清楚，经过一段时间，才逐渐恢复视觉，这种变化称为暗适应。反之，人从暗处来到强光下时，最初感到一片耀眼光亮，不能视物，稍待片刻，才可恢复视觉，此现象称为明适应。

99. 听觉器官包括哪几部分？

答：包括外耳、中耳、内耳三部分。

100. 咽鼓管有什么作用？

答：咽鼓管是鼓室和鼻咽部相通的小管道，平时处于关闭状态。当吞咽、呵欠或喷嚏时，腭张肌反射性收缩，咽鼓管开放，使鼓室和外界相通，保证鼓膜两侧压力的平衡，以维持鼓膜的正常振动。

101. 听小骨有哪几块？有何作用？

答：有锤骨、砧骨和镫骨。有传导声波和保护内耳的作用。

102. 内耳由哪些部分构成？

答：由骨迷路和膜迷路两部分构成，骨迷路分前庭、骨半规管和耳蜗，膜迷路分椭圆囊、球囊、膜半规管和蜗管。

103. 何谓听力？正常人的听域多大？

答：人听觉器官感受声音的能力称为听力。正常人听觉器官能听到的声音频率是 16~2000 赫兹。低于 16 赫兹或高于 20000 赫兹的声波振动，都不能被机体作为声音来感受。

104. 嗅器位于何处？

答：位于鼻腔后上部的嗅黏膜内，即位于上鼻甲以上及相应的鼻中隔部分，亦可延至中鼻甲的上部。

105. 味器即味蕾的分布如何？

答：味蕾主要分布于舌的背面，特别是舌尖部和舌的侧面。此外，也分布于会厌、咽后壁及前腭肌、软腭等处。

106. 味蕾的神经支配如何？

答：舌前三分之二的味觉由面神经的感觉纤维支配，舌后三分之一由舌咽神经支配，还有少数味蕾由迷走神经支配。

107. 皮肤的结构分几层？

答；有表皮、真皮和皮下组织三层。

108. 皮肤的重要功能有哪些？

答：皮肤有保护机体、感受刺激、调节体温、排泄汗液、分泌皮脂等作用。

109. 什么是神经元？神经元分几类？

答：神经元就是神经细胞，是组成神经系统的主要成分，是神经系统的结构和功能单位。神经元可分为感觉神经元、中间神经元和运动神经元三种。

110. 神经元间是怎样联系的？

答：一个神经元的轴突末端与另一个神经元的胞体或树突相接触而联系。

111. 什么是神经纤维？什么是神经干？

答：神经纤维是由神经细胞的突起和外面包裹着的鞘两部分组成的。许多平行的神经纤维组成神经束，许多神经束又组成神经干。

112. 神经纤维的主要功能是什么？

答：传导神经冲动。

113. 神经纤维在传导神经冲动时，将发生哪些变化？

答：发生电变化、兴奋性变化和代谢变化等。

114. 神经纤维在实现其传导功能时具有哪些特点？

答：（1）生理完整性。

（2）绝缘性。

（3）双向传导。

（4）相对不疲劳性。

115. 传出神经包括哪些神经？

答：包括躯体神经和植物性神经两部分。

116. 脊神经有多少对？ 由哪几部分组成？

答：共 31 对。由 8 对颈神经，12 对胸神经，5 对腰神经，5 对骶神经和 1 对尾神经组成。

117. 脊神经丛有哪些？

答：有颈丛、臂丛、腰丛、骶丛和尾丛。

118. 颈丛的皮支有哪些？

答：有枕小神经、耳大神经、颈皮神经、锁骨上神经。

119. 膈神经发自何丛？

答：由颈丛（C3–C5）发出。

120. 正中神经发自何丛？ 支配范围如何？

答：正中神经的内、外侧根分别发自臂丛的内、外侧束。支配前臂前群肌和大鱼际肌及手的运动和手掌面的感觉。

121. 尺神经的管理范围是什么？

答：管理手肌和前臂尺侧半屈肌的主要运动，和手尺侧半边皮肤的感觉。

122. 桡神经损伤有哪些表现？

答：（1）不能伸腕和伸指，不能旋后。

（2）前臂背面及手背面桡侧半边皮肤感觉障碍。

（3）由于伸肌瘫痪和重力作用，举起前臂时呈垂腕征。

123. 股神经发自哪个神经丛？ 损伤后主要症状如何？

答：自腰丛（L2–4）发出。损伤后出现的主要症状：①屈髋无力，坐位时不能挺伸膝关节，行走困难；②膝跳反射消失；③股前及小腿内侧皮肤感觉障碍；④股四头肌萎缩，膑骨突出。

124. 坐骨神经发自何丛？ 功能如何？

答：自骶丛（L4–S3）发出。管理股后群肌、小腿和足肌的运动，以及小腿和足的感觉。

125. 何谓胆碱能神经？ 何为肾上腺素能神经？

答：所有的副交感节后纤维，交感与副交感的节前纤维，以及躯体运动神经纤维释放乙酰胆碱，这类纤维称为胆碱能纤维或胆碱能神经。交感节后纤维释放的递质，一般都是去甲肾上腺素，这类纤维称为肾上腺素能纤维或肾上腺素能神经。

126. 何谓感受器？ 感受器分为哪两类？ 各位于何处？

答：感受器是一种特殊的结构，能被体内、外环境的变化所刺激，并能将不同形式的刺激能量转化为神经冲动。

感受器分为外感受器和内感受器两类。外感受器位于体表，感受外界环境的变化,如光、声、触、嗅、味等。内感受器位于身体内部,能感受内部环境变化,存在于血管、内脏、肌肉和关节之中。

127. 脊髓感觉传导有何特征?

答:神经冲动中的痛温觉和轻触觉,沿浅感觉传导通路由脊髓后根进入脊髓,在后角更换神经元,再发出纤维交叉到对侧上升至丘脑。本体感觉和深部压觉沿深感觉传导通路由脊髓后根进入脊髓后,在同侧后索上行,达延髓更换神经元,再发出纤维交叉到对侧上行到丘脑。

128. 何谓脊髓半切综合征?

答:由于脊髓感觉传导中的浅感觉通路进入脊髓后先交叉再上行,而深感觉传导通路则先上行后交叉,因而当脊髓半离断时,对侧浅感觉障碍,同侧深感觉障碍,并伴有同侧运动麻痹,这种症状在临床上被称为脊髓半切综合征。

129. 脑神经用罗马字码表示为什么?

答:Ⅰ嗅,Ⅱ视,Ⅲ动眼,Ⅳ滑车,Ⅴ三叉,Ⅵ外展,Ⅶ面,Ⅷ听,Ⅸ舌咽,Ⅹ迷走,Ⅺ副,Ⅻ舌下。

130. 一侧动眼神经完全损伤后出现什么症状?

答:眼外肌瘫痪,伤侧眼睑下垂,眼外斜视,眼球不能向内、向上、向下方运动;患侧瞳孔散大,对光反射消失;有复视和近视力模糊。

131. 面神经损伤后伤侧表情肌瘫痪出现哪些症状?

答:额纹消失,不能皱眉,不能闭眼,鼻唇沟变浅,发笑时口角偏向健侧,不能鼓腮,不能吹口哨,说话或咀嚼时唾液或食渣常从患侧口角漏出。

132. 甲状腺手术中可能误伤哪几条神经?出现什么症状?

答:甲状腺手术中可能误伤迷走神经的分支——喉上神经和喉返神经。损伤喉上神经后表现为误吞、发呛和声调降低。喉返神经损伤时,由于大部分喉肌瘫痪,可致声音嘶哑或发音困难。双侧损伤时,如声门闭合可造成窒息。

133. 脊髓分为多少节段?皮肤和肌肉的节段性神经分布是怎样的?

答:脊髓可分为31个节段。每个皮节形成一个环形的束带,环绕躯干和颈部。在四肢有数个体节向它的远端伸入,并沿肢芽的长轴平行排列。每对肌节都受相应的脊髓节段支配。

134. 传导深部感觉的纤维束都是什么名称?

答:薄束,楔束,脊髓小脑前束,脊髓小脑后束。

135. 传导浅感觉的纤维束叫什么名字?

答:脊髓丘脑侧束和脊髓丘脑前束。

136. 皮质脊髓束的行程及主要功能如何?

答:起于大脑皮层运动中枢,经内囊、脑干到延髓下端大部分纤维交叉到对侧下降。至于脊髓前角运动细胞,主要功能是控制骨骼肌的随意运动。

137. 脑由哪几部分组成？

答：脑由大脑、间脑、中脑、脑桥、延髓和小脑等六个部分组成。

138. 脑干由哪几部分组成？有哪些重要的神经中枢？

答：由延髓、脑桥和中脑三部分组成。脑干中有许多重要神经中枢，如心血管运动中枢、呼吸中枢、吞咽中枢，以及视、听和平衡等反射中枢。

139. 中脑有哪些神经核及核团？

答：有滑车神经核、动眼神经核、红核和黑质核团。

140. 大脑半球分哪几叶？

答：大脑半球以三个沟裂（即中央沟、大脑外侧裂、顶枕裂）分为额叶、顶叶、枕叶、颞叶及岛叶。

141. 大脑皮层的几个重要中枢各在什么位置？

答：运动中枢位于中央前回，感觉中枢位于中央后回，视觉中枢位于枕叶，听觉中枢位于颞横回，嗅、味觉中枢位于海马回沟，语言中枢位于额下回等。

142. 自主性神经主要分布在哪里？

答：主要分布于内脏、心血管和腺体。

143. 自主神经系统包括哪两部分？

答：交感神经和副交感神经。

144. 交感神经的主要功能是什么？

答：使心跳加快、加强，腹盆腔内脏血管、皮肤血管收缩，支气管平滑肌舒张，分泌黏稠唾液，抑制胃肠及胆囊活动，促使括约肌收缩，逼尿肌舒张，括约肌收缩，促使子宫收缩或舒张；瞳孔散大；竖毛肌收缩，汗腺分泌；促进糖原分解。

145. 副交感神经的主要功能是什么？

答：心跳减慢、减弱，支气管平滑肌收缩；分泌稀薄唾液，促进胃液、胰液分泌，胆囊收缩，使括约肌舒张；逼尿肌收缩，括约肌舒张，瞳孔缩小，促进胰岛素分泌。

146. 传出神经纤维和效应器官之间递质叫什么名称？

答：乙酰胆碱。

147. 何谓神经阻断剂？

答：神经递质必须与相应的受体结合后才能发挥作用。如果相应的受体事先已被某种药物结合或构型改变，递质就无法再与之结合而发挥作用，这种占领受体或改变其构型的药物叫做阻断剂。

148. 体温调节中枢位于何处？

答：丘脑下部。

149. 何谓条件反射？

答：是脑的高级功能之一，是个体发育过程中后天获得的。如每次给狗食物吃以前，先让其听到铃声，然后再给以食物。多次以后，当铃声一出现，狗就会出现唾液分泌。铃声成为信号刺激，即条件反射。

150. 脑的血液供应有哪两条动脉？

答：颈内动脉和椎动脉。

151. 脑底动脉环是怎样组成的？

答：由前交通动脉、两侧大脑前动脉（起始部）、两侧颈内动脉，两侧后交通动脉和两侧大脑后动脉（起始段）。在蝶鞍之上围绕视交叉、灰结节及乳头体形成环状，称脑底动脉环。

152. 脑脊液在哪里产生，经过哪些途径循环？

答：脑脊液是由各脑室的脉络膜产生的。其循环即侧脑室经左、右室间孔流入第三脑室，经中脑导水管流入第四脑室，再经正中孔和两侧孔流出脑室而进入蛛网膜下腔内，经蛛网膜颗粒渗透到硬脑膜上矢状窦内。

153. 脑组织从糖的分解中获得能量方面有何特点？

答：脑组织消耗能量较多，它所消耗的能量全靠糖的有氧分解供应。脑组织对缺氧极为敏感，加之脑组织糖原的贮存量极少，代谢消耗的糖主要由血糖直接补充，因此脑的功能对血糖水平有较大的依赖性。

154. 何谓呼吸商？

答：通常把机体的二氧化碳产生量与同一时间内氧耗量的比值叫做呼吸商。

155. 何谓基础代谢率？

答：是指人体在清醒而又极端安静的状态下，不受肌肉活动、环境温度、食物及神经紧张等影响时的能量代谢率。

156. 正常体温一日之中的变动有何规律？

答：在昼夜之中，人体体温有周期性变动。一日之中，清晨2~6时体温最低，下午2~6时最高。波动的幅值不超过1.0C。

157. 气温与皮温的温差越大，散热量也越大，此为何种散热方式？

答：为辐射散热。

158. 用冰帽给高热患者降温，此为何种散热方式？

答：为传导散热。

159. 汗液从体表带走大量热量，此为何种散热方式？

答：为蒸发散热。

160. 何谓不显汗？

答：没有汗液分泌时，从皮肤及呼吸道也有水分不断渗出而蒸发掉，此种由皮肤蒸发的水分称为不显汗。

161. 人体感染寄生虫的途径有几种？

答：有经口感染、经皮肤感染、经媒介昆虫感染、接触感染、经胎盘感染五种。

162. 蛔虫病是怎样感染的?

答：由于人吃了带有蛔虫的感染性虫卵的食物而感染。

163. 蛔虫寄生在人小肠，除能引起蛔虫病外，还能引起哪些合并症?

答：蛔虫钻入胆道能引起胆道蛔虫；有时钻入肝脏、阑尾、胰腺，可引起相应器官的合并症，甚至引起肠穿孔，导致腹膜炎；蛔虫在小肠内相互扭结成团可造成肠梗阻。

164. 人是如何感染钩虫病的?

答：钩虫的丝状蚴接触人的皮肤，可钻入皮肤而使人受感染。

165. 钩虫成虫的致病作用是什么?

答：吸血和损伤肠黏膜，主要引起患者的贫血。

166. 人是怎样感染疟疾的?

答：当蚊子吸人血时，可使疟原虫进入人体，而使人受感染。

167. 举例说明何谓接触感染寄生虫病?

答，阴道毛滴虫寄生在人的阴道内，经直接或间接接触而受到感染。

168. 何谓经胎盘感染?

答：当胎盘损伤时，母体的疟原虫可经胎盘而进入胎儿体内。

169. 蛲虫寄生于人体何处?

答：蛲虫寄生于人体回盲部。

170. 蛲虫病是怎样感染的?

答：主要是吃入被虫卵污染的食物或水等，引起感染，并可因吸吮手指等方式而感染。

171. 严重影响我国人民健康的寄生虫病是哪五种?

答：钩虫病、丝虫病、疟疾、血吸虫病、黑热病。

172. 寄生虫病的流行过程需要哪三个基本条件?

答：传染源、传播途径和易感人群。

173. 丝虫的中间宿主和终宿主分别是什么?

答：丝虫的中间宿主是蚊子，终宿主是人体。

174. 丝虫的成虫寄生在人体何处? 如何确诊丝虫病?

答：寄生在人体大淋巴管或淋巴结内，在血液中查到微丝蚴即可确诊。

175. 肝吸虫成虫寄生在人体何处? 幼虫发育需经过哪两个中间宿主?

答：寄生在人体肝胆管内。幼虫发育需要第一中间宿主淡水螺与第二中间宿主淡水鱼虾。

176. 猪肉绦虫病是如何感染的?

答：人若吃进受感染的含有囊尾蚴的生猪肉或未煮熟的猪肉，在小肠内经消化液的作用，囊尾蚴伸出头节吸附在肠黏膜上，自颈部长出节片，约经 2~3 个月发育为成虫，便引起猪肉绦虫病。

177. 猪肉绦虫的中间宿主和终宿主是什么，幼虫寄生后能引起什么病？

答：猪肉绦虫的中间宿主是猪或人，终宿主是人。幼虫寄生在猪或人的肌肉、眼、脑内，能引起囊虫病。

178. 痢疾阿米巴生活史的基本形式是什么？

答，阿米巴包囊－肠腔内滋养体－包囊（四核包囊是感染阶段）。

179. 黑热病是由什么寄生虫引起的，它的主要传播媒介是什么？

答：杜氏利什曼原虫寄生在人体内脏的巨噬细胞内而引起了黑热病，中华白蛉是黑热病的主要传播媒介。

180. 寄生虫对人体的致病作用有哪些？

答：寄生虫对人体的致病作用大体可分为：摄取营养物质，机械性损伤，化学性或抗原性刺激。

181. 何谓微生物？

答：是自然界中一些肉眼不能直接看见的微小生物。它们体积微小，结构简单，必须用光学显微镜或电子显微镜放大数百倍、几千倍甚至几万倍才能看到。

182. 微生物由哪几类组成？

答：由病毒、衣原体、立克次氏体、支原体、细菌、放线菌、螺旋体和真菌等八大类组成。

183. 灭菌时为什么必须以消灭芽孢为标准？

答：芽孢对高温、干燥和化学药物的抵抗力远比繁殖体为强，由于芽孢的通透性低，芽孢中的酶类对热的抵抗力比繁殖体中的酶类为高，芽孢含水较少，其中所含的酶类和蛋白质遇热不易凝固，对外界环境理化因素抵抗力较强，

芽孢被消灭后繁殖体自然被消灭，因而要以消灭芽孢为标准。

184. 细菌生长繁殖需要哪些条件？

答：需要营养物质如蛋白质、糖类、无机盐、水分，少数细菌需要生长因子。需要适宜的酸碱度为 7.2~7.6，适宜的温度为 37℃，需要氧和二氧化碳。

185. 何谓消毒法？

答：杀死病原微生物所采用的方法。

186. 何谓消毒剂？

答：具有消毒作用的药物为消毒剂。

187. 何谓灭菌？

答：是指杀灭物体上所有微生物（包括病原体和非病原体，繁殖体和芽孢等）的方法。

188. 免疫系统的主要功能有哪些?

答：（1）防御传染：防止病原微生物侵入人体，抑制其在体内生长、繁殖、扩散，清除病原微生物代谢产物。

（2）自身稳定：免疫系统参与体内组织细胞更新。

（3）免疫监视：免疫系统识别杀伤与清除体内突变的细胞，防止发生肿瘤。

189. 何谓抗原?

答：凡能激活淋巴细胞进行分化增殖，使其产生抗体或转变为致敏 T 淋巴细胞，又能与相应抗体或致敏 T 淋巴细胞结合，发生特异性免疫反应的物质都称为抗原。

190. 什么是变态反应?

答：某些抗原或半抗原物质再次进入致敏的机体，在体内引起特异性体液或细胞免疫反应，由此导致组织损伤或生理功能紊乱的现象为变态反应。

191. 什么是人工自动免疫法?

答：接种的疫苗、类毒素等免疫原，刺激机体产生特异性免疫反应而获得免疫力的方法。

192. 什么是人工被动免疫?

答：机体接种有特异性抗体的免疫血清或淋巴，把现成的免疫力转移给机体的因子等免疫物质，称人工被动免疫。

193. 何谓病毒?

答：是一群体积微小、结构简单，严格寄生在易感细胞内，以复制的方式增殖的非细胞型微生物。

194. 病毒有哪几种?

答：呼吸道病毒、肠道病毒、肝炎病毒、痘类病毒、疱疹病毒、虫媒病毒、狂犬病毒。

195. 预防接种常见的反应有哪些?

答：晕厥、过敏性休克、过敏性皮疹、过敏性水肿、神经系统过敏症、变态反应性脑脊髓膜炎。

196. 何谓计划免疫?

答：计划免疫是指科学的规划和严格的实施，对所有幼婴儿进行麻疹、白喉、脊髓质炎、百日咳、结核这五种传染病的基础免疫，及随后适时的加强免疫，保证 12 岁以下的儿童能获得可靠的免疫。

197. 何为人工冬眠?

答：人工冬眠是模仿动物的冬眠状态，提高机体抗病能力的一种治疗手段。目的是降低机体代谢，减少细胞耗氧量，降低体温，降低机体对剧烈病理刺激的反应，使机体度过危险期，并赢得时间发挥其他治疗措施的作用。

198. 冬眠疗法的奏效标志是什么？

答：体温相对恒定，无骤升骤降现象，收缩压稳定，保持在治疗前水平，脉搏减慢至正常，尿量逐渐增加 600ml 以上 / 日，并发症得到显著缓解或控制。

199. 为什么解热镇痛药能使高热患者退热？

答：其机制主要是：选择性地抑制体温中枢的病理兴奋状态，使体温中枢兴奋性降低，皮肤血管扩张，增加血流量，大量排汗，增加散热，使体温下降。

200. 为什么阿托品能解救有机磷中毒？

答：阿托品解救有机磷中毒的机制是：通过占据胆碱能受体（与受体结合而无兴奋效应），排挤乙酰胆碱与胆碱能受体的结合机会，从而达到竞争性对抗乙酰胆碱的作用。

201. 阿托品在抗休克中的应用指征是什么？

答：面色苍白，四肢厥冷，眼底血管痉挛；应用去甲肾上腺素等缩血管升压药无效；心音弱伴有心力衰竭时；气急伴有肺水肿及呼吸衰竭时；出现急性尿闭和脱水时。

202. 何谓阿托品化？

答：阿托品化是指大剂量使用阿托品治疗有机磷中毒、感染性休克等急症时，达到充分疗效而无中毒反应的剂量。

203. 达到阿托品化的临床特征是什么？

答：面色潮红，瞳孔散大不再缩小，皮肤温暖，心跳加快，肺湿啰音消失。

204. 麻醉前用阿托品、苯巴比妥钠的目的是什么？

答：使患者安静，缩短诱导期，减少麻药用量，减少睡波及呼吸道分泌物，保持呼吸道通畅，减弱迷走神经反射活动；降低基础代谢及各种刺激；消除对抗某些麻醉剂的呼吸抑制作用。

205. 局麻药液中为什么常加少量肾上腺素？

答：因为局麻药本身有扩张血管的作用，可加速麻醉药物的吸收，易引起吸收中毒，缩短麻醉作用时间；肾上腺素能收缩注射部位的小血管，延缓麻醉药的吸收，延长麻醉作用时间，减少吸收中毒的可能性。

206. 心脏复苏"新三联"系何药？

答：系肾上腺素、阿托品、2% 利多卡因。

207. 心脏复苏"新三联"比"老三联"有何优越性？

答："新三联"优越之处在于心肌耗氧量较低，具有除颤的效能，有助窦性节律恢复，对心肌的损害较轻或无。

208. 利血平降血压有何特点？

答：（1）作用缓和而持久，血压波动不大。

（2）加大治疗剂量并不增加降压强度。

（3）有镇静及减慢心率的作用，增强降压效果。

（4）不会引起体位性低血压。

（5）长期使用不出现耐受性及蓄积性中毒。

209. 常用抗心律失常药有哪些？

答：2% 利多卡因、普鲁卡因酰胺、苯妥英钠、心得安、异搏定。

210. 服用洋地黄有哪些不良反应？

答：消化系统有恶心、呕吐、腹泻、腹痛；神经系统有头痛、头晕、色视（黄视与绿视）、复视和失眠等。

211. 强心苷的药理作用是什么？

答：主要是加强心肌收缩力。但在作用上有强弱、快慢、久暂的不同，同时还有减慢心率，抑制心脏传导系统的作用，主要用于各种原因引起的心功能不全。

212. 使用洋地黄时为什么要及时补钾？

答：因为低钾时，心肌细胞失钾，使心肌对洋地黄的敏感增加，易出现洋地黄对心肌的毒性作用。

213. 低分子与中分子右旋糖酐的分子量各为多少？

答：低分子右旋糖酐分子量为 4 万左右，中分子右旋糖酐分子量为 7 万左右。

214. 敌百虫中毒时为什么禁用碱性溶液洗胃？

答：因敌百虫遇碱后生成敌敌畏，其毒性比敌百虫增加 10 倍。

215. 甘露醇的药理作用如何？

答：为脱水及利尿药。快速滴入可使血浆渗透压增高，使组织脱水，降低颅内压及眼内压；同时可作用于肾小管，有利尿作用。还有防治早期肾功能不全的优点。

216. 大量输血时为什么要静脉注射 10% 葡萄糖酸钙？

答：对大量输血的患者要注意防止枸橼酸中毒。因枸橼酸与钙离子结合，导致钙离子水平的急剧降低，引起低血钙、血不凝、肌肉反射亢进、手足痉挛、搐搦等症状，因此每输一千毫升血以后，应静脉输入 10% 葡萄糖酸钙 10 毫升。

217. 止血敏的药理作用是什么？

答：能促使血小板的生成，增加循环中的血小板，增强血小板的凝集和血小板凝集因子的释放，缩短凝血时间，达到凝血效果。

218. 6– 氨基乙酸、对羧基苄胺、抗血纤溶芳酸的药理作用是什么？

答：以上药物均能抑制纤维蛋白溶酶原的激活因子，使纤维蛋白溶酶原不能被激活为纤维蛋白酶，从而抑制纤维蛋白的溶解，达到止血效果。

219. 何谓广谱抗生素？

答：广谱抗生素指对革兰氏阴性细菌、立克次氏体、衣原体、支原体、螺旋体、阿米巴均具有抑制作用的抗生素。

220. 何谓药物的治疗量和极量?

答:治疗量是指临床常用的有效剂量范围;极量是指安全用药的极限,超过极量就有发生药物中毒的可能。

第三章 内科系统基础知识

1. 循环系统由哪几部分构成?

答:由心脏、血管及调节血液循环的神经体液装置所构成。

2. 何谓心动周期?

答:心脏一次收缩和舒张构成两个机械活动周期,称为心动周期。

3. 什么叫微循环?

答:微循环是指小动脉与小静脉之间毛细血管的血液循环。

4.. 影响微循环的因素有哪些?

答:血容量、心搏量、血管紧张度、血液黏稠度、交感神经作用、体液调节。

5. 心脏传导系统包括哪些?

答:窦房结、房室结、房室束和浦肯野纤维。

6. 何谓水冲脉?

答:扪诊时手指感到一种急促而有力的冲击,但该冲击消退又异常迅速,这种脉搏称水冲脉。

7. 何谓交替脉?

答:节律正常而交替出现一强一弱的脉搏。

8. 何谓脉搏短绌?

答:脉搏次数常显著少于心搏数,这种脉搏脱漏现象称为脉搏短绌。

9. 何谓奇脉?

答:吸气时脉搏变小或消失,而呼气终了时变强,这种脉搏称为奇脉。

10. 何谓二联律?

答:每个窦性搏动后面出现一个早搏称为二联律。

11. 何谓心音?

答:心脏在收缩和舒张活动中,由于瓣膜的关闭和开放,心肌、大血管和血柱的振动而产生声音称为心音。

12. 正常心脏在每一心动周期中可听到几个心音?

答:可听到两个心音,第一心音和第二心音,在少数正常人中尚可听到第三心音或第四心音。

13. 何谓心脏杂音?

答:心脏杂音是指在正常心音以外,持续时间较长的一种特殊音响。

14. 何谓三音心律?

答:在正常的第一、二心音之外,出现另一额外的声音则形成三音心律。

15. 何谓体位性低血压?

答：由于体位的突然变更引起晕厥、晕倒、脉速、血压暂时下降的现象。

16. 何谓心悸?

答：心悸是自觉心跳快而强，并伴有心前区不适感。

17. 何谓发绀?

答：是指表浅小血管内血液的还原血红蛋白或异常血红蛋白增多，使皮肤与黏膜发生广泛的紫蓝色表现。

18. 何谓无脉症?

答：患者除脉搏减弱或消失，患肢的血压也降低或测不到外，别无其他不适的症状。

19. 何谓左、右心衰竭?

答：左心衰竭时肺循环淤血，表现为呼吸极度困难、发绀、大汗淋漓、呈端坐呼吸、烦躁不安、咳嗽、咳粉红色泡沫样痰。右心衰竭时，体循环淤血，表现为颈静脉怒张、面颊口唇发绀、肝脏肿大、双下肢水肿，严重时可出现胸、腹及全身水肿。

20. 左心衰竭为何出现极度呼吸困难?

答：因左心衰竭引起肺淤血，使肺换气功能发生严重障碍，造成明显缺氧与二氧化碳潴留，因而引起极度呼吸困难。

21. 心脏病患者出现心力衰竭时为何浮肿?

答：心脏病患者出现心力衰竭时心脏排血量减少，血流回心受阻，引起静脉和毛细血管内压力增高，血液的液体成分、水和电解质，自血管壁漏入皮下，形成水肿。

22. 毛地黄为什么能治疗心衰?

答：主要是能够直接增强心肌收缩力，使原来残留于心室腔中的血量减少，从而缩小心脏体积，减低心脏张力，降低心脏耗氧量。

23. 应用硝普钠应注意什么?

答：硝普钠有强烈扩张血管的作用，可使血压突然下降，甚至诱发虚脱或休克，最好在监护下用药，并严格掌握滴注速度，应避光，溶液从配制到使用完不超过 4 小时。正常稀释后为淡棕色，如变成蓝、绿或深红色，则停止使用。

24. 治疗心衰时使用利尿剂应注意什么?

答：要注意水、电解质紊乱，注意适当补钾，因为在低钾情况下容易导致洋地黄中毒。

25. 为什么治疗心力衰竭时忌钙剂?

答：钙离子能增加心肌对洋地黄的敏感性，易出现中毒反应，故在治疗过程中切忌静脉注射钙剂。

26. 何谓窦性心律?

答:正常人心脏是由窦房结产生激动,控制整个心脏活动的,故称为窦性心律。

27. 何谓心律失常?

答:由任何原因引起的心脏激动形成或激动传导发生异常,并使心搏速率或节率出现紊乱现象,统称为心律失常。

28. 正常人在什么情况下可出现心动过速?

答:在体力活动、情绪激动、吸烟、饮酒、过食等情况下易出现。

29. 何谓过早搏动?

答:由异位起搏点提前发出冲动,使心脏搏动提前发生者,称过早搏动。

30. 何谓房颤?

答:是由于心房内异位搏动点极快而不规则地发出冲动所致,心房各部分发生极快而细的乱颤,350~600 次 / 分,心室仅能部分接受由心房传下的冲动,故心室率 110~160 次,亦快而不规则。

31. 房颤患者应注意什么?

答:(1)房颤时心率过快易诱发心衰,注意心率及尿量。

(2)慢性房颤用洋地黄过程中若发现心律变整齐多为洋地黄中毒,应作心电图,通知医生。

(3)房颤经电除颤者,三天内应避免下床活动。

32. 房颤最常见于什么病?

答:风湿性心脏病、二尖瓣狭窄。

33. 房颤患者突然发生偏瘫,长期卧床患者突然出现肢体浮肿,应想到哪些可能?

答:前者应考虑并发脑栓塞,后者应想到并发下肢静脉血栓形成。

34. 何谓心室颤动?

答:是严重的心律失常。心室肌发生快速、不规则、不协调的连续颤动,在心电图上显示频率为每分钟 150 至 400 次的颤动波,而 QRS 波群消失。室颤实际上是心脏骤停的一种类型,对心脏排血的影响相当于心脏停搏,使心脏排血停止,循环中断。

35. 何谓电复律?

答:是利用电能治疗快速性心律失常的一种方法。

36. 心脏停搏抢救一般不超过多少时间?

答:不超过 3~5 分钟。如果超过 3~5 分钟,中枢神经系统会因缺氧过久而造成严重的往往是不可逆转的损害。

37. 电复律的适应证及禁忌证是什么?

答:适应证:心房颤动(一年以内)、心房扑动、心室颤动、室性及室上性心动过速。

禁忌证：房颤伴有病窦综合征，心肌损害，房颤用洋地黄治疗心率缓慢者，对奎尼丁不耐受，洋地黄中毒所致的房颤。

38. 电复律可引起哪些并发症？

答：①一过性低血压；②心律失常（呈一过性表现）；③皮肤局部红斑；④栓塞；⑤急性肺水肿。

39. 何谓阿－斯综合征？

答：使心脏排血暂时停止或显著降低，致使脑部血运中断，脑组织极度缺氧，患者表现有严重发绀，短暂意识丧失，四肢抽搐等。

40. Ⅲ度房室传导阻滞的冠心病患者，心电图上出现室性早搏，是否能用异丙基肾上腺素？为什么？

答：不能用异丙基肾上腺素，应用阿托品，因为用了异丙基肾上腺素可增强心肌收缩力，加大心肌耗氧量，可使心室早搏频繁，导致心室颤动，引起死亡。

41. Ⅲ度房室传导阻滞的理想治疗是什么？

答：安装人工心脏起搏器。

42. 何谓人工心脏起搏？

答：就是人造的脉冲电流代替心脏的起点，引起心脏搏动。

43. 安装人工心脏起搏器如何进行出院指导？

答：定期来院检查（有异常随时查），嘱患者不宜接近高压电场及做电疗。应随身携带阿托品、异丙基肾上腺素以备起搏器发生故障时急用。嘱患者填好疾病诊断、姓名年龄、安装起搏器日期、类型、家庭及单位住址，随身携带，一旦发生紧急情况便于抢救。

44. 什么叫冠心病？

答：冠状动脉粥样硬化使血管腔阻塞，导致心肌缺血、缺氧而引起的心脏病，和冠状动脉功能性改变（痉挛）一起统称为冠状动脉性心脏病，简称冠心病。

45. 哪些方法能早期诊断冠心病？

答：①超声心动图；②放射性同位素心肌扫描；③心电图运动试验；④心电向量图及心音图；⑤左心功能测定。

46. 何谓隐性冠心病？

答：是由于冠状动脉粥样硬化而狭窄较轻或侧支循环建立较好，使临床上无明显症状出现的冠心病。

47. 何谓心绞痛？

答：心绞痛是由于心肌暂时性反复发作的缺血和缺氧所引起的临床综合征。

48. 心绞痛最常见的基本原因是什么？

答：冠状动脉粥样硬化引起动脉大支的管腔狭窄。

49. 心脏停搏的临床诊断是什么？

答：患者的突然意识丧失，先出现喘息样呼吸困难伴发绀，随后呼吸停止，大动脉搏动消失，心音消失，瞳孔扩大。

50. 心室颤动的有效治疗方法是什么？

答：唯一有效的治疗方法是立即用非同步直流电除颤，电击能量为200~400J，而不要花时间去进行心脏按摩、人工呼吸或心内药物注射，以免失去抢救时间。

51. 在心电监护中，发生哪些变化应及时处理？

答：（1）快速的室性心律失常（包括室早、室速及室颤）。

（2）缓慢心律失常（包括窦缓、窦房静止及阻滞）。

（3）由心排出量降低引起的心律失常（包括窦速、室早与心动过速等）。

52. 何谓心肌梗死？

答：急性心肌梗死是由于急性、持续性冠状动脉缺血所造成的部分心肌坏死。

53. 心肌梗死超早期心电图表现如何？是何原因？

答：表现"T"波高耸。一般因为高耸"T"波是由于心肌细胞严重缺血，细胞膜的通透性增加钾从细胞内游出，造成局部高钾所致。

54. 急性心肌梗死后患者发生心律失常，何时间最常见？

答：多见于病后 12 小时内。

55. 急性心肌梗死常见并发症是什么？

答：①心律失常；②心源性休克；③心力衰竭；④心脏破裂；⑤栓塞。

56. 急性心肌梗死导致猝死的一个重要原因是什么？

答：严重的心律失常，如心室颤动。

57. 急性心肌梗死患者入院后，除用药物控制外，还应注意什么？

答：应特别注意有发生严重心律失常的潜在危险。

58. 急性心肌梗死后为什么发烧？

答：由于坏死细胞被吸收，可发生全身反应。

59. 诊断急性心肌梗死血清酶有哪三种？

答：CPK（血清肌酸磷酸激酶）、GOT（谷草转氨酶）、LDH（乳酸脱氢酶）。

60. 急性心肌梗死为什么多在夜间发生？

答：因夜间迷走神经紧张度升高，冠状动脉痉挛和血流缓慢，易发生心肌梗死。

61. 老年人急性心肌梗死并发心脏破裂的先兆是什么？如何观察？

答：（1）反复发作，心前区剧痛，持续时间长。

（2）持续血压偏高。

（3）反复恶心、呕吐。对有危险因素应严密监护。

62. 心肌梗死急性期的治疗包括什么？

答：充分休息，精心护理，止痛，吸氧，更要严密观察，及早发现、及时治疗心律失常、休克和充血性心力衰竭等并发症。

63. 心肌梗死应如何护理？

答：（1）卧床时间：根据病情可适当增减，逐渐下床活动（室内、外）。

（2）饮食：入院第一天如恶心可暂禁食一天，后改流质、半流质、软饭，以低盐、低脂、低热量、低胆固醇等易消化食物为宜，少食多餐，禁饱餐，禁浓茶、烟酒，禁酸辣、刺激性食物。

（3）做好心理护理：消除紧张、恐惧心理，积极配合治疗及护理。

（4）保持大便通畅：适当给予缓泻剂，以防因便秘用力而诱发并发症，甚至因此而发生猝死。

64. 心肌梗死患者初期吸氧流量为多少？

答：发病初期持续吸氧流量为 3~5 升/分，改善心肌缺氧，减轻疼痛，并有助于缩小心肌坏死的范围。

65. 洋地黄中毒的表现是什么？

答：中毒表现主要有：①消化系统：如食欲不振，恶心、呕吐；②神经系统：如头痛、嗜睡和以黄视为多见的色视及心脏方面的表现。

66. 病毒性心肌炎是由哪些病毒引起的？

答：肠道病毒、流感病毒、麻疹病毒、腮腺炎病毒、肝炎病毒、风疹病毒及流行性出血热病毒等。

67. 正常人临界高血压的标准是什么？

答：大于 140/90 毫米汞柱，小于 160/95 毫米汞柱。

68. 高血压有关因素是什么？

答：年龄、职业、吸烟、家族与遗传、食盐、体重。

69. 何谓高血压危象？

答：高血压危象是在高血压的基础上，周围小动脉发生暂时性强烈痉挛，使血压急剧地进一步升高，出现一系列症状的现象称高血压危象。

70. 何谓高血压脑病？

答：是在血压显著增高的情况下，脑循环发生急剧障碍，导致脑水肿和颅内压增高，引起剧烈的头痛、眩晕、恶心、呕吐、惊厥，甚至昏迷，称高血压脑病。

71. 脉压差增高或减低常见于何病？

答：增高常见于主动脉瓣关闭不全，甲亢；减低常见于低血压、心包积液、缩窄性心包炎、主动脉狭窄、重度心功能不全。

72. 长期使用利尿性降压药易发生什么变化？

答：易发生电解质紊乱，尤其是低钾血症与低钠综合征，并可因利尿过度而并发低血容量症。

73. 左右两侧上肢测量血压是否有差异？为什么？

答：一般人的左右两侧血压有差异，通常是右侧较左侧高。因为无名动脉比左锁骨下动脉更直接接受主动脉血液。

74. 输液的原则是什么？

答：先盐后糖，先快后慢，先浓后淡，见尿补钾。

75. 高血压宜选用哪些饮食？

答：原则上以清淡、易消化、低热量、低脂肪、低胆固醇饮食为宜，少吃多餐，多吃水果、蔬菜（尤其是芹菜）。

76. 尿崩症常见于哪些原因？

答：（1）原发性：原因不明。

（2）继发性：脑部炎症、颅脑外伤、垂体瘤、全身疾病等。

77. 何谓糖尿病？

答：糖尿病是由于胰岛素缺乏或相对不足所引起的代谢性疾病。血糖增高和糖尿为特征。

78. 糖尿病有哪些典型症状？

答：多食、多饮、多尿、消瘦。

79. 呼吸有烂苹果样酮味是什么病？

答：糖尿病酮症酸中毒。

80. 糖尿病酮症酸中毒的呼吸有何改变？

答：呼吸深而快。

81. 糖尿病患者用胰岛素治疗中应观察什么？

答：观察低血糖反应。

82. 糖尿病患者用胰岛素治疗中低血糖反应症状是什么？

答：软弱无力、饥饿感、心悸、手抖、昏迷、眩晕、出汗；严重者嗜睡、昏迷、抽搐等。

83. 糖尿病患者出现低血糖，护士怎样处理？

答：急抽血查血糖。轻者可服糖水或进食；重者可静脉注射 50% 葡萄糖 40~60 毫升，必要时输液。

84. 怎样观察胰岛素过敏反应？

答：多在注射后半小时至数小时发生，局部出现硬块、疼痛及红晕；全身可出现荨麻疹、血管神经性水肿、紫癜甚至过敏性休克。

85. 糖尿病酮症酸中毒时输液原则是什么？

答：由于大量体液的丢失，引起水、电解质的紊乱。在 3~4 小时内快速输入生理盐水 1000~2000 毫升，要求 24 小时内总输液量达 3000~5000 毫升，以便迅速纠正失水，补充血容量，改善周围循环及肾功能，见尿补钾。

86. 糖尿病酮症治疗的原则是什么？

答：应用速效胰岛素纠正糖代谢紊乱，消除酮症；纠正水、电解质代谢的紊乱；纠正酸中毒。

87. 糖尿病酮症酸中毒输液应注意什么？

答：（1）年老及心、肾功能不全者滴速要慢。

（2）每1~2小时查尿糖、酮体一次。酮体阳性者不能进食，阴性者停止输液。

（3）注意二氧化碳结合力的变化。

（4）记录24小时液体量。

88. 糖尿病的并发症有哪些？

答：①酮症酸中毒及昏迷；②心血管并发症；③视网膜动脉硬化；④感染；⑤肾脏病变；⑥神经系统并发症。

89. 确诊糖尿病的主要依据是什么？

答：测定血糖及尿糖。

90. 确诊糖尿病的可靠方法是什么？

答：葡萄糖耐量试验。

91. 葡萄糖耐量试验有几种方法？

答：有口服葡萄糖耐量试验、静脉葡萄糖耐量试验两种。

92. 糖尿病患者的多尿原因是什么？

答：由于血糖过高，自肾小球滤出的葡萄糖量超过了肾小管重吸收的阈限，大量葡萄糖由尿排除，产生渗透性利尿。

93. 甲状腺功能亢进的危险信号是什么？

答：甲状腺危象。

94. 巨人症是何原因？

答：垂体前叶分泌生长激素，对生长发育有促进作用，当生长激素出现病理性分泌过多时，可引起过度生长，产生巨人症。

95. 何谓系统性红斑狼疮？

答：它是一个累及多个系统，以慢性非化脓性炎症为特征，系多样化的结缔组织病。

96. 系统性红斑狼疮有哪些临床表现？

答：①肾脏损害；②心血管损害；③肺部损害；④消化系统损害；⑤精神神经损害；⑥其他器官损害，如角膜溃疡或视网膜病变；⑦溶血性贫血或血小板减少性紫癜。

97. 何谓风湿热？

答：风湿热是一种常见的反复发作的急性或慢性全身性结缔组织炎症，以心脏和关节受累最为显著。

98. 类风湿关节炎与风湿性关节炎受累关节有何不同？

答：前者多从四肢远端小关节开始，指关节和掌指关节先发病，呈向心性地累及腕、肘、肩、踝、髋等，称为对称性的多关节炎。后者特征是多累及四肢大关节，不对称，呈游走性。

99. 系统性红斑狼疮损害初期面部有何特征？

答：蝶形红斑。

100. 何谓硬皮病？

答：硬皮病是一种原因不明的慢性真皮和多器官结缔组织增生的疾病。

101. 硬皮病除皮肤僵硬外，还有哪些器官发生病变？

答：可发生类似皮肤的病变。如消化道受累引起食管硬化，发生吞咽困难；胸部受累引起吸困难，心脏受累引起心肌硬化。肾脏受累可发生肾小管坏死，并常因尿毒症致死，晚期引起骨肌萎缩及关节畸形等。

102. 气管的长度是多少？

答：成年人在平静状态下，气管长 10～11cm。

103. 气管、支气管炎的病理改变是什么？

答：气管和支气管内膜充血、水肿，纤毛上皮细胞损伤脱落，黏液腺体肥大，分泌物增加，并有淋巴细胞和中性粒细胞浸润。

104. 正常人的呼吸音有几种？

答：有肺泡呼吸音、支气管呼吸音和支气管肺泡呼吸音三种。

105. 什么是病理性呼吸音？

答：肺泡呼吸音增强、减弱或性质改变，以及在正常人可以听到的部位以外区域，听到支气管呼吸音与支管肺泡呼吸音时，为病理性呼吸音。

106. 常用的呼吸功能测验有哪些？

答：①肺容量测验；②肺内气体分布测验；③通气功能测验。

107. 慢性气管炎有哪些并发症？

答：①阻塞性肺气肿；②支气管肺炎；③支气管扩张；④肺源性心脏病；⑤支气管肺癌。

108. 慢性气管炎除刺激性咳嗽外，为什么不宜单纯使用镇咳药物？

答：单纯用镇咳药，痰液不能排出，反而使病情加重。

109. 呼吸系统疾病症状有哪些？

答：①咳嗽；②咯痰；③咯血；④呼吸困难；⑤胸痛。

110. 何谓潮气量？

答：平静呼吸时，每次吸入和呼出的气量为潮气量。

111. 成人静息状态的潮气量是多少？

答：约为 500 毫升。

112. 通常有哪些原因可引起咳嗽?

答：（1）喉或支气管受到刺激或发炎。

（2）肺或支气管发炎。

（3）受到煤气、香烟或其他烟尘刺激

.（4）接触到很冷的刺激。

（5）左心衰竭患者有肺瘀血时肺毛细血管压力通透性增高时。

（6）异物吸入气管。

113. 痰中带血丝可能是什么病?

答：（1）可能只是严重的咳嗽，而不是其他疾病。

（2）可能鼻、喉或其他窦部感染。

（3）支气管炎或肺炎。

（4）肺脓肿。

（5）肺结核。

（6）肺肿瘤。

（7）支气管扩张等。

114. 什么叫过敏性肺炎?

答：过敏性肺炎是一种以肺部病变为主的变态性综合病证，包括嗜酸粒细胞性肺炎、热带嗜酸细胞增多症以及外源性过敏性肺泡炎等。

115. 什么叫右肺中叶综合征?

答：右肺中叶综合征指的是右肺中叶肺不张，伴有肺炎或支气管扩张。

116. 什么叫肺水肿?

答：肺水肿是肺脏内血管与组织之间液体交换功能紊乱所致的肺含水量增加。

117. 肺脓肿分哪几类?

答：①吸入性肺脓肿；②血源性肺脓肿；③继发性肺脓肿；④阿米巴性肺脓肿。

118. 体位引流的原理是什么?

答：体位引流的原理是借助于脓液的重力作用，使脓腔中的脓液流进支气管而咳出。

119. 肺源性心脏病为什么会引起肺水肿?

答：严重缺氧、二氧化碳潴留、感染、血液黏稠以及肺动脉高压引起的肺血管床改变进而使肺泡萎陷等因素，均能使左心负荷加重，导致肺水肿发生。

120. 肺源性心脏病发作时可引起哪些酸碱失调?

答：①呼吸性酸中毒；②呼吸性酸中毒合并代谢性碱中毒；③呼吸性酸中毒合并代谢性酸中毒碱中毒；④代谢性碱中毒；⑤呼吸性酸中毒。

121. 肺源性心脏病患者为什么会发生肺性脑病?

答：肺源性心脏病常合并呼吸功能衰竭。由于呼吸衰竭导致严重的二氧化碳潴留、缺氧、酸碱平衡失调而出现精神神经症状，即肺性脑病。

122. 什么叫呼吸衰竭?

答：呼吸功能严重障碍，以致不能进行有效的气体交换，发生缺氧和（或）二氧化碳潴留，引起一系列生理功能和代谢紊乱的临床综合征叫呼吸衰竭。

123. 何谓急性呼吸衰竭?

答：指肺功能原来正常，由于突发原因如溺水、电击、外伤、药物中毒等，呼吸道受物理、化学因素直接刺激，使肺功能突然发生衰竭，称急性呼吸衰竭。

124.. 何谓睡眠－呼吸暂停综合征?

答：临床上有多种病因能导致睡眠时呼吸暂停止。每次在 15 秒以上，每晚反复发作导致慢性肺泡通气不足，此种症状称为睡眠－呼吸暂停综合征。

125. 吸入高浓度氧或纯氧有什么副作用?

答：（1）抑制呼吸可加重呼吸衰竭。

（2）氧中毒。

126. 为什么支气管哮喘患者易在夜间发作?

答：因为夜间大脑皮层生理作用减低，而副交感神经作用占优势，所以夜间易发作。

127. 气胸分几类?

答：①单纯（闭合）性自发性气胸；②交通（开放）性气胸；③张力（高压）性气胸。

128. 气胸的治疗原则是什么?

答：首先为排气，解除压迫症状，使肺及早复张；其次是防治并发症和治疗原发病。

129. 气胸简易排气法的穿刺部位在什么地方?

答：可用 50 或 100 毫升注射器，在患侧锁骨中线第二肋间或腋前线 4~5 肋间穿刺排气。

130. 消化系统疾病主要包括哪些器官的疾病?

答：包括食管、胃、肠与肝、胆、胰等器官的器质性和功能性疾病。

131. 消化系统疾病常见的症状有哪些?

答：①厌食；②恶心与呕吐；③嗳气与反酸；④咽下困难；⑤灼热感或烧心；⑥腹胀；⑦腹痛；⑧腹块；⑨腹泻和里急后重；⑩便秘；⑪呕血、黑便和便血；⑫黄疸。

132. 吐血通常是什么病的症状?

答：（1）最常见的是胃或十二指肠溃疡。

（2）肝硬化伴有食管静脉曲张。

（3）急性或慢性胃炎。

（4）急性胃肠炎患者频发剧烈的呕吐可引起吐血。

（5）胃部良性或恶性肿瘤。

（6）（出血性）血液病伴吐血。

133. 什么叫反流性食管炎？

答：是指由于食管的下端括约肌功能失调，胃和（或）十二指肠内容物反流入食管，引起的食管黏膜炎症。

134. 急性胃炎分几种？

答：急性胃炎分单纯性胃炎、糜烂性胃炎、化脓性胃炎和腐蚀性胃炎。

135. 怎样预防急性单纯性胃炎？

答：注意饮食卫生，勿暴饮暴食，节制饮酒，慎用或不用易损伤胃黏膜的药物。

136. 慢性胃炎分几类？

答：①浅表性胃炎；②萎缩性胃炎；③肥厚性胃炎。

137. 食管癌的早期症状有哪些？

答：（1）吞咽不适或短暂的食物停滞感。

（2）吞咽时胸骨后不适感、闷胀、微痛或烧灼感。

（3）咽喉部带有异物感、梗噎感。

138. 消化性溃疡有哪些并发症？

答：①出血；②穿孔；③幽门梗阻；④癌变。

139. 胃和十二指肠溃疡疼痛时间有什么区别？

答：胃溃疡的疼痛发生在餐后 30 分钟至 2 小时，逐渐消失至下次进餐后重现。十二指肠溃疡发生于进食后 3~4 小时，可持续到下次进餐后消失。

140. 胃和十二指肠溃疡患者腹部压痛的位置有什么不同？

答：胃溃疡压痛常位于中上腹或稍偏左；十二指肠溃疡压痛常偏右。

141. 溃疡患者为什么要少量多餐？

答：少量多餐可避免胃窦部过度扩张，减少胃泌素的分泌，使胃酸分泌减少；同时还可以减轻胃的负担，并使胃内经常含有食物，以中和过多的胃酸，促使溃疡早日愈合。

142. 胆道蛔虫患者腹痛有什么特点？ .

答：突然发作，反复发生的剑突下钻顶样剧烈绞痛，为本病的特点。

143. 什么叫胆石总攻疗法？

答：本法是用中西医结合的方法，在一段时间内集中若干有效措施，达到攻下结石和解除梗阻的目的。

144. 急性胰腺炎分哪几型？

答：①急性水肿型；②急性坏死型。

145. 哪些部位的出血构成上消化道出血？

答：屈氏韧带以上的消化道，包括食管、胃、十二指肠或胰、胆等病变引起的出血；胃空肠吻合术后的空肠病变出血等。

146. 上消化道出血禁食的目的是什么？

答：为了防止因进食使出血加重或再次出血，以利出血伤面的愈合。

147. 上消化道出血患者是否都要禁食？

答：应根据不同的出血疾病和出血量以及呕吐情况区别对待。一般溃疡病出血可少量多餐流质，如大量出血，食管或胃底静脉破裂禁食 24~48 小时；凡出血伴剧烈呕吐、大出血应禁食到症状减轻与出血停止。

148. 气囊压迫止血的适应证有哪些？

答：门静脉高压症所致的食管或胃底静脉曲张破裂大量出血。

149. 胃囊内注气量和压力是多少？

答：注气量是 250~300 毫升，压力为 40~50 毫米汞柱。

150. 食管囊的注气量和压力是多少？

答：食管囊的注气量为 100~200 毫升，压力为 30~40 毫米汞柱。

151. 气囊压迫止血的时间是多少？

答：一般压迫 24~72 小时。如仍有出血，可延长压迫时间，但一般不超过 5 天。

152. 应用凝血酶止血时应注意什么？

答：（1）严禁注射：注入血管可致血栓，危及生命。

（2）不得与酸、碱、重金属配伍。

（3）有过敏时立即停药。

（4）一次配制在 4 小时内用完。

（5）不能用于手术、烧伤等无菌伤面。

153. 泌尿系统疾病常见的临床表现有哪些？

答：①水肿；②高血压；③肾区钝痛与肾绞痛；④尿频、尿痛、尿急、少尿、血尿、无尿、浊尿。

154. 急性肾炎与哪些前驱病有关？

答：（1）溶血性链球菌感染性疾病，如上呼吸道炎、急性扁桃体炎、咽炎、猩红热等。

（2）其他细菌和病毒感染，如葡萄球菌、肺炎双球菌，流行性感冒杆菌、伤寒杆菌等；病毒感染如麻疹、水痘、腮腺炎等。

（3）疟疾和风湿病。

155. 急性肾炎水肿的原因是什么？

答：（1）肾滤过率降低。由于炎症使肾小球内皮细胞增生肿胀，而导致肾滤过率低。

（2）肾血流减少，肾缺血缺氧，使肾血管通透性增加。

（3）肾素分泌增加。

（4）醛固酮分泌增加。

156. 尿中含多少蛋白质称生理性蛋白尿和病理性蛋白尿？

答：正常人一般 24 小时尿蛋白的排出量少于 150 毫克称为生理性蛋白尿，大于此数称为病理性蛋白尿。通常说的蛋白尿指的是病理性蛋白尿。

157. 肾性高血压与原发性高血压有什么区别？

答：肾性高血压为继发于肾脏疾病后所致的高血压，是症状性高血压中常见的一种；而原发性高血压，即为原因不明的高血压，其原因与肾脏无关。

158. 急性肾炎需要与哪些病鉴别？

答：①发热性蛋白尿；②感染期尿异常；③局灶性肾小球肾炎；④运动性尿变化；⑤狼疮性肾炎；⑥妊娠毒血症；⑦原发性肾小球肾病；⑧急性肾盂肾炎。

159. 急性肾炎饮食选择原则是什么？

答：保护肾脏，减轻肾脏负担，同时要保证热量的供应。

160. 急性肾炎饮食方面应注意什么？

答：（1）早期严格控制盐和水的摄入，以减轻水肿和心脏负担。

（2）给予低蛋白饮食，减少非蛋白氮产生，减轻肾脏负担。

（3）给高糖饮食。

（4）补充各种维生素，尤其是维生素 C。

161. 急性肾炎无尿时有什么危险？

答：（1）发生心力衰竭。

（2）发生高血压脑病。

（3）可产生尿毒症及代谢性酸中毒。

162. 肾脏疾病常做的血液生化检查有哪些？

答：（1）血浆蛋白测定。

（2）血浆胆固醇测定。

（3）血浆非蛋白氮（尿素氮、尿酸、肌酐）的测定。

（4）血二氧化碳结合力。

（5）血钠、钾、氯、钙、磷的测定。

163. 何谓体位性蛋白尿？

答：机体在某种姿势下造成腰椎显著前凸。压迫肾静脉，使肾脏发生暂时性的缺血、缺氧所致的蛋白尿。

164. 诱发肾盂肾炎的因素有哪些？

答：（1）尿路梗阻。

（2）排尿功能紊乱。

（3）先天性泌尿系统疾病。

（4）体内感染病灶。

（5）膀胱镜检查、反复导尿或尿管留置过久等，均可使细菌带人尿道而发病。

165. 肾盂肾炎多发生于女性的原因有哪些？

答：（1）由于女性的尿道短而宽，尿道括约肌薄弱，因而细菌易侵入。

（2）尿道口离有致病菌存在的阴道、肛门较近，易被感染。

（3）妇女常有宫颈炎、阴道炎、附件炎、盆腔炎等感染病。

（4）因妊娠、难产或产程过长排尿不畅而引起。

166. 急性肾盂肾炎的典型症状有哪些？

答：（1）全身感染症状：畏寒高热、无力、恶心、呕吐。

（2）肾脏受损的表现：腰部酸痛，肾区叩痛。

（3）膀胱刺激症状：尿痛、尿急、尿频等。

167. 急性肾功能衰竭的治疗原则是什么？

答：（1）治疗原发病。

（2）去除引起肾功能衰竭的原因。

（3）纠正肾功能衰竭后引起的一系列严重的病理生理改变，如体液与电解质的平衡，组织分解代谢，防止感染，以及清除代谢产物等。

168. 急性肾功能衰竭多尿期的治疗原则是什么？

答：（1）及时正确地补充水和电解质。

（2）注意补充营养。

（3）防止感染。

169. 急性肾功能衰竭少尿期的补液量怎样计算？

答：补液量 = 显性失水 + 隐性失水 - 内生水。

170. 什么是压力性尿失禁？

答：平时无尿失禁，当咳嗽、喷嚏、大笑或改变体位等，使腹压突然增加时，尿液不自主地从尿道口内流出的现象，称压力性尿失禁

171. 贫血分哪三类？

答：①大细胞性贫血；②正常细胞性贫血；③小细胞低色素性贫血。

172. 根据病因和发病机制将贫血分为哪几类？

答：（1）红细胞生成减少。

（2）红细胞破坏过多。

（3）失血。

173. 正常人体内含铁量是多少？

答：正常成年男子体内铁总量约 50mg/kg，女子约为 35mg/kg。

174. 缺铁性贫血的原因有哪些？

答：（1）铁的需要量增加而摄入不足。

（2）铁的吸收不良。

（3）失血，尤其是慢性失血。

175. 含铁量较丰富的食物有哪些？

答：海带、菠菜、紫菜、木耳、香菇、动物肝、肉类、血、豆类等等。

176. 再生障碍性贫血的主要临床表现是什么？

答：主要临床表现为进行性贫血、出血及感染，其轻重与血细胞减少程度及发展的迟速有关。

177. 再生障碍性贫血的治疗原则是什么？

答：（1）防止患者与任何对骨髓造血功能可能有毒性作用的物质接触。

（2）支持疗法，包括防止感染、出血及输血。

（3）采取促进骨髓造血功能用以增加血细胞的措施。

178. 根据粒细胞动力学原理，粒细胞减少可分哪几类？

答：（1）粒细胞生成减少。

（2）粒细胞破坏或消耗过多，超过骨髓生成能力。

（3）粒细胞分布紊乱。

179. 出血性疾病的发病机制是什么？

答：（1）微血管壁的异常。

（2）血小板质或量的改变。

（3）凝血－抗凝血功能的障碍。

180. 引起过敏性紫癜的原因是什么？

答：（1）感染：细菌、病毒、寄生虫等感染。

（2）食物：主要为异体蛋白过敏，如鱼、虾、蟹、蛋、牛奶等。

（3）药物：抗生素（青霉素、链霉素、氯霉素）、磺胺药、异烟肼、水杨酸类等。

181. 血小板减少性紫癜的主要临床症状是什么？

答：主要表现为自发性的皮肤瘀点和瘀斑，黏膜和内脏出血，血小板减少和出血时间延长。

182. 输血可以传播哪些疾病？

答：供血者的某些疾病可通过输血传播给受血者，主要是病毒性肝炎和疟疾。供血者患有梅毒、艾滋病，受血者也可以被传染。

183. 年龄的正常生理过程分几期？

答：（1）出生至 20 岁为发育期。

（2）20~40 岁为成熟期。

（3）40~65 岁为渐衰期或衰老前期。

（4）65 岁后为衰老期。

184. 老年人的年龄界限是多少?

答: 欧美国家规定 65 岁以上为老年人, 亚太地区的一些国家以 60 岁为界限。中国以 60 岁为界限。

185. 老年人体液总量是多少?

答: 老年人体液总量随年龄增高而逐渐减少, 老年男性体液总量占体重的 50%~54.3%, 女性占 42%~46%。

186. 老年疾病有什么特点?

答: (1) 多病共存。

(2) 发病缓慢。

(3) 临床症状不典型。

(4) 发病诱因有时不同。

(5) 容易发生并发症和脏器功能衰竭。

(6) 药物治疗易出现副作用。

187. 老年人用药剂量与青年人一样吗?

答: 不一样。60 岁以上的老年人用药量是成人的四分之三。

188. 老年人正常睡眠时间是多少?

答: 如果仍然工作或活动比较多的人, 应有 8 小时睡眠, 不工作和活动比较少的人有 6 小时便够了。

189. 老年人减轻体重应注意什么?

答: (1) 三餐之间不要吃其他的东西。

(2) 少吃糖、奶油和牛油。

(3) 限制盐量。

(4) 每餐食物应定量。

(5) 保持每日大便, 有便秘及时通便。

(6) 定时测量体重并记录。

190. 老年人高血压和低血压诊断标准一般为多少?

答: 老年人的高血压≥ 160/90mmHg, 低血压≤ 100/60mmHg。

191. 什么叫老年人的位置性低血压?

答: 老年人由仰卧位到站立位时, 收缩压下降超过 20mmHg, 舒张压下降超过 5mmHg, 同时出现脑缺血症状者, 称位置性低血压。

192. 老年人是否应避免吃含有大量胆固醇的食物? 为什么?

答: 应避免。因为大量医学材料表明, 胆固醇过多, 会使血液中胆固醇增高, 有造成动脉硬化的危险。

193. 哪些食物含胆固醇量较少?

答: 脱脂牛奶、脱脂奶粉、瘦猪肉、去皮鸡肉、去皮鸭肉、瘦羊肉、猪肚、黄花鱼、甲鱼、鲤鱼等。

194. 老年人感冒后如果不注意，会发生哪些并发症？

答：①支气管炎；②支气管肺炎；③大叶性肺炎；④病毒性肺炎；⑤心脏功能失常等。

195. 老年人预防胃溃疡应注意什么？

答：（1）避免精神紧张。因精神紧张是形成溃疡的根本原因。

（2）注意饮食卫生，不可过饱。

（3）不要饮酒过量。

（4）胃酸过多者应避免调味浓厚的食物，并服药物治疗。

196. 老年人为什么容易便秘？

答：因为老年人肠壁易松弛，并常缺少运动，因此易发生便秘。

197. 老年人长痔疮最常见的原因是什么？

答：（1）自然性的静脉曲张。

（2）慢性便秘。

（3）大便习惯不良。

（4）排便费劲。

（5）肠肿瘤。

（6）肛门感染发炎。

198. 老年人应如何预防长痔疮？

答：（1）每晨定时大便，最好在早餐之后。

（2）大便时间不超过 15 分钟，长时间用力排便容易发生痔疮。

（3）预防便秘，多吃水果蔬菜，必要时用通便药物或灌肠。

199. 为什么老年人易患胆结石？

答：（1）老年人大多数有胆固醇新陈代谢不正常，而这种情况常常易导致形成胆结石。

（2）老年人缺少活动及肥胖、嗜酒等，可能成为患胆结石的因素。

200. 老年人为什么小便较频？

答：因为老年男性一般会有某种程度的前列腺肥大，老年女性膀胱的肌肉和韧带多数变得松弛软弱，所以，老年人不论男女，每天小便次数比青年人多。

201. 昏厥是否常见于老年人，为什么？

答：是的，因为老年人常常由于心脏功能衰弱和脑部的血管硬化或痉挛而引起昏厥。

202. 老年人卫生保健应注意什么？

答：（1）思想开朗，精神愉快。

（2）经常进行体力活动。

（3）保持脑力活动，主要是思考和学习。

（4）生活规律，讲究卫生。

（5）合理营养，控制体重。

（6）定期健康检查。

（7）预防老年人常见病及易发生的意外危险。

第四章　外科系统基础知识

1. 人体体液最主要的调节器官是什么？

答：肾脏。

2. 高渗性缺水的治疗原则是什么？

答：补充水分和低渗液。

3. 低渗性缺水常见于哪些疾病？

答：（1）胃肠道消化液慢性长期丧失。

（2）大面积烧伤或大创面慢性渗液。

（3）大量出汗后只补水而未给盐。

4. 低渗性缺水的治疗原则是什么？

答：补充高渗盐水和血容量。

5. 高渗性缺水在外科常见哪些疾病？

答：胃肠道消化液的急性丧失。如急性肠梗阻，大面积烧伤早期患者，弥漫性腹膜炎。

6. 何谓低钾血症？

答：血清钾浓度低于 3.5mmol/L。

7. 正常人血清的 pH 值是多少？

答：为 7.4。

8. 失血性休克失血超过全身总血量的多少可出现休克？

答：百分之二十。

9. 换药室的设备需求应有什么？

答：（1）换药台或换药车。

（2）紫外线灯、煮沸锅、消毒液盆和洗手设备。

（3）诊疗台、长椅、托腿架和污物敷料桶。

10. 换药环境要求是什么？

答：室内空气清洁，光线充足，温度适宜。

11. 伤口分几类？

答：清洁、污染和感染三类。

12. 伤口常用引流物分几种？

答：（1）橡皮片或空心橡皮片引流物。

（2）烟卷式引流物。

（3）纱布条引流物。

（4）管状引流物。

13. 烟卷式引流物适合什么伤口引流？

答：腹腔内引流。

14. 伤口引流物放置的时间是多少？

答：一般为 24~48 小时。管状引流物不超过一周；烟卷式引流物放置时间为 48~72 小时。

15. 有传染性伤口的敷料应如何处理？

答：应随时烧毁。

16. 全麻后患者清醒前应采取什么卧位？

答：平卧位，头偏向一侧。

17. 手术后尿潴留的原因有哪些？

答：不习惯卧床排尿，麻醉影响，切口疼痛，镇静药用量过大，低血钾等。

18. 手术后呃逆的原因是什么？

答：膈神经末梢受刺激所致。

19. 手术后发生低血压的常见原因有哪几种？

答：（1）失血引起的血容量不足。

（2）呼吸功能障碍所致的缺氧和严重的二氧化碳蓄积。

（3）水、电解质和酸碱平衡失调。

（4）药物的作用。

20. 切口缝线的拆除一般在手术后多长时间？

答：一般在手术后第七天，头颈部 4~5 天，胸腹部 5~7 天，四肢 7~9 天。愈合不良者，适当延长，张力缝线术后 2 周左右拆除。

21. 感染性休克的治疗原则是什么？

答：（1）控制感染。

（2）补充血容量。

（3）纠正酸中毒。

（4）应用血管活性药物。

（5）皮质类固醇的应用有显著效果。

22. 外科感染分几类？

答：分非特异性感染和特异性感染两大类。

23. 与外科感染有重要关系的化脓性致病菌有哪些？

答：有葡萄球菌、链球菌、大肠埃希菌、铜绿假单胞菌、变形杆菌、克雷白氏细菌、肠细菌、类细菌。

24. 感染的局部症状是什么？

答：红、肿、热、痛和功能障碍。

25. 何谓疖病?

答：多个疖同时或反复发生在身体各部。

26. 疖的治疗要点是什么?

答：早期热敷，物理疗法，有脓头波动感时，早期切开引流，未成熟的疖不要任意挤压，有全身症状的疖应给予抗生素治疗。

27. 何谓痈?

答：痈是多个相邻的毛囊及其所属皮脂腺或汗腺的急性化脓性感染，或由多个疖融合而成。

28. 痈怎样治疗?

答：（1）全身治疗：休息，营养，抗生素。

（2）局部治疗：已有破溃者，宜行手术治疗，采用"十"字形切口，切口的长度要超出炎症范围少许，深达筋膜，尽量剪去所有坏死组织，伤口内用纱布或碘仿纱布填塞止血。每日换药时注意将纱条填入伤内每个角落，掀起边缘的皮瓣，以利引流。创面大，待肉芽组织健康时，可植皮。

29. 甲状腺功能亢进分几类?

答：①原发性；②继发性；③高功能腺瘤。

30. 甲状腺功能亢进的手术适应证有哪些?

答：（1）继发性甲状腺功能亢进症。

（2）腺体呈弥漫性肿大的患者，经用药物或 ^{131}I 治疗后效果不佳或复发者。

（3）腺体较大，伴有压迫症状，或胸骨后甲状腺肿等。

（4）疑有癌变者。

31. 甲状腺危象的临床指征是什么?

答：一般发生在术后 12~36 小时内，高热，脉搏快而弱（每分钟在 120 次以上），烦躁、谵妄甚至昏迷，常伴有呕吐、腹泻。

32. 甲状腺大部切除手术的主要并发症有哪些?

答：（1）手术后呼吸困难和窒息。

（2）喉返神经损伤。

（3）喉上神经损伤。

（4）手足抽搐。

（5）出现甲状腺危象。

33. 甲状腺大部切除的患者出现声嘶和进食时误咽的原因是什么?

答：术后患者发生声嘶是因术中缝扎、挫夹或牵拉喉返神经过度所致；进食时误咽是因手术中损伤喉上神经内支使喉部黏膜感觉丧失，致进食、饮水时发生误咽。

34. 乳腺癌的病理分类有哪些?

答：按肿瘤分化程度分为分化低的和分化高的两大类。

（1）分化低的乳癌，肿瘤组织分化程度低，而恶性程度高。有硬癌、髓样癌、弥漫型癌、胶样癌。

（2）分化高的乳癌：肿瘤组织分化程度高，而恶性程度低。有腺癌、导管癌、乳头状癌、湿疹样癌等。

35. 乳腺癌的转移途径有哪些？

答：（1）直接浸润。侵入皮肤、胸筋膜、胸肌等周围组织。

（2）淋巴转移：可循乳房淋巴液的四个输出途径扩散。

（3）血液转移。

36. 腹外疝病理解剖由几部分组成？

答：由疝环、疝囊、疝内容物和疝外被盖四部分组成。

37. 腹外疝临床分几种类型？

答：有易复性、难复性、嵌顿性、绞窄性四种类型。

38. 腹股沟斜疝的诊断要点是什么？

答：（1）腹股沟部扪及可复性肿物。

（2）肿物可还纳。

（3）用手指检查，皮下环增大。

（4）令患者咳嗽，有冲击感。

39. 腹股沟斜疝患者术后怎样护理？

答：（1）平卧位，膝部垫枕，使髋部微屈。

（2）刀口处用砂袋压迫 24 小时，用提睾带托起阴囊。

（3）预防感冒，防止咳嗽，保持大便通畅。

（4）防止刀口感染。

（5）术后 2~3 天离床活动，3 周轻工作。两个月轻体力劳动，三个月恢复正常体力劳动。

40. 何谓切口疝？

答：腹部手术后切口缺损，腹腔内脏器从缺损向腹壁外突出。

41. 急腹症患者为什么容易发生脱水？

答：（1）水和钠盐摄入不足。

（2）水和钠盐丢失过多。

42. 急腹症患者为何禁食？

答：（1）防止食物由胃肠道穿孔处流入腹腔，使腹膜炎加重。

（2）减轻腹胀。

（3）减少消化液的分泌。

（4）减少胃肠道蠕动，防止腹腔炎症扩散。

（5）减轻恶心、呕吐。

43. 腹膜炎可能残留哪些部位的脓肿?

答：①膈下脓肿；②盆腔脓肿；③肠间隙脓肿。

44. 胃、十二指肠溃疡的外科治疗适应证有哪些?

答：①恶变；②幽门梗阻；③急性穿孔；④大出血；⑤胰源性溃疡；⑥内科治疗无效的患者。

45. 幽门梗阻患者最易呕吐的时间是什么时间?

答：饭后。

46. 胃癌易发生的部位是哪里?

答：胃窦，其次为胃小弯，再次为贲门。

47. 小肠的主要功能是什么?

.答：消化和吸收。

48. 结肠的主要功能是什么?

答：吸收水分和储存粪便，也能吸收葡萄糖和无机盐。

49. 肠梗阻如何分类?

答：①机械性肠梗阻；②动力性肠梗阻；③血运性肠梗阻。

50. 何谓单纯性肠梗阻?

答：肠内容物通过受阻，而肠管无血运障碍。

51. 何谓绞窄性肠梗阻?

答：指梗阻伴有肠壁血运障碍。

52. 急性肠梗阻有哪些常见病因?

答：①腹外疝；②粘连性肠梗阻；③肠扭转；④肠套迭；⑤蛔虫性肠梗阻。

53. 低位性肠梗阻患者的呕吐物是什么气味?

答：是粪臭味。

54. 阑尾炎术后常见并发症有哪些?

答：①腹腔内出血；②切口感染和窦道形成；③腹腔残余脓肿；④肠梗阻；⑤肠瘘。

55. 何谓痔?

答：直肠下端黏膜下或肛管皮肤下静脉丛发生扩大曲张所形成的静脉团。

56. 痔疮分几类?

答：分内痔、外痔、混合痔三种。

57. 痔最常见的临床表现有哪些?

答：便时出血、痔块脱出、疼痛、肛门瘙痒。

58. 痔大便时出血的特点是什么?

答：无痛、血鲜红，一般出血量不大，呈喷射状，便后出血自行停止。

59. 痔的预防措施有哪些?

答：保持大便通畅，多食蔬菜及水果，少食刺激性食物，养成每日定时排便习惯，及时治疗肛管疾病，保持肛门部洁净。

60. 何谓急性弥漫性腹膜炎？

答：急性化脓性腹膜炎涉及整个腹腔，称之为弥漫性腹膜炎。

61. 急性弥漫性腹膜炎分几类？

答：分继发性腹膜炎和原发性腹膜炎两类。

62. 为什么急性腹膜炎患者要静脉输入晶、胶体液？

答：由于腹腔内大量渗液，肠道内大量积液，不能进食，输入晶、胶体液可纠正缺水和酸碱平衡。

63. 急性腹膜炎的手术指征有哪些？

答：（1）腹腔内病变严重者如脏器损伤破裂、炎症引起穿孔等。

（2）腹膜炎重，无局限趋势，而病因不明者。

（3）患者一般情况差，腹腔积液多，出现严重的肠麻痹或中毒症状明显，有休克表现。

（4）经短期非手术治疗，腹膜炎症状不见缓解或加重者。

64. 膈下脓肿手术引流的途径是什么？

答：经前肋缘下部、后腰部及侧胸部。

65. 盆腔脓肿的主要症状是什么？

答：体温为弛张热，下腹坠胀不适，大便次数增多，粪便带有黏液，里急后重。尿频、排尿困难。直肠指检发现肛门括约肌松弛，在直肠前壁扪及触痛肿块。

66. 直肠癌患者为什么术前服肠道抗生素？

答：抑制或杀灭肠道内细菌，预防术后感染。

67. 直肠癌患者的临床表现有哪些？

答：（1）排便不适，有便意频繁、便不尽感。

（2）癌肿表面溃破后并发感染出现脓血便。

（3）慢性肠梗阻。癌肿引起肠腔狭窄所致。

（4）晚期肿瘤侵犯器官和组织，引起一系列症状，如尿频、尿痛、贫血、恶液质等现象。

68. 肝脏的生理功能有哪些？

答：有分泌胆汁、代谢功能、凝血功能、解毒作用、吞噬或免疫作用。

69. 肝脏正常每日分泌胆汁多少？

答：肝脏正常每日分泌胆汁 600~1000 毫升。

70. 肝脓肿分几种？

答：肝脓肿分细菌性和阿米巴性肝脓肿两种。

71. 应用灭滴灵、氯喹治疗阿米巴性肝脓肿时应注意什么？

答：此药对心脏毒性大，要注意脉搏、心律、血压和心电图有无异常变化。连续用药勿超过 10 天。

72. 梗阻性黄疸患者为什么要注射维生素 K？

答：因此药为脂溶性物质，在肠道内分解在油类中，通过胆盐对脂肪的乳化而吸收。梗阻性黄疸，肠道内缺乏胆汁，脂肪的吸收受到障碍，影响了维生素 K 的吸收。

73. 肝脓肿患者为什么要卧床休息？

答：活动剧烈，使腹腔内压增高，易引起脓肿破裂。

74. 肝脓肿患者为什么要给予高蛋白饮食？

答：因肝功损害，使肝脏合成蛋白的功能降低，补充蛋白可减轻肝脏负担，使其得到充分休息。

75. 细菌性肝脓肿的主要症状有哪些？

答：寒战、高热、右上腹肝区疼痛和肝脏肿大。

76. 阿米巴性肝脓肿外科手术切开引流的适应证有哪些？

答：（1）巨大脓肿直径在 10cm 以上或表浅位脓肿。

（2）脓肿经 2~3 次穿刺抽脓，同时行抗阿米巴治疗，而脓肿未见缩小。

（3）脓肿并发细菌感染。

（4）脓肿已穿破入胸腹腔或邻近器官。

（5）脓肿位于左外叶，有穿入心包的危险。

77. 何谓门静脉高压症？

答：指门静脉系统中血行受阻，血流淤滞和压力增高。

78. 门静脉高压症的临床表现是什么？

答：脾肿大、脾功能亢进、呕血或黑便、肝肿大，部分患者有黄疸、腹壁静脉曲张、腹水。

79. 为什么门静脉高压症患者给予无渣半流质饮食？

答：因患者食管静脉曲张，避免粗糙的食物损伤曲张的静脉，引起大出血。

80. 胆道分几部分？

答：分胆囊和胆管两部分。

81. 何谓胆道三联症？

答：腹痛、寒战发热及黄疸。

82. 胆道"T"型管引流术后几天拔管？

答：胆道"T"型管引流术后拔管约术后两周左右。

83. 胆道"T"型管引流拔管的指征是什么？

答：全身情况恢复正常，胆汁引流量每日在 10~50 毫升，性状正常，细菌培养阴性，胆道逆行造影正常，闭管 2~3 天无不适。

84. 胆管结石患者为什么出现胆绞痛，寒战、高热和黄疸？

答：由于胆管被结石堵塞，胆汁引流受阻和继发感染。

85. 胆道感染最容易引起胰腺炎的原因是什么?

答：因胆总管、胰管共同开口于十二指肠大乳头顶端。当胆管发炎时，可使欧狄氏括约肌痉挛或水肿，胆汁排出不畅，致使胆汁逆流至胰管内，激活胰腺酶原，引起胰酶对胰腺的自身消化，发生急性胰腺炎；也可因胰液自胰管排出不畅，管内压力增高，使胰小管腺泡破裂，胰酶原进入腺实质，被组织液激化，引起胰腺自身消化发生胰腺炎。

86. 胆囊结石患者为什么晚间疼痛最明显?

答：因晚间迷走神经兴奋，使胆囊、胆囊颈管收缩易产生胆绞痛；另一方面，夜间平卧，特别右侧卧位，胆石易自胆囊滑进胆囊颈管，嵌顿于此，引起胆绞痛。

87. 胆道出血的病因是什么?

答：①肝胆系统感染；②肝脏损伤；③肝胆系统肿瘤。

88. 胆道造影前的准备有哪些?

答：检查前一天中午吃脂肪餐，使胆囊内的胆汁排空，晚餐以无油高糖食物为好，晚餐后 7 时左右服用造影剂，然后禁食。

89. 胆道手术后黄疸日渐加深的原因是什么?

答：总胆管损伤，胆管感染加重，肝细胞坏死或溶血

90. 胆汁正常是什么颜色?

答：胆汁正常是澄清、橙黄色、无臭味。

91. 胆道感染引起的并发症有哪些?

答：胆道感染引起的并发症包括胆道感染性休克、胆道出血、细菌性肝脓肿、胆管炎症性狭窄。

92. 胰液每日分泌量是多少?

答：700~1500 毫升。

93. 正常血清淀粉酶是多少?

答：正常血清淀粉酶是 8~64 单位。

94. 急性胰腺炎分几型?

答：分水肿性和出血坏死性两型。

95. 为什么饮酒过量易引起胰腺炎?

答：酒精中毒后，胰腺细胞受损，抗感染能力降低，故饮酒过量可发生致命的胰腺炎。

96. 急性胰腺炎的临床表现是什么?

答：腹痛、腹胀、腹膜炎体征、休克、出血征象。

97. 急性胰腺炎患者禁食的目的是什么?

答：为避免进食时，酸性食糜进入十二指肠，促使胰腺分泌旺盛，胰管内压增高，加重胰腺病变。

98. 出血性坏死性胰腺炎的抢救要点是什么？

答：在积极抗休克的同时进行手术，引流腹腔渗液和清除坏死组织，对合并的胆道疾病进行必要的处理。

99. 壶腹周围癌指什么？

答：指总胆管壶腹周围的癌瘤，包括胰头癌、总胆管末端癌、十二指肠乳头部癌。

100. 壶腹周围癌患者为什么体重迅速减轻？

答：因癌肿阻塞胆道及胰管，胆汁及胰液不能流入肠道，影响消化和吸收，食欲极差。

101. 壶腹周围癌的主要临床表现是什么？

答：上腹痛、黄疸、体重减轻、恶心、呕吐等，腹部扪及肝肿大。

102. 壶腹癌术后最常见的并发症是什么？

答：胰瘘。

103. 壶腹癌术后并发胰瘘应如何诊断？

答：多发生在术后两周左右，体温高伴右上腹持续胀痛，胰淀粉酶测定阳性。

104. 泌尿、男生殖系统所发生的外科疾病有哪些？

答：有结石、肿瘤、结核、非特异性感染和损伤。

105. 正常人每日的排尿次数是多少？

答：白天 3~5 次，夜间 0~1 次。

106. 何谓膀胱刺激症状？

答：膀胱刺激症状包括尿频、尿痛、尿急。

107. 引起尿潴留的疾病有哪些？

答：有前列腺增生症、尿道狭窄、尿道损伤或脊髓损伤等。

108. 何谓尿失禁？

答：膀胱内的尿不能控制而自行排出。

109. 肉眼血尿常见于哪些病？

答：泌尿系肿瘤、急性膀胱炎、急性前列腺炎、膀胱结石或创伤。

110. 酚红排泄试验主要测定泌尿系哪部分功能？

答：测定肾小管功能。

111. 何谓肾挫伤？

答：肾实质轻微受损，局部小血管破裂，有少量血尿，肾被膜和肾盂黏膜完整。

112. 肾损伤的主要症状是什么？

答：休克、血尿、疼痛、腰腹部肿块、发热。

113. 肾损伤后绝对卧床休息多少天？

答：至少 3~4 周。

114. 何谓尿路梗阻？

答：由于各种原因，肾分泌的尿液从肾到尿道外口的管道内输送受阻。

115. 尿路梗阻的原因分几类？

答：分机械性尿路梗阻和动力性尿路梗阻两大类。

116. 尿路梗阻对肾功能有何影响？

答：最终可导致肾积水。

117. 肾盂内压正常值是多少？

答：10 毫米汞柱。

118. 泌尿、男生殖系统感染途径是什么？

答：上行尿路感染、血行感染、直接感染、淋巴感染。

119. 尿闭的病因是什么？

答：急性肾功能衰竭，如休克、创伤、严重感染、溶血、中毒等；慢性肾功能衰竭，如慢性肾炎、多囊肾等。

120. 尿闭的临床表现是什么？

答：患者无憋尿感，膀胱空虚，导尿引流不出尿液，全身状态较差，血生化改变明显。

121. 急性前列腺炎的临床表现是什么？

答：发病急，全身不适，出现膀胱刺激症状，终末血尿。

122. 肾结核患者为什么有血尿出现？

答：因膀胱三角区结核性溃疡出血而引起血尿。

123. 肾结核患者为什么出现尿频症状？

答：含有结核杆菌的脓尿刺激膀胱黏膜引起尿频。

124. 怎样查尿结核杆菌？

答：除尿常规检查外，需作 24 小时尿沉淀物找抗酸杆菌，连查三次。必要时重复查。

125. 肾结核手术治疗的原则是什么？

答：（1）无泌尿、生殖系以外的活动性结核病灶。

（2）手术前后使用足够的抗结核药物。

（3）术中应尽量保存肾脏健康组织。

126. 肾结核有哪些晚期并发症？

答：有挛缩膀胱、对侧输尿管肾盂积水、自发性膀胱破裂、膀胱肠管瘘、膀胱阴道瘘。

127. 肾切除患者为什么术后易腹胀？

答：因手术刺激腹膜，肠蠕动恢复比较缓慢。

128. 肾切除患者在术后应鼓励其每日饮水多少？

答：每日饮水 3000 毫升。

129. 患者出现持续性血尿多见于哪些疾病?

答：泌尿系感染和结核。

130. 40 岁以上患者出现无痛性血尿应考虑什么病?

答：多见于泌尿系统肿瘤，而膀胱肿瘤尤为多见。

131. 诊断尿潴留的主要依据是什么?

答：膀胱区明显胀大隆起。

132. 前列腺肥大患者为什么出现尿频?

答：因前列腺充血刺激引起，膀胱经常在部分充盈状态而使有效容量缩小，所以出现尿频。

133. 前列腺肥大患者为什么用乙烯雌酚治疗?

答：可使增生的腺体萎缩，尿液排出。

134. 前列腺肥大患者为什么术前灌肠?

答：预防术后肠胀气。

135. 前列腺肥大患者术后为什么要预防便秘?

答：避免排便用力引起前列腺窝继发性出血。

136. 输尿管结石为什么引起绞痛?

答：因结石的机械刺激，尿路平滑肌发生强烈收缩和痉挛引起。

137. 肾或输尿管结石为什么引起血尿?

答：由于结石损伤肾或输尿管的黏膜，所以引起血尿。

138. 输尿管结石患者为什么引起脓尿?

答：由于结石合并感染。

139. 何谓肾积水?

答：尿液从肾脏排出受阻，造成肾内压升高，肾盂扩张、肾实质萎缩的症状称为肾积水。

140. 肾积水的原因是什么?

答：泌尿系统及其邻近各种病变引起尿流梗阻，最终都可造成肾积水。

141. 造成肋骨骨折的原因是什么?

答：（1）直接暴力。胸壁受击，使肋骨向内弯曲超过弹性限度而折断。

（2）间接暴力。胸部前后受到挤压力，肋骨向外弯曲而折断。

142. 怎样护理肋骨骨折患者?

答：（1）严密观察病情，及时测量血压、体温、脉搏、呼吸。

（2）采用胸带包扎固定，减少疼痛，有利咳痰。

（3）患者血压稳定，无咳血，取半坐位，以改善呼吸功能。

（4）协助咳嗽、排痰，防止肺不张，专人护理。

（5）危重者行气管切开。

143. 闭合性气胸穿刺抽气一般在什么部位?

答：一般在伤侧锁骨中线，第二肋间隙部位。

144. 开放性气胸如何急救?

答：先将开放气胸变成闭合性气胸。消毒伤口后，当患者呼气的终末，用急救包或消毒油纱、纱布等，堵塞住胸部伤口，用绷带包扎固定，防止漏气；抗休克，控制感染；病情好转，清创及胸腔闭式引流术。

145. 诊断张力性气胸的主要依据是什么?

答：（1）伤员有进行性的呼吸困难。

（2）气管向健侧移位。

（3）伤侧胸部饱满。

146. 张力性气胸为什么要采取紧急处理?

答：因为气体不断进入胸膜腔，但不能溢出，胸膜腔高压，严重影响心肺功能，应紧急施行胸腔闭式引流，以恢复胸腔负压，改善心肺功能。

147. 何谓感染性血胸?

答：外伤性血胸的患者出现发热、胸痛等感染征象，胸腔穿刺后发现液体浑浊或呈脓性，说明是在血胸的基础上继发感染，称为感染性血胸。

148. 急性脓胸如何护理?

答：（1）加强全身护理，增加营养，注意防止压疮，作好高热护理，必要时降温。

（2）作好胸穿前的准备和护理工作。

（3）引流术后取半坐位，引流管妥善固定，观察玻璃管内水柱的波动，24小时换引流瓶，操作无菌，鼓励患者咳嗽。

149. 纵隔摆动是怎样产生的?

答：开放气胸，胸腔内压力与大气相等，吸气时健侧胸腔产生负压，纵隔移向健侧；呼气时健侧负压消失，胸腔压力增加，纵隔移向患侧，产生摆动。

150. 胸腔闭式引流的目的是什么?

答：（1）排除胸腔内积液和积气，调节胸腔压力，保持胸腔正常负压，维持正常呼吸，消灭残余死腔，利于肺膨胀。

（2）排除脓液，减轻中毒症状。

151. 胸腔引流管不通的原因有哪些?

答：常见的有血块阻塞、引流管折叠、管腔扭曲，位置不当等。

152. 胸腔引流管不通如何处理?

答：应由上而下挤压引流管，解除折叠、扭曲，注意变换体位，经以上处理仍不通畅时，无菌操作，可用无菌盐水冲洗，以防胸腔感染。

153. 开胸术后，胸腔引流管什么时间拔出?

答：术后 2~3 天，如肺膨胀好，引流液不多，可拔除引流管。

154. 何谓胸腔负压?

答: 在整个呼吸过程中, 胸膜腔内的压力都低于大气压, 称为胸腔负压。

155. 何谓体外循环?

答: 体外循环是将回流至心脏的静脉血引至体外经人工心肺机完成血液循环的氧化, 并将血液重新泵入体内, 完成人体的血液循环。

156. 何谓食管憩室?

答: 食管黏膜经食管壁的薄弱部位疝出或因食管外瘢痕牵引而形成食管的一个或多个囊袋状物, 称为食管憩室。

157. 食管憩室有几种类型?

答: 根据食管憩室的病因病理变化不同, 分为膨出型憩室和牵引型憩室两种类型。

158. 何谓食管扩张手术?

答: 是通过机械的力量, 使狭窄的食管扩张的方法。

159. 什么情况下适合做食管扩张?

答: (1)由强酸、强碱或某些药品引起的食管灼伤早期(伤后 2~3 个月)。

(2)先天性食管狭窄, 病变为膜状或半膜状, 或食管局限性管壁增厚。

(3)食管与胃、结肠或空肠吻合, 食管本身的吻合术, 因吻合口过小或瘢痕化。

(4)反流性食管炎或贲门痉挛者。

160. 食管癌分几种类型?

答: 分五种类型: 髓质型、蕈伞型、溃疡型、腔内型、缩窄型。

161. 怎样早期诊断食管癌?

答: 对 35 岁以上的患者, 患有咽下困难、食管内异物感或食物滞留感等症状, 应怀疑食管癌, 可用食管拉网涂片, 作细胞学检查、食管钡餐透视或食管镜检查。

162. 何谓食管重建手术?

答: 用患者自己的结肠、小肠或胃来取代病变食管进行的重建手术。

163. 常用的食管重建手术有几种?

答: 有胃底或胃大弯食管吻合术、颈部食管空肠吻合术、颈部食管结肠吻合术三种。

164. 何谓乳糜胸?

答: 某些原因造成的胸导管破裂, 使淋巴液外溢如同乳糜。

165. 造成乳糜胸的原因是什么?

答: 常见的为胸导管损伤, 其次是丝虫病的侵蚀和阻塞, 以及某些先天性畸形等。

166. 何谓食管裂孔疝?

答: 食管裂孔疝是贲门及胃上部经过膈肌的食管裂孔滑入胸腔或胃的前壁

经扩大的食管裂孔疝入胸腔。

167. 形成化脓性心包炎的原因是什么?

答:(1)局部病变。心包邻近脏器化脓性感染的直接蔓延,如肺炎、肺脓肿、脓胸等累及心包。

(2)全身菌血症。如皮肤软组织化脓感染、急性化脓性骨髓炎等,细菌经血流扩散至心包。

168. 缩窄性心包炎的病理生理改变有哪些?

答:心包腔内有增厚的纤维组织沉着,心包腔闭塞,形成紧锢着心脏的一个坚硬的外壳,收缩受到明显的限制,腔静脉回流受阻,使全身静脉瘀血,心排血量随之下降。

169. 何谓心包填塞症?

答:因感染、创伤、肿瘤以及某些药物作用造成心包积液或积血,使心包腔内压升高,而引起心脏和大血管受压的一系列临床表现。

170. 二尖瓣狭窄的手术方法有几种?

答:二尖瓣狭窄的闭式手术分为两种:一种是闭式交界分离术,用手指或瓣膜刀分离或切开瓣膜的粘连交界。另一种是扩张分离,用特制的扩张器在手指的引导下分离二尖瓣口。

171. 法乐氏四联症手术治疗的目的是什么?

答:是在肺循环和体循环之间,建立一个人工分流通道,借此增加肺血流,改善机体缺氧状态;或彻底解除肺动脉狭窄,修补室间隔缺损,矫正分流,以恢复正常血循环。

172. 心脏大血管手术后容易发生哪些电解质紊乱?

答:心脏大血管手术,尤其是体外循环心内直视手术,因麻醉、低温、血液稀释、失血、输血等多方面的影响,术后很容易造成钾、钠、钙等电解质紊乱,但常见并且具有重要临床意义的是低钾血症。

173. 心血管手术后常见的脑损害有哪些?

答:心血管手术后的脑损害有脑缺氧、脑水肿、脑栓塞、硬膜外或硬膜下血肿。

174. 烧伤伤员现场抢救的灭火方法有哪些?

答:(1)令伤员在地上慢慢打滚,借以灭掉身上的火焰。

(2)用水浇灭火焰。

(3)立即脱去衣服,用厚的布类覆盖,以隔绝空气;禁用沙土灭火。

(4)磷或含磷的凝固汽油弹灼伤时,立即跳入水中,然后脱去衣服。

(5)油类物质引起的灼伤,只能现场用物品覆盖,隔绝空气,使之熄灭。

175. 凝固汽油弹燃灼时现场急救的注意点是什么?

答:忌用双手扑打或奔跑呼救,这样不但无用,反而使灼伤面积扩大,引起五官及呼吸道和双手灼伤。应就地卧倒，待油滴全部落下后迅速脱去衣服，离开现场。

176. 化学烧伤现场如何处理？

答：凡是化学灼伤，应立即用大量清水冲洗。磷灼伤用1%~2%硫酸铜冲洗，伤面用3%苏打水湿敷包扎与空气隔绝，包扎时忌用油剂药物。

177. 计算烧伤面积的方法有几种？

答：①九分法；②手掌法；③十分法；④国内儿童体表面积计算法。

178. 如何用手掌法计算烧伤面积？

答：不论年龄或性别，患者自己一个手掌的面积（五指并拢）约占体表面积的1%。如果伤员的手与检查者的手大小相似，则可直接用检查者的手掌估计。

179. 小儿烧伤面积怎样计算？

答：对不同年龄的小儿，灼伤面积可按下列公式计算。

（1）小儿头面部面积计算法：9+（12-年龄）=面积%。

（2）小儿双下肢面积计算法：46-（12-年龄）-面积%。

180. 如何判断烧伤深度？

答：目前临床常用三度四分法和三度五分法。

（1）三度四分法：即Ⅰ度烧伤、Ⅱ度（分浅Ⅱ度和深Ⅱ度灼伤）和Ⅲ度烧伤。

（2）三度五分法：Ⅰ度烧伤、Ⅱ度（浅Ⅱ度、深Ⅱ度和混合度）灼伤和Ⅲ度烧伤。

181. Ⅰ度烧伤损伤的深度、临床体征、创面愈合过程是怎样的？

答：损伤表皮层（生发层健在），局部轻度红肿热痛，感觉微过敏，无水疱，干燥无感染，2~3天后症状消失，3~5天后痊愈，无疤痕。

182. 浅Ⅱ度烧伤损伤的深度、临床体征、创面愈合过程是怎样的？

答：损伤达真皮浅层（部分生发层健在），温度增高，水疱大，创面潮湿发红，水肿明显，剧痛及感觉过敏。1~2周痊愈，无严重感染，不留疤痕。

183. 深Ⅱ度烧伤损伤的深度、临床体征、创面愈合过程是怎样的？

答：损伤达真皮全层，留有皮肤附件的残根，温度微低、水疱大，创面潮湿微红或白中透红，有出血小点，水肿明显，疼痛，感觉迟钝。3~4周痊愈，有轻度疤痕。

184. Ⅲ度烧伤损伤的深度、临床体征、创面愈合过程是怎样的？

答：损害达皮肤全层，包括皮下组织以至肌肉和骨骼。皮革样苍白或焦黄炭化凹陷，干燥，可见皮下栓塞静脉网，感觉消失，深部水肿。3~4周焦痂脱落，植皮后痊愈，易留有疤痕畸形。

185. 烧伤严重程度如何分类？

答：根据烧伤的面积大小和受伤的深浅度分四类：①轻度烧伤；②中度

烧伤；③重度烧伤；④特重度烧伤。

186. 何谓轻度烧伤？

答：总面积在 10% 以下的Ⅱ度烧伤。

187. 何谓中度烧伤？

答：总面积为 11%~30% 或Ⅲ度烧伤面积在 10% 以下。

188. 何谓重度烧伤？

答：总面积为 30%~50% 或Ⅲ度烧伤面积为 10%~20%；或总面积不到 30%，但有下列情况之一者：①全身情况较重或已有休克者；②复合伤或合并伤；③呼吸道烧伤波及到气管以下者。

189. 何谓特重度烧伤？

答：总面积在 50% 以上或Ⅲ度烧伤面积超过 20%。

190. 如何判断烧伤严重程度？

答：（1）轻度烧伤。烧伤指数在 10 以下。

（2）中度烧伤。烧伤指数为 11~30。

（3）重度烧伤。烧伤指数为 31~50。

（4）特重度烧伤。烧伤指数在 51 以上。

191. 怎样计算烧伤指数？

答：Ⅲ度烧伤面积 + Ⅱ度烧伤面积 ÷2= 烧伤指数。

192. 烧伤休克发生的机制如何？

答：机体受高温损伤后，引起大量体液丢失，使有效循环血容量锐减，组织血灌注不良及缺氧，因而导致一系列全身性病理生理性变化。

193. 烧伤休克期应怎样处理？

答：及早采取综合性治疗措施，恢复足够的血容量与毛细血管灌流量，以维持机体内环境的稳定性，使患者平稳地度过休克期。

194. 烧伤饮料包括哪几种成分？

答：氯化钠 0.3 克，碳酸氢钠 0.15~0.2 克，糖精 0.04 克，加水 100 毫升。

195. 烧伤患者口服烧伤饮料时应注意什么事项？

答：（1）宜少量频服，成人每次饮入量不超过 200 毫升。

（2）呕吐频繁或已并发胃潴留时，应胃肠减压和停止口服液体。

（3）烧伤面积虽小，但有特殊情况如休克、小儿不合作，应静脉补液。

（4）勿饮非电解质液体。

（5）24 小时饮入量不超过 4000 毫升。

（6）记录好饮入量。

196. 烧伤补液公式是怎样的？

答：伤后第一个 24 小时补液总量（毫升）= 烧伤面积 ×100 ± 1000（体重轻者减 1000，重者加 1000），其中包含水分 2000，其余液体量中三分之一胶体三分之二晶体。第二个 24 小时补液量胶体和晶体为第一个 24 小时实际入量的一半。

197. 烧伤休克的补液程序怎样？

答：应先胶体后晶体，先快后慢，先盐水后糖水，早给碱性药物，分段交替地进行静脉补液。

198. 烧伤早期首先补充大量葡萄糖液为什么说是不恰当的？

答：烧伤早期由于体内儿茶酚胺含量增高，而有大量糖原转化为葡萄糖，同时组织对糖利用率也降低，有时致呈高血糖状态。这时如果补充大量葡萄糖，会使血糖更加增高，并能使血浆稀释，而加剧机体之低钠变化，有害于人的机体。

199. 烧伤休克期每小时的平均尿量应维持在多少毫升？

答：成人每小时的平均尿量 30~50 毫升，儿童 15~20 毫升，婴儿、幼儿 10~15 毫升。

200. 烧伤早期测量每小时尿量有什么意义？

答：尿量能准确反映有效循环量及肾血流情况。尿量减少常出现在血压下降之前，是烧伤早期调节输液速度的主要依据。因此，观察每小时尿量，即可了解是否会发生休克，又可了解其严重程度。

201. 烧伤休克期的患者在什么情况下可以超过或低于标准尿量？

答：（1）伴有血红蛋白尿以及磷、苯化学烧伤者和准备早期切痂，防止麻醉时发生低血压者，尿量可以高于标准尿量。

（2）呼吸道烧伤或合并脑外伤、胸外伤、肺冲击伤者、老年患者或伤前有心脏病的患者，尿量均宜偏少。

202. 如何消除烧伤患者诱发休克的因素？

答：要维持室温在 25℃左右，注意保暖、安静，解除疼痛等刺激因素，根据病情适当应用镇静止痛药物，如注射苯巴比妥钠或杜冷丁。

203. 何谓包扎疗法？

答：包扎疗法是用灭菌吸水厚敷料包扎伤面，使与外界隔离，以保护伤面。同时伤面渗液可被敷料吸收，引流较充分。

204. 烧伤包扎疗法的指征是什么？

答：（1）污染较轻的四肢浅表烧伤。

（2）小面积的躯干部位烧伤。

（3）需要转送的伤员。

（4）室内缺乏保暖条件。

（5）小儿及躁动伤员。

（6）切削痂的伤面。

（7）植皮后的创面。

205. 何谓烧伤暴露疗法?

答：将烧伤创面暴露于空气中，不能用敷料覆盖或包扎，使伤面渗液或坏死组织干燥成痂，以暂时保护伤面。

206. 烧伤暴露疗法的指征是什么?

答：（1）头面、颈、躯干、臀部和会阴部的烧伤。

（2）化学灼伤、创面深度尚未明确或有化学中毒可能者。

（3）大面积烧伤。

（4）创面有真菌感染。

（5）早期污染创面。

207. 烧伤患者早期保痂的目的是什么?

答：使创面迅速干燥，形成干痂，减少渗出，避免或减轻感染，使Ⅱ度或深Ⅱ度伤面达到痂下愈合，对Ⅲ度伤面保持焦痂干燥，控制局部感染，为分期脱痂或切削痂创造条件。

208. 何谓烧伤切痂? 目的是什么?

答：用手术方法将Ⅲ度烧伤创面的坏死皮肤连同皮下脂肪一并切除，在新鲜伤面上移植自体或异体皮，从而达到消灭创面、防止感染和最大限度的保护功能。目的是为了缩短疗程。

209. 烧伤切痂手术为什么早切优于晚切?

答：早期创面感染轻，皮下水肿尚未消退，分界线清楚，手术出血少，切除焦痂后的创面植皮存活率高。晚期因焦痂长时间受压而易感染，手术操作困难，出血多，若焦痂干燥完整，无明显感染，伤后 2~3 周仍可切除。

210. 何谓切痂手术? 目的是什么?

答：将Ⅱ度烧伤的坏死组织削除，使之成为健康或近乎健康的创面，然后用皮片覆盖，达到封闭创面的目的。由于保护了部分真皮组织，故创面愈合后形成疤痕，皮肤柔软，功能恢复较好。

211. 进行削痂手术以什么时机为好?

答：轻度和中度烧伤，如无特殊情况，伤后可立即削痂，重度烧伤在安全度过休克期后（伤后 3~4 天）开始削痂。

212. 何谓烧伤患者剥痂?

答：伤后有些部位不能手术削痂和切痂，或病情不允许。这些伤面 2~3 周后焦痂开始自溶和松动，此时用刀或剪子在已松离的焦痂深面作锐性分离，剪断粘连的纤维束，清除痂皮，叫做剥痂。

213. 烧伤患者剥痂应注意什么事项?

答：（1）大面积剥痂术后，应选用有效抗生素肌内注射或静脉给药。

（2）剥痂术后创面干净，可立即受皮。如分泌物多，先湿敷后受皮。

（3）剥痂最好分区进行，以利植皮区包扎和更换敷料。

214. 烧伤患者早期切痂手术前如何护理？

答：（1）作好心理护理。

（2）观察伤员全身情况。如有异常即刻报告。

（3）作好保痂护理。充分暴露伤面，保持干燥，涂磺胺嘧啶银以控制感染。

（4）清洁供皮区，按外科常规备皮。术前再用 70% 酒精擦拭一次。

215. 烧伤患者供皮区如何护理？

答：（1）四肢部位在 24 小时内多加压包扎，注意渗血及末梢循环。

（2）24 小时松开包扎敷料，用半暴露法，保持干燥，避免受压和防止污染，及时清除分泌物。

（3）半暴露伤面加烤灯。

（4）严格无菌操作。

216. 烧伤患者植皮区如何护理？

答：（1）植皮区手术后包扎，肢体抬高，三日内勿活动，观察末梢血运。

（2）不在手术肢体扎止血带，不作静脉穿刺。

（3）大腿根部的敷料，另加保护层。

（4）胸部包扎注意出血和呼吸。

（5）伤员翻身要固定牢固，防止皮片滑动。

（6）三天后伤面半暴露。

217. 烧伤患者使用翻身床的目的是什么？

答：（1）可定时翻身，避免长期受压。创面充分暴露，便于观察伤面。

（2）便于进行大、小便的护理。

（3）翻身不需移动伤员，伤员痛苦少。

（4）具有一般手术床的特点，可以在床上进行手术。

218. 何谓烧伤浸浴疗法？一般何时施行？

答：是将伤员身体浸入温盐水中，浸浴一定时间待感染创面及焦后，进行创面处理。一般于伤后两周左右，痂分离时开始进行。

219. 烧伤浸浴疗法的目的是什么？有哪些禁忌证？

答：浸浴的目的是暂时软化焦痂，促进分离，引流痂下脓液，预防败血症；促进体表血液循环，利于植皮，减轻换药疼痛。但是女患者月经期及患者全身情况较弱，严重心肺合并症患者不能浸浴。

220. 烧伤患者伤面湿敷的目的是什么？

答：湿敷的目的是清除创面渗出物，脓痂及坏死组织减轻感染，加速焦痂脱落。

221. 怎样护理头面部烧伤？

答：创面暴露疗法，剪去头发，休克平稳后取半坐位，创面渗出液多时，随时用棉球吸出渗液，勿使鼻涕、唾液等污染伤面。适当变换头的位置。合并颈部烧伤时，取过伸仰头姿势。

222. 如何护理眼烧伤？

答：清除分泌物，滴涂抗生素眼药水和膏。角膜外露，涂眼膏，盖无菌油纱。俯卧位时，眼部稍加压包扎，勿使受压。结合膜或角膜受伤时，每日 2 次用无菌玻璃眼棒分离睑球结膜。动作要轻柔，严格无菌操作。

223. 如何护理耳部烧伤？

答：清除外耳道分泌物，外耳道口处塞以干棉球，保持面部干燥清洁，侧卧或包扎时，耳廓周围用纱布垫好，防止耳廓受压。保持外耳道通畅，观察肿胀、疼痛，如体温变化及时报告医生。

224. 如何护理手部烧伤？

答：（1）剪指甲，清除局部污垢，保持局部清洁。暴露或包扎疗法，涂保痂药。

（2）保持手的功能位，拇指外展对掌位，掌心置纱布团，半握拳状，虎口尽量扩大，指间用纱布隔开。

（3）抬高患肢。

（4）观察血运。

225. 如何护理会阴部烧伤？

答：重点是管理排便、排尿，防止污染。

（1）患者大腿外展，屈膝、屈髋。

（2）消毒便器，固定专人使用。

（3）经常或便后擦洗分泌物及外阴部和肛门周围。

（4）臀部灼伤将弯盘置肛门下接大便。

（5）神志不清小儿、昏迷患者，插导尿管或用阴茎套收集小便。

226. 对烧伤患者饮食管理的要求是什么？

答：给以高热量、高蛋白、多纤维、易消化、易吸收的饮食，并少量多餐。

227 烧伤患者每日需要保证多少热量和蛋白质？

答：烧伤患者每日需要足够的营养，包括 3500 千卡热量，100~150 克蛋白质，脂类的补给量为蛋白质的 1/2，此外还应补给各种维生素。患者多厌油腻，因此食物成分中糖类应占总热量 50% 以上。

228. 四肢磷灼伤现场处理的要点是什么？

答：伤面用大量清水冲洗后，还应将患肢放在清水中，避免接触空气，防止残余磷燃烧而加深伤面。

229. 电击伤早期清创有哪些优点？

答：伤后延期处理，往往因继发感染丧失更多的组织。早期清创植皮，切除无活力肌束，保留未受损部分，减轻残废程度。

230. 电击伤后继发出血的原因在哪里？如何预防？

答：因受伤部位的血管壁可能已变质，缺乏收缩力，出血后难以自然止血。出血并无先兆和疼痛，如疏忽将造成失血性休克。为此要定时检查伤口敷料，床边备有无菌纱布、绷带和止血带，一旦出血，迅速加以压迫。有时需结扎近侧血管。

231. 怎样叫骨折？

答：骨或骨小梁连续性发生断离即为骨折。

232. 骨折分哪几类？

答：（1）根据复位后的稳定程度分为稳定性和不稳定性骨折。

（2）根据骨折是否与外界相通分为开放性和闭合性骨折。

（3）病理骨折。

233. 骨折的诊断要点是什么？

答：有四大要点，即功能障碍、肿胀、畸形和疼痛。

234. 髋关节后脱位的典型畸形是何症状？

答：髋关节屈曲、内收、内旋和缩短畸形。

235. 肩关节前脱位的典型畸形如何？

答：方肩和杜氏征阳性。

236. 克雷氏骨折的典型畸形是什么？

答：前臂远端呈银叉样。

237. 肱骨干下三分之一骨折易损伤什么神经？机制如何？

答：易造成桡神经的损伤或断裂。原因是桡神经贴骨面走行，无肌肉保护。

238. 肱骨髁上骨折常见的并发症是什么？

答：肱动脉的压迫或损伤，其结果发生前臂缺血性肌挛缩。

239. 骨折对四肢血管造成的影响如何？

答：影响有三种：动脉受压、动脉挫伤或动脉断裂。

240. 骨折移位的现象有哪几种？ .

答：有侧移、成角旋转、缩短或分离四种。

241. 骨折固定的目的如何？

答：（1）维持已整复的位置。

（2）保证正常骨愈合的进行。

（3）为肌肉、关节早期活动创造条件。

（4）可以镇痛、解除肌肉挛缩，并可以防止因为再移位造成继发性损伤。

242. 骨折固定的基本要求和好处是什么？

答：（1）取得局部最大限度的稳定。

（2）允许肌肉关节最大范围的活动。

（3）便于调整，以防过紧引起并发症，过松无效。

（4）副作用小，合并症少。

243. 骨折整复固定后功能锻炼的必要性是什么？

答：（1）促进肿胀消退。

（2）减少肌肉萎缩的程度。

（3）防止骨关节粘连僵硬。

（4）促进骨折愈合的进程。

244. 骨折的愈合过程分为几个阶段？

答：①肉芽修复期；②原始骨痂期；③成熟骨板期；④塑型期。

245. 影响骨折愈合的因素有哪些？

答：（1）骨折端存在不利于骨折愈合的应力干扰。

（2）感染增加了骨折端的坏死，延长了局部充血时间。

（3）人为的干扰，如粗暴的反复手法整复、过度牵引等。

246. 判断骨折不愈合的依据是什么？

答：（1）临床体征：a. 局部疼痛肿胀；b. 外观畸形；c. 功能障碍。

（2）X 光片表现：a. 骨端硬化、髓腔封闭，b. 骨端萎缩疏松，中间存在较大的间隙。c. 骨端硬化，相互成为杆臼状假关节。

247. 关节运动的基本条件是什么？

答：（1）关节骨端的正常关系。

（2）关节软骨面的平整。

（3）滑膜与滑液的作用。

（4）韧带的制约。

（5）肌肉的控制。

248. 关节脱位的诊断要点是什么？

答：（1）典型体征。如肩关节脱位的方肩畸形。

（2）运动障碍。任何脱位的关节都会完全或大部分丧失功能。

（3）合并对神经血管的损伤。

（4）X 光检查正常关节的结构关系紊乱。

249. 关节脱位有哪几种？

答：（1）典型体征。如肩关节脱位的方肩畸形。

（2）运动障碍。任何脱位的关节都会完全或大部分丧失功能。

（3）合并神经血管的损伤。形成 X 光检查正常关节的结构关系紊乱。

250. 神经损伤有哪几种？

答：（1）神经断离，神经完全断开。

（2）轴索中断，许旺氏鞘及神经膜未完全断开。

（3）神经失用症，暂时失去传导功能，可逐渐自行恢复。

251. 造成神经损伤的原因有哪些?

答:①切割伤;②牵拉伤;③压迫伤;④缺血性损伤;⑤电击伤;⑥放射性损伤;⑦化学物质损伤。

252. 神经损伤的表现和检查方法是什么?

答:(1)运动功能障碍,肌肉萎缩出现畸形。

(2)感觉功能障碍,疼觉、触觉、温度觉及实体感觉的异常。

(3)自主神经功能障碍,停止出汗,皮肤干燥,光滑发亮。

(4)肌电图检查可明确损伤程度和恢复情况。

253. 神经损伤的治疗方法是什么?

答:根据病情采取非手术或手术治疗。

手术方法有:①神经松解术;②神经吻合术;③神经缺损修复术。

254. 石膏固定有哪些优点?

答:①良好的塑形性能;②固定作用可不易变形松脱;③在石膏管型中,通过楔形切开矫正骨折残存的成角畸形。

255. 石膏固定的注意要点是什么?

答:(1)充分做到良好的塑形,使石膏符合体形。

(2)掌握合理的关节位置,注意功能位。要垫平整。

(3)防止压疮。

(4)严密观察注意血运。

256. 小夹板固定有何优缺点?

答:(1)优点:不超过关节,利于关节肌肉早期活动,调整更换方便。

(2)缺点:肌肉丰富或有缩短趋势的骨折,固定作用欠佳。

257. 骨牵引有几种?

答:(1)皮肤牵引。如胶布牵引,牵引力直接作用于骨骼牵引。

(2)骨牵引。不锈钢针穿过骨骼,牵引力直接加于骨骼。

(3)颅骨牵引。冰钳卡于颅骨外板。

258 皮肤牵引有哪些适应证?

答:(1)4~5 岁小儿或肌肉萎缩的老年人。

(2)术后牵引用来维持体位。

(3)无移位的骨折。

(4)肌肉挛缩或皮肤挛缩后导致的关节屈曲畸形。

259. 骨牵引有哪些优点?

答:牵引力大,作用力直接加于骨骼,便于护理,适用于青壮年肌力强大者。不稳定骨折,可配合小夹板固定。允许早期功能锻炼。

260. 骨牵引的适应证有哪些?

答:(1)股骨骨折,因该处骨折肌肉发达整复后外固定不稳定,易再移位。

（2）胫腓骨斜形或粉碎骨折。

（3）陈旧性髋关节脱位的术前准备。

261. 人工股骨头置换术的适应证有哪些?

答：适应于股骨颈头下骨折或 60 岁以上的高龄患者，以及不能长期卧床的患者。

262. 人工股骨头置换术术后如何护理?

答：（1）为防止人工股骨头脱位，保持患肢内旋，轻度外展位。

（2）术后 2~3 周后可下床适当活动。

（3）其他护理同股骨颈骨折护理常规。

263. 股骨骨折的临床表现怎样?

答：（1）髋部疼痛可放射到膝部。

（2）功能丧失不能站立，但在骨折端嵌顿时，尚可勉强站立或行走。

（3）骨折部疼痛剧烈，出现压痛、肿胀、畸形和骨擦音，患肢短缩、功能障碍显著。

264. 常见的椎体畸形有哪些?

答：有椎体融合，半椎及裂椎，第五腰椎骶化及骶椎腰化，脊椎裂（包括隐性和显性），椎弓根崩裂与椎体滑脱。

265. 何谓成骨不全的临床三大特征?

答：多发骨折；蓝色巩膜；耳聋及多汗。

266. 股骨头骨软骨炎如何分期?

答：根据 X 光片分为早期，以骨破坏为主；进展期，骨骺坏死与修复同时进行，以修复为主；晚期，坏死节裂消失，新骨形成，股骨头和髋臼变形。

267. 何谓椎体软骨病?

答：系椎体一次化骨核的无菌坏死。多见于儿童。常侵犯胸腰椎的任何一个椎体，椎体塌陷变形，呈致密板状，椎间隙正常。

268. 何谓椎体骺板软骨病?

答：多见于下胸椎，常侵犯一个以上的椎体，呈楔状，变形，椎间隙前部增宽。

269. 化脓性骨髓炎细菌在骨内怎样蔓延?

答：细菌随血液循环达干骺端毛细血管，向骨干髓腔蔓延，经哈佛氏管达骨膜下形成脓疡，若干骺端包括在关节囊内，可累及关节腔。

270. 增生性关节炎的发病原因是什么?

答：一般可分为原发性和继发性两种，原发性增生性关节炎是老年退行性改变，常见于承重关节，由于局部血运障碍使软骨变性，继而发生代偿性增生。继发性增生性关节炎，外伤是重要原因。

271. 良性骨肿瘤有哪些特征?

答：肿瘤生长缓慢，不侵犯邻近正常组织，肿瘤分化成熟，一般骨膜不受累，骨组织密度增高，不发生转移。

272. 恶性骨肿瘤具有哪些特征?

答: 生长快, 侵犯邻近器官组织, 分化不成熟, 细胞和组织近于胚胎幼稚型, 骨膜反应呈葱皮、光芒或三角, 侵入软组织, 发生转移。

273. 骨巨细胞瘤的起源和病理改变是怎样的?

答: 起源于破骨细胞, 20~40岁为好发年龄, 男女发病相等, 好发于骨突部分, 呈偏心性生长, 呈肥皂泡状, 瘤内有骨嵴和小梁结构, 可穿出骨膜直接侵犯邻近组织。

第五章 神经系统基础知识

1. 人体运动功能由哪两个系统完成？

答：由锥体系统和锥体外系统。

2. 锥体系统是怎样组成的？

答：锥体系统通称锥体束（皮质脊髓束与皮质脑干束），由皮质的锥体细胞及其纤维、脊髓前角细胞、颅神经运动核细胞及纤维组成。

3. 锥体外系统包括哪些结构？

答：包括纹状系统、小脑、中脑中的红核及黑质、丘脑及皮质的一部分。

4. 椎体系统损害出现哪两种瘫痪？

答：上运动神经元瘫痪（中枢性瘫痪）和下运动神经元瘫痪（周围性瘫痪）。

5. 上、下运动神经元瘫痪各有何表现？

答：上运动神经元瘫痪表现为瘫痪侧的肌张力增高，腱反射亢进，无肌萎缩，病理反射阳性；下运动神经元瘫痪表现为瘫痪侧肌肉萎缩，肌张力减低，腱反射减弱或消失，无病理反射。

6. 出现偏瘫时病变可能在哪些部位？

答：出现交叉瘫时病变多在脑干；出现对侧瘫时病变多在内囊；出现单肢瘫，病变多在皮层及皮层下。

7. 锥体外系统疾病的主要临床表现是什么？

答：主要是肌张力的改变和不自主运动。

8. 失语有几种？

答：有运动性失语、感觉性失语、命名性失语。

9. 脑血管疾病的原因有哪些？

答：（1）血管的病变。

（2）血流动力学的改变。

（3）血液成分的异常。

（4）血管外因素的影响。

（5）颅外形成的栓子。

10. 引起脑血管病变的主要疾病有哪些？

答：①脑动脉硬化症；②脉管炎（动脉或静脉的炎症）；③血管的先天性异常，如脑动脉瘤，动、静脉畸形等；④外伤；⑤结缔组织病；⑥糖尿病；⑦白血病；⑧中毒；⑨肿瘤。

11. 引起脑血管发病的诱因有哪些？

答：①高血压；②低血压（脑缺血）；③心功不全；④心律失常；⑤脑动脉痉挛；⑥血液黏稠度增高；⑦凝血机制的异常等。

12. 脑动脉硬化症有哪三个主要症状？

答：头痛、眩晕和遗忘。

13. 脑动脉硬化症患者的饮食应掌握什么原则？

答：饮食以清淡为宜。限制吃含胆固醇较多的食物，食用油最好是植物油。进适当的蛋白质，多吃蔬菜，多吃含碘的食物。每餐食量要适当。

14. 高血压脑病有哪三联症？

答：头痛、抽搐和意识障碍。

15. 蛛网膜下腔出血有哪原发三联症？

答：脑膜刺激征、剧烈的头痛、血性脑脊液。

16. 何谓脑出血的典型症状？

答：突然发病，有血压高，头痛，呕吐，迅速昏迷，大、小便失禁，半身不遂等表现，腰穿为血性脑脊液。

17. 脑出血怎样内科治疗？

答：安静平卧，避免搬动，保持呼吸道通畅，降颅压，降血压，降温。给氧气吸入（昏迷者给鼻饲）。

18. 脑出血急性期为什么采用头部持续冰敷？

答：脑需氧量占全身的20%，对缺氧极为敏感。体位降低后可使脑的耗氧量减少，代谢率降低，增强脑组织对缺氧的耐受力，减轻脑水肿，降低颅内压。

19. 脑梗死的原因主要有哪两大类？

答：主要有血栓形成性和栓塞性两大类。

20. 脑梗死的治疗原则有哪些？

答：改善侧支循环；增加缺血区域的血流，增加缺血区域的氧供应，消除局部脑水肿；防止血栓或栓塞的进一步扩展。

21. 脑梗死伴有脑水肿、颅内压增高时为什么不宜使用血管扩张剂？

答：血管扩张剂可使脑血液循环加快，血流量增加，血管渗透性增高，促使脑水肿、脑肿胀，甚至导致脑疝形成。

22. 癫痫大发作的主要症状是什么？

答：是昏迷和全身抽动。

23. 何谓癫痫持续状态，护理原则有哪些？

答：一次接一次的抽搐发作，而间歇期意识不清，或连续抽搐不止。护理的原则为：避免外伤，保持呼吸道通畅，给予氧气吸入，尽快控制抽搐。

24. 散发性脑炎有哪些临床表现？

答：精神异常，发热，抽搐，昏迷，肢体瘫痪。

病变累及脑干可出现动眼神经、外展神经瘫痪，并常有中枢性面瘫、肢体瘫痪、腱反射亢进、感觉障碍、锥体束征阳性等。

25. 什么是球麻痹？

答：也称真性球麻痹或延髓麻痹，是延髓内运动神经核团或延髓神经病变引起舌咽、迷走和舌下神经瘫痪的一组症候，表现为饮食呛咳、吞咽困难、声音嘶哑、带鼻音及说话不清等。

26. 急性多发性神经根炎的发病原因和临床特点是什么？

答：病因尚无定论，一般认为与病毒感染或自体免疫反应有关。临床特点是瘫痪，感觉异常和其他感觉障碍及脑脊液蛋白增高而细胞数并不增多。瘫痪先是下肢无力，逐渐加重，并上升。

27. 周围神经炎的临床表现如何？

答：呈对称性的肢体运动、感觉和自主神经功能障碍，表现为四肢远端为重的弛缓性不全瘫痪，手套、袜子样感觉减退和异常，及手、足血管舒缩、出汗和神经营养性改变。

28. 何谓脊髓空洞症，主要症状有哪些？

答：脊髓空洞症为一种缓慢进行性的脊髓变性疾病，其病理特点为脊髓内胶质组织不断增生、坏死和空洞形成。临床症状主要表现为受损部位的浅感觉分离，上肢肌萎缩、无力和营养障碍。进一步发展，可引起下肢的痉挛性瘫痪等。

29. 何谓重症肌无力，临床有何特征？

答：目前多认为是由于自家免疫缺陷所致的神经肌肉接头处神经传导功能发生障碍的一种慢性疾病。主要侵犯眼部、咽喉部和胸部等横纹肌。临床特征为横纹肌在活动后极易疲劳无力，经休息或服用新斯的明等抗胆碱酯酶类药物后，可暂时改善或恢复其收缩功能。

30. 什么是颅内压，正常成人的颅内压是多少？

答：颅内压是指颅腔内容物对颅腔壁上所产生的压力，正常成人的颅内压为80~180毫升汞柱。

31. 正常成人颅腔容积有多大？脑脊液约多少？

答：正常成人颅腔容积为1400~1500毫升。脑脊液量约占颅腔容积的10%，约150毫升。

32. 颅内压增高有哪些常见病因？

答：常见的病因有：脑组织体积增加，脑血流量增加，脑脊液量增加，颅内占位等。

33. 颅内压增高有何临床表现？

答：主要症状是头痛和呕吐，主要体征是视乳头水肿。

34. 渗透性脱水的作用原理是什么？

答：高渗性药物进入体内，可提高血液的渗透压，造成血液与脑组织和脑脊液的渗透压差，使水分向血循环内转移，于是脑体积缩小、颅内压力即降低。

35. 引起脑水肿的原因是什么?

答：有颅脑损伤，颅内占位性病变，脑血管疾病，颅内炎症，脑缺氧，外源性或内源性中毒，全身性水肿及电解质紊乱等。

36. 引起脑水肿的主要病理生理改变有哪几方面?

答：（1）血-脑屏障功能障碍。

（2）脑缺氧及脑细胞代谢障碍。

（3）颅内静脉压升高。

37. 脑水肿的治疗原则是什么?

答：（1）解除病因。

（2）切断颅内压增高的恶性循环。

（3）改善脑缺氧及脑代谢障碍。

38. 何谓脑疝?

答：颅内病变引起的脑体积增大和颅内压增高，使一部分脑组织发生移位，并通过一些解剖上的裂隙，被挤入到压力较低的部位中去即为脑疝。

39. 常见的脑疝有哪些?

答：有小脑幕切迹疝、枕骨大孔疝、大脑镰疝、小脑幕切迹上疝等。

40. 小脑幕切迹疝早期主要的临床表现如何?

答：颅内压增高，意识障碍，瞳孔不等大，锥体束征阳性。

41. 枕骨大孔疝主要临床表现如何?

答：枕下部疼痛、颈部强直或强迫头位、颅神经受累、生命体征变化、肌张力减低，颅内压增高。

42. 枕骨大孔疝与小脑幕切迹疝有何不同?

答：枕骨大孔疝呼吸和循环障碍出现较早，瞳孔变化和意识障碍则相继出现，多为突然发生，常来不及救治即迅速死亡；而小脑幕切迹疝瞳孔改变和意识障碍出现较早，并常有一段发展过程，常能赢得救治时机。

43. 小脑幕切迹疝一旦出现应如何急救?

答：应立即静脉快速滴入20%甘露醇250~500毫升，同时做好术前准备；行清除病变或颞肌下减压手术。

44. 枕骨大孔疝一旦出现应如何急救?

答：应立即静脉快速滴入20%甘露醇250~500毫升，及时行钻颅脑室引流，放出脑脊液；若呼吸骤停，应同时给予人工呼吸。

45. 颅脑手术后产生血肿的原因可能有哪些?

答：术中止血不彻底，手术时血压偏低回病房后血压回升，术后患者躁动引起颅内压增高，脑动脉硬化或术中输血量过多。

46. 有哪些表现应考虑为颅内血肿?

答：（1）剧烈的头痛，频繁呕吐。

（2）意识障碍。

（3）一侧瞳孔散大，光反应迟钝或消失。

（4）血压增高和脉搏缓慢。

（5）有时伴有偏瘫。

47. 颅脑手术后尿崩症是如何产生的? 有哪些临床表现?

答：抗利尿激素主要由丘脑下部的视上核分泌，存于垂体后叶内。由于丘脑下部至垂体后叶的通路受损，使抗利尿激素的分泌和释放减少，不能促使水分在肾小管中被重吸收，不能使尿浓缩，导致尿量异常增多和尿比重减低。患者表现为口渴，大量饮水，多尿和尿比重低。成人每日尿量超过4000毫升，并可达8000~20000毫升，尿比重大多为1.005以下。

48. 颅脑损伤或手术后，中枢性高热是怎样产生的? 怎样处理?

答：颅脑损伤或手术累及丘脑下部，均可出现中枢性高热。

处理办法：

（1）由厚被改为被单。

（2）头部持续冰敷。

（3）酒精擦浴。

（4）冰水灌肠。

（5）冬眠药物疗法。

（6）体温下降过程中给予补液，防止脱水或虚脱。

49. 颅底骨折有哪些症状，怎样护理?

答：症状有：眼有溢血斑，鼻腔或耳漏，颅神经损伤。

护理要注意：如有血液、脑脊液经耳、鼻外流时，应做到"五不"，即不堵、不塞、不挖、不冲洗、不滴药，在外面拭净即可.

50. 脑震荡有哪些特点?

答：伤后立即出现意识障碍，数分钟内即清醒，神经系统检查无阳性体征，腰穿颅内压在正常范围内，脑脊液化验无异常发现。

51. 脑挫裂伤的临床表现有哪些?

答：伤后立即发生意识障碍，持续时间的长短与受伤的部位和程度有关。清醒后常有头痛、呕吐，生命功能紊乱，呈现局灶性症状和体征，腰穿脑脊液为血性。

52. 脑干损伤有哪些临床表现? 为什么?

答：昏迷伴有去大脑强直，两侧锥体束征，瞳孔的改变，呼吸循环功能紊乱等。因为脑干内有许多颅神经核（3~12对），网状结构，呼吸及心血管运动中枢，所以脑干损伤后出现一系列症状。

53. 丘脑下部损伤为什么出现尿崩症?

答:因为丘脑下部－垂体后叶系统受损,抗利尿激素的分泌和释放减少,使尿在肾小管中不能被浓缩,而产生尿崩。

54. 丘脑下部损伤为什么出现消化道出血?

答:因丘脑下部的视前核和腹核为副交感神经皮下中枢,受刺激时迷走神经兴奋性增强,胃肠蠕动亢进,胃壁毛细血管痉挛,黏膜缺血坏死,临床中常见胃肠道黏膜糜烂或急性溃疡而发生出血。

55. 外伤性颅内血肿分哪几种?

答:①硬脑膜外血肿;②硬脑膜下血肿;③脑内血肿。

56. 颅脑损伤患者在什么情况下采用人工冬眠疗法? 人工冬眠疗法有什么好处?

答:(1)重型广泛性脑挫裂伤,并已排除颅内血肿者。

(2)颅内血肿清除术后。

(3)脑干损伤或丘脑下部损伤,尤其是有去脑强直和中枢性高热表现者。

(4)外伤后有明显精神症状和躁动不安者。

人工冬眠对脑有保护作用,可降低脑组织代谢,减少氧的消耗,并增强脑细胞对创伤和缺氧的耐受力,减轻脑水肿,降低颅内压力,改善脑的缺氧状态,有利于损伤后脑细胞的恢复。

57. 常见的颅内肿瘤有哪些类型?

答:①神经胶质瘤;②脑膜瘤;③听神经瘤;④垂体腺瘤;⑤血管网织细胞瘤;⑥颅咽管瘤。

58. 脑积水有哪些常用的手术方法?

答:(1)脑室－心房分流术。

(2)脑室或蛛网膜下腔－腹腔分流术。

(3)侧脑室－小脑延髓池分流术。

(4)第三脑室造瘘术。

59. 椎管肿瘤有哪些类型?

答:有髓内和髓外两类。髓内肿瘤主要为胶质细胞瘤,少数为血管瘤、脂肪瘤等;髓外肿瘤有硬脊膜内肿瘤、硬脊膜外肿瘤。

60. 何谓高压氧疗法?

答:是使患者在高于1个绝对大气压的条件下,吸入高浓度的氧作为治疗。如进行手术,则称为高压氧手术。

61. 神经系统疾病中呼吸衰竭常见的原因有哪些?

答:(1)呼吸中枢及其传导系统受损。

(2)呼吸道梗阻。

(3)胸廓病变,如外伤。

（4）肺部病变，如肺炎、肺水肿。

62.CT 是什么？对神经外科疾病的诊断有何意义？

答：CT 是电子计算机 X 线断层扫描仪的简称。CT 对颅内疾病的诊断价值较大，如颅内有占位性病变、梗死或水肿区，可以直接看出，是目前神经外科较理想的检查方法。

63. 什么是脑立体定向术？作用如何？

答：脑立体定向术，是通过脑立体定向仪进行脑深部手术的一种方法。定向仪是根据直角坐标系和球坐标系结合的原理设计而成的。当调整目标点的三位坐标数值后，球周和球心的位置也随之固定，使穿刺针尖总是指向靶点，可灵活地选择安全性较大的穿刺途径，以达到治疗的目的。

第六章 妇产科基础知识

1. 妇女一生包括哪几个时期？

答：①新生儿期；②幼年期；③青春期；④性成熟期；⑤更年期；⑥绝经期。

2. 女性尿道解剖特点是什么？

答：女性尿道长约 4 厘米，位于阴道前面、耻骨联合后面，尿道开口位于阴蒂的下方及阴道口之上。由于尿道短而直，又接近阴道，故易引起泌尿系统感染。

3. 什么叫生理缩复环？

答：在正常生理条件下，子宫体部的肌肉发达，子宫峡部在妊娠晚期伸展为 7~10 厘米长的子宫下段进入产程以后，强有力的收缩和缩复使子宫上段变得越来越厚、越短，而下段则被动被牵拉，越来越薄、越长，在上、下段之间形成一环状凹陷，叫做生理缩复环。

4. 女性骨盆有何特点？

答：（1）骨盆四壁：耻骨联合短而宽，耻骨弓角度较大，骶骨岬突出较小，骶骨宽而短，弯曲度小，坐骨棘平伏，切迹宽阔。

（2）骨盆入口近乎圆形或横椭圆形。

（3）骨盆出口宽大、坐骨结节间距离宽阔。

（4）骨盆腔：呈圆筒形，浅而宽。

5. 骨盆外测量有哪几条径线？正常值是多少？

答：（1）髂棘间径，正常值为 23~25 厘米。

（2）髂嵴间径，正常值为 25~28 厘米。

（3）粗隆间径，正常值为 29~31 厘米。

（4）骶耻外径，正常值为 18~20 厘米。

（5）出口横径，正常值为 9 厘米。

6. 反映骨盆情况的几个主要标志是什么？

答：（1）骶骨岬：是衡量骨盆入口前后径的重要标志。

（2）坐骨棘：是衡量先露进入骨盆后进展的重要界线。

（3）骶棘韧带：其宽度反映骨盆后部大小。

（4）耻骨弓，此弓角度越大则出口横径越大，与骨盆中段横径和出口横径亦呈正比关系。

7. 盆腔韧带主要有哪些？各自有哪些主要功能？

答：（1）圆韧带：主要功能是使子宫底保持前倾的位置。

（2）阔韧带：保持子宫在骨盆正中的位置上。

（3）主韧带：对维持固定子宫颈的位置起主要作用。

（4）子宫骶骨韧带：其作用是将子宫颈向后向上牵引，协助维持子宫前倾的位置。

8. 狭窄骨盆有哪几种类型？

答：分为正常形态狭窄骨盆和异常形态狭窄骨盆两大类。正常形态狭窄骨盆又叫均小骨盆；异常形态狭窄骨盆中最常见的为扁平骨盆，其次为漏斗形骨盆、畸形骨盆等。

9. 何谓子宫内膜？

答：自宫颈内口开始，覆盖整个宫腔的上皮，均称子宫内膜。

10. 子宫内膜周期性变化可分哪几期？

答：①增生期；②分泌期；③月经前期；④月经期。

11. 什么叫月经周期？

答：出血的第一天称为月经周期的开始。两次月经第一天的间隔时间称为一个月经周期。一般为 28~30 天。

12. 正常妇女排卵期应在月经周期的什么时间？

答：大多数发生在两次月经中间，一般在下次月经来潮前 14 天左右。

13. 绝经期妇女生殖系统的生理特点有哪些？

答：绝经期妇女卵巢功能进一步衰退，月经停止。卵巢缩小变硬，表面光滑，阴唇的皮下脂肪减少，阴道黏膜变苍白、光滑，阴道逐渐缩小，子宫及子宫颈萎缩。

14. 老年妇女绝经后出现阴道流血应考虑是哪些疾病？

答：（1）生殖器官恶性肿瘤，如子宫颈癌、子宫体癌、卵巢癌、输卵管癌、阴道癌。

（2）老年性阴道炎。

（3）内分泌紊乱。

（4）子宫颈息肉。

15. 何谓经前期紧张综合征？

答：是指妇女在月经来潮前出现的精神症状和水盐潴留症状。表现为烦躁，易怒，神经过敏，失眠，头痛，水肿，乳房胀痛等。

16. 孕期常见症状有哪些？

答：①消化不良；②下肢肌肉痉挛；③失眠；④便秘；⑤静脉曲张；⑥腰痛；⑦贫血；⑧下肢浮肿；⑨白带增多；⑩痔疮；⑪仰卧位低血压综合征。

17. 如何测定预产期？

答：由末次月经的那个月减 3 或加 9，最后来月经的第一天的日数上加 7，即为预产期。

18. 什么叫围产期?

答：目前比较普遍采纳的是：自妊娠 28 周起至新生儿出生后 7 天止，称为围产期。

19. 何谓异位妊娠?

答：孕卵在子宫腔以外的器官或组织中着床发育者称为异位妊娠，亦称宫外孕。

20. 何谓高危妊娠?

答：凡是对孕妇、胎儿、新生儿有较高危险性的妊娠，称高危妊娠。

21. 妊娠中毒症的主要临床表现是什么?

答：高血压、蛋白尿、水肿。

22. 妊娠高血压综合征临床分哪几类?

答：（1）轻度妊娠中毒症。如妊娠水肿、妊娠高血压。

（2）中度妊娠中毒症。凡在妊娠 24 周以后，出现浮肿、高血压、蛋白尿或其中两种症状者，无明显自觉症状称为中度妊娠中毒症。

（3）重度妊娠中毒症。如先兆子痫、子痫。

23. 何谓妊娠水肿?

答：正常孕妇在妊娠后期，由于下腔静脉受压，血液回流受阻，常有轻度下肢浮肿，经休息后可消退。如经卧床休息仍有凹陷性水肿，称为妊娠水肿。

24. 妊娠水肿可分为哪四度?

答：一度（＋）：水肿仅限于足、踝或膝部以下。

二度（＋＋）：水肿上延至大腿，皮肤紧张发亮。

三度（＋＋＋）：涉及外阴或腹部。

四度（＋＋＋＋），全身水肿，甚至伴有腹水。

25. 妊娠期仰卧位综合征的原因是什么?

答：原因是妊娠子宫压迫下腔静脉，回心血量骤然减少，致使心搏出量下降，血压下降。

26. 心脏病对妊娠有何影响?

答：妊娠期发生心力衰竭，容易发生早产，胎儿缺氧，甚至胎死宫内。

27. 双胎是怎样形成的?

答：双胎中又分双卵性双胎及单卵性双胎两种。双卵性双胎是由两个卵子同时受精所形成的。单卵性双胎是由一个受精卵分裂成为两个，各自发展成为两个独立的胎体。

28. 胎盘有什么功能?

答：（1）气体交换。胎盘代替胎儿的肺呼吸作用。

（2）供给营养。胎儿所需的营养均通过胎盘由母体供给。

（3）排泄废物。胎儿的代谢废物均经胎盘输入母体而排出。

（4）防御作用。母体中所含抗体，能通过胎盘进入胎儿的血液。

（5）内分泌作用。胎盘能产生激素。

29. 何谓完全性、部分性、边缘性前置胎盘？

答：（1）完全性前置胎盘，即子宫颈内口全部被胎盘遮盖。

（2）部分性前置胎盘，即子宫颈内口有部分被胎盘遮盖。

（3）边缘性前置胎盘，即胎盘附着于子宫下段，其下缘达子宫颈。

30. 胎盘剥离有哪些征象？

答：（1）子宫底升高。

（2）阴道流血。

（3）阴道口外露的脐带自行下降 5~10 厘米。

（4）用手压产妇耻骨联合上部，子宫底上升而外露的脐带不回缩，表示胎盘已完全剥离。

31. 胎盘早期剥离可引起哪些并发症？

答：可引起出血、感染、低纤维蛋白原血症和急性肾衰竭等严重并发症。

32. 羊水的主要功能是什么？

答：妊娠期间使胎儿能得到相当的活动度；防止外伤及粘连；分娩时传递宫缩的压力，形成前羊膜囊，扩张子宫颈口；破膜后可滑润产道。

33. 正常足月妊娠的羊水量是多少？

答：500~1000 毫升。

34. 何谓羊水过多？

答：羊水量超过 2000 毫升者，称羊水过多。

35. 何谓羊水栓塞？

答：在胎膜破裂至胎儿娩出的任何时间中，羊水偶可进入胎盘静脉窦或子宫颈管静脉内，从而通过全身循环而至肺毛细血管及小动脉，由于羊水中含有胎脂、毳毛、胎便等物质小粒，因而形成肺部血管栓塞，称羊水栓塞。

36. 羊水栓塞的主要临床表现是什么？

答：气急，发绀，肺水肿，休克，昏迷。此外，由于弥散性血管内凝血而使纤维蛋白原含量下降，引起子宫及全身性出血，并可出现肾功能衰竭。

37. 正常胎儿心率每分钟是多少？

答：120~160 次。

38. 正常胎儿胎动每小时为多少？

答：3~5 次。

39. 何谓胎儿宫内窘迫？

答：胎儿在宫腔内因缺氧所出现的一系列病理状态，如胎心音的改变及胎动异常活跃等现象，称为胎儿宫内窘迫。

40. 胎儿宫内窘迫的临床表现是什么?

答:(1)胎心变快,每分钟 160 次以上;或变慢,每分钟 120 次以下;或不规则。

(2)羊水内混有胎便(臀位例外)。

(3)胎动加剧。提示胎儿缺氧而挣扎。如缺氧严重时,胎动逐渐减弱,次数减少。

41. 滋养上皮疾病包括哪些?

答:葡萄胎、恶性葡萄胎及绒毛膜上皮癌。

42. 分娩的三要素是什么?

答:产力、产道和胎儿。

43. 在分娩过程中三个产程如何划分?

答:第一产程:子宫颈扩张期 – 从有规律的子宫收缩到子宫口开全。

第二产程:胎儿娩出期 – 从宫口开全到胎儿娩出。

第三产程:胎盘娩出期 – 从胎儿娩出到胎盘娩出。

44. 何谓胎产式?主要有几种?

答:胎儿身体纵轴与母体纵轴的关系称为胎产式。两轴关系平行者称为纵产式或直产式;两轴垂直者称横产式;两轴交叉形成锐角时称斜产式。斜产式是一暂时性胎产式,在分娩过程中,或转为纵产式,或转为横产式。

45. 何谓早产儿?

答:凡胎龄不满 38 周,出生体重不足 2500 克,身长不足 45 厘米者,均称早产儿或未成熟儿。

46. 何谓滞产?

答:由于子宫收缩乏力,使产程延长,一般的初产妇总产程超过 30 小时,经产妇超过 20 小时称滞产。

47. 双胎在分娩过程中要时刻警惕哪些并发症?

答:①脐带脱垂;②胎盘早期剥离;③胎头交锁;④二头相撞。

48. 剖腹产手术有哪几种?

答:剖腹产手术分子宫体剖腹产术、子宫下段剖腹产术、腹膜外剖腹产术及剖腹产子宫切除术四种。

49. 剖腹产手术发生腹胀的原因是什么?

答:(1)急诊手术前未禁食。

(2)试产时间过长,体液紊乱,合并低血钾。

(3)胎先露压迫肠管,排气较困难。

(4)受麻醉和手术的影响,或羊水进入腹腔,引起肠麻痹。

(5)术前已有盆腔内感染,术后感染扩散至腹腔。

50. 产钳术分为哪三种?

答:(1)若胎儿头尚未入盆,则为高位产钳。

(2)若已达棘平面,则为中位产钳。

(3)若已达盆底,且矢状缝在骨盆出口前后径上,则为低位产钳。

51. 常见的产力异常有哪几种?

答:临床根据子宫收缩强度和节律异常的不同,分为子宫收缩乏力、子宫收缩不协调、子宫收缩过强及痉挛性狭窄环。

52. 急产有何危害?

答:由于分娩过急,接生时措手不及,消毒不严或污染,可引起会阴撕裂、产后出血、产褥感染等并发症。又由于宫缩过频、过强,胎盘血液循环受阻,胎儿可因缺氧发生宫内窘迫及新生儿窒息,还容易并发子宫内口松弛症。

53. 何谓胎儿附属物?

答:胎膜、胎盘、脐带及羊水。

54. 为什么新生儿出生后出现黄疸?

答:胎儿体内红细胞较多,出生后,过剩的红细胞被破坏,产生大量胆色质积于血液中,因此,出生后 2~3 天内出现生理性黄疸。经过 8~10 天即可消失。

55. 新生儿出生后为什么容易出现呕吐?

答:新生儿出生后不久吐出一些泡沫状液体,系通过产道时吞咽的黏液、羊水和血。同时,由于胃酸及黏液分泌亢进,刺激胃黏膜,加之新生儿的胃呈水平位,胃底发育通过不良,贲门肌张力低下,故新生儿容易出现呕吐。

56. 正常新生儿出生后何时接种卡介苗?

答:出生后 12~24 小时即可接种。

57. 何谓新生儿窒息?

答:胎儿娩出 1 分钟后仅有心跳而无呼吸,或呼吸功能不全,称为新生儿窒息。

58. 新生儿窒息在行人工呼吸前首先应该注意什么?

答:将新生儿用无菌巾盖好以保温。用吸痰器或导管吸出口腔及上呼吸道内的羊水及黏液,然后再行人工呼吸。

59. 新生儿窒息复苏后如何护理?

答:(1)严密观察病情变化,注意呼吸道通畅,保暖,安静,操作要轻。

(2)间断给氧,一般给氧到青紫消失,呼吸平稳为止。

(3)延期哺乳,以免呕吐物被吸入。

(4)预防感染,可选用适当的抗生素及镇静剂等。

60. 新生儿颅内出血的临床表现及原因是什么?

答:临床表现以中枢神经系统兴奋或抑制状态为主要特征。病因一种是由于脑部缺氧,脑毛细血管壁渗透性增加而引起;另一种是由于分娩时颅部受到损伤所致。

61. 头颅血肿的护理要点有哪些？

答：（1）保持安静、减少搬动，并保持局部皮肤清洁，防止感染。

（2）血肿较大，初期为控制其继续蔓延，可在血肿局部放置冰囊冷敷，并肌内注射维生素 K_3 4 毫克，或 K_1 5 毫克，每日 1~2 次。

（3）血肿局部防止揉擦，禁止自血肿内抽吸积血，以免继发感染。

（4）血肿局部有感染征象者，可用抗生素控制感染。

62. 胎膜早破对母体及胎儿有何危害？

答：对母体危害是容易引起宫腔感染；对胎儿的危害则是引起早产、脐带脱垂及胎儿、新生儿的感染。

63. 胎膜早破如何预防脐带脱垂？

答：为预防脐带脱垂，应抬高床脚，禁止灌肠。每日冲洗外阴 2 次，以保持外阴清洁。尽量少作肛门检查，并避免作阴道诊查。

64. 胎膜早破如何护理？

答：（1）破膜时立即听胎心音，并密切注意胎心变化，如有异常及时处理。

（2）绝对卧床休息。禁止灌肠，先露部未衔接者可抬高床尾，并用腹带包扎腹部，以协助先露部下降。

（3）垫消毒的会阴垫子。保持会阴清洁，防止感染。

（4）注意观察阴道排液的性状，有无混杂胎粪及脐带脱垂的征象。

65. 脐带脱垂的临床表现是什么？

答：（1）胎心音改变。破膜后胎心突然变得过快、过慢、不规则或消失。

（2）肛查或阴道检查，触到有搏动的粗似手指的索状物。如胎儿已死，则无搏动感。

66. 子宫破裂的发生过程可分为哪几个阶段？

答：可分为先兆破裂与破裂两个阶段。

67. 何谓胎盘残留与胎盘滞留？

答：胎盘残留是指胎儿和胎盘娩出后，尚有部分胎盘小叶或副胎盘残留于子宫内。胎盘滞留是指胎儿娩出后 30 分钟，胎盘尚未娩出。

68. 胎盘滞留有哪几种类型？

答：①胎盘粘连；②胎盘剥离后滞留；③胎盘嵌顿；④置入性胎盘。

69. 何谓产后出血？

答：胎儿娩出后 24 小时内，阴道流血量达 400 毫升以上者称产后出血。

70. 产后流血的原因是什么？

答：（1）子宫收缩乏力。

（2）胎盘滞留或胎盘、胎膜残留。

（3）软产道撕裂。

（4）功能障碍。

71. 产褥期出血有哪些临床表现？

答：血性产露经久不停，腰痛，下腹坠胀，突然出现大量阴道出血；但在临床上以淋漓不净为多见。如合并感染则产露可有臭味。检查子宫大而软，压痛，宫口松弛。

72. 何谓产褥感染？常见致病菌有哪几种？

答：凡产前、产时或产后由于病原菌侵入生殖道，在产褥期引起局部或全身炎性病变者，称为产褥感染。致病菌以厌氧性链球菌、溶血性链球菌、葡萄球菌、大肠埃希菌、肺炎双球菌等为最常见。

73. 产后为什么排尿困难？

答：（1）分娩时膀胱受胎头压迫，引起肿胀及麻痹。

（2）产后腹部松弛。

（3）会阴部伤口疼痛，反射性地使膀胱括约肌痉挛，以致排尿困难。

74. 流产有哪几种？

答：先兆流产、难免流产、不全流产、完全流产、习惯性流产、过期流产、感染性流产。

75. 人工流产的主要并发症有哪些？

答：（1）吸宫不全。

（2）损伤：子宫穿孔、宫颈撕裂。

（3）感染。

（4）术中出血。

（5）其他：如人流综合征反应、宫颈或宫腔粘连、月经失调。

76. 水囊引产的指征和禁忌证有哪些？

答：指征：凡妊娠 16~24 周，而无禁忌证者皆可施行。

禁忌证：（1）子宫壁有疤痕。

（2）生殖器炎症：如阴道炎，子宫颈炎（当宫颈充血和水肿明显时）。

（3）严重高血压、心脏病或血液病，以及妊娠期间反复有阴道出血者。

77. 产房常用的难产器械有哪些？

答：有胎头吸引器、产钳、穿颅器、钳颅器和线锯等。

78. 妇产科常用宫缩剂有哪几种？有哪些注意事项？

答：（1）有催产素、麦角新碱、脑垂体后叶素三种。

（2）注意事项：如发现面色苍白、出汗、心悸、胸闷、腹痛、便意及过敏性休克等时，应立即停药。高血压、冠状动脉疾患、心力衰竭、肺源性心脏病患者忌用。

79. 哪些抗生素药物和镇静止痛剂对胎儿和新生儿有不良影响？

答：抗生素有链霉素、氯霉素、四环素，磺胺类药，镇静止痛剂有吗啡、杜冷丁。

80. 妊娠中毒应用硫酸镁治疗的理论根据是什么？

答：硫酸镁可作用于周围血管、神经、肌肉的交接处，除特别对颅内血管及肾脏血管的解痉作用外，还可以改变子宫胎盘的血流量。

81. 注射 25% 硫酸镁时应注意哪些事项？

答：（1）严格无菌操作，用 9 号针头深部肌内注射，后用无菌纱布覆盖。

（2）24 小时内总量不得超过 30 克，静脉给药必须用 25% 或 50% 葡萄糖稀释，慢注。

（3）注射前查呼吸、膝反射、尿量。呼吸少于 16 次 / 分，膝反射消失，24 小时尿量少于 600 毫升，要停药。

（4）必须备有 10% 葡萄糖酸钙或氯化钙。肌内注射时应用热水袋热敷。

82. 何谓双合诊、三合诊、肛腹诊？

答：双合诊是阴道及腹壁联合检查，三合诊是阴道、直肠和腹部联合检查，肛腹诊是直肠、腹部双合诊。

83. 妇科手术为何需留置导尿？

答：腹部手术部位在盆腔。女性内生殖器的前方为膀胱，后面为直肠，若膀胱充盈，则手术操作不便，且易损伤膀胱。因此，术前行留置导尿和手术过程中开放排尿。手术后，为防止充盈的膀胱挤压手术部位，引起疼痛、出血等，应留置导尿管。

84. 广泛性子宫切除术后为何排便困难？

答：术中分离子宫直肠侧窝及子宫骶骨韧带时，将直肠前壁及阴道后壁分离过远、过深，可损伤盆腔副交感神经，造成暂时性直肠麻痹和排便困难。

85. 广泛性子宫切除术后为什么出现尿潴留？

答：主要因分离膀胱周围组织过广、过深，以致损伤膀胱、输尿管交界处的副交感神经纤维，引起骶髓排尿反射失调，尿意丧失；术后因不能排尿，膀胱过度膨胀，影响了膀胱肌张力的恢复，加之术后膀胱位置改变等，均可引起暂时性膀胱麻痹，出现尿潴留。

86. 子宫脱垂分哪三度？

答：一度：子宫颈口位于坐骨棘和阴道口之间，阴道检查时，子宫颈在距阴道口 4 厘米以内。

轻二度：子宫颈与部分阴道前壁脱出于阴道口。

重二度：子宫颈与部分子宫体及阴道前壁大部或全部脱出于阴道口外。

三度：整个子宫体与子宫颈及全部阴道前壁与部分阴道后壁脱出于阴道口外。

87. 子宫肌瘤分哪几类？

答：①肌壁间肌瘤；②黏膜下肌瘤；③浆膜下肌瘤。

88. 何谓功能失调性子宫出血?

答：凡因卵巢功能失调引起子宫出血，而全身及妇科检查未发现明显的器质性病变者，称为功能失调性子宫出血，简称功血。

89. 宫颈糜烂临床上分为哪三度?

答：（1）轻度糜烂。糜烂面不超过整个子宫颈面积的 1/3。

（2）中度糜烂。糜烂面占整个子宫颈面积的 1/3~2/3。

（3）重度糜烂。糜烂面占整个子宫颈面积的 2/3 以上。

90. 引起前庭大腺囊肿的原因是什么?

答：当性交、分娩或其他情况污染外阴部时，病菌侵入引起炎症，腺管开口闭塞，腺体分泌物潴留而形成囊肿。

91. 卵巢肿瘤有哪些并发症?

答：①蒂扭转；②破裂；③感染。

92. 卵巢肿瘤恶变的主要特征是什么?

答：特征为生长快，呈实质性，表面不平，移动性差，甚至固定，常伴有腹水，且多呈血性，可找到癌细胞患者伴低热，贫血，迅速消瘦，虚弱，甚至出现恶病质。

93. 妇产科尿瘘分为哪几种类型?

答：按瘘管发生部位可分为膀胱阴道瘘、尿道阴道瘘、膀胱尿道阴道瘘、膀胱宫颈瘘及输尿管阴道瘘。

94. 老年妇女为什么容易发生阴道炎?

答：老年妇女的卵巢功能衰退，雌激素水平降低，阴道黏膜萎缩变薄，黏膜皱壁变平，上皮细胞变小，糖原减少或消失，使乳酸产生减少，阴道 pH 值升高，使阴道丧失其自然防御能力，因而老年妇女容易患阴道炎。

95. 幼女为什么容易发生阴道炎?

答：幼女因雌激素缺乏，阴道抵抗力较低，易受感染；也可因患急性传染病，引起继发性阴道炎。

96. 妇产科常用的激光器有哪几种?

答：①二氧化碳激光器；②氦氖激光器；③氮分子激光器。

97. 妇产科常用的性激素有哪几种?

答：主要有雌激素、孕激素和雄激素。

98. 冷冻治疗宫颈糜烂有何优点?

答：（1）冷冻治疗有良好的选择性，对病变组织起较大的破坏作用，而不致损害健康组织，效果好，复发率低。

（2）局部麻醉有镇痛作用，治疗时无疼痛。

（3）治疗后形成的瘢痕甚小，不影响妊娠和分娩。

（4）患者无不良反应。

99. 目前我国节育措施有哪些?

答：（1）工具避孕。

（2）药物避孕。

（3）其他避孕法。

（4）输卵管结扎和堵塞。

（5）人工有安全期避孕、免疫避孕、流产（只作为避孕失败之补救措施）。

100. 目前我国免疫避孕研究的重点是什么?

答：（1）利用胎盘激素及胎盘特异蛋白免疫来阻止和破坏孕卵着床。

（2）利用精子抗原免疫阻止精子运行和卵受精。

（3）利用卵膜抗原免疫。

101. 何谓催经止孕?

答：正常情况下，每3~4个月能怀孕一次。一年用催经止孕药3~4次就可以引起月经样出血，防止怀孕；已经怀孕者，胚胎随着月经流出。这种节育方法称为催经止孕法，或称早期流产法。

102. 放环有哪些禁忌证?

答：（1）严重全身急、慢性疾病，如心力衰竭，重度贫血及出血性疾病，各种疾病的急性阶段。

（2）月经频发及月经过多。

（3）生殖器官的炎症，如急性盆腔炎、阴道炎、重度宫颈糜烂。

（4）子宫位置异常，如二度、三度子宫脱垂。

（5）宫颈口过松或重度陈旧性宫颈裂伤。

第七章 小儿科基础知识

1. 小儿年龄阶段划分为几期？

答：胎儿期、新生儿期、婴儿期、幼儿期、学龄前期、学龄期。

2. 如何计算小儿体重？

答：（1）1~6个月：体重（公斤）= 出生体重（公斤）+ 月龄 ×0.6。

（2）7~12月：体重（公斤）= 出生体重（公斤）+ 月龄 ×0.5。

（3）2~10岁：体重（公斤）= 年龄 ×2+8。

3. 测量小儿血压应注意什么？

答：应用适合各年龄的袖带，宽度为上臂长度的三分之二。袖带过宽测量的血压偏低，过窄血压偏高。小儿年龄愈小血压愈偏低。

4. 如何计算各年龄小儿血压？

答：收缩压（mmHg）=80+（年龄 ×2）；

舒张压 = 收缩压 ×2/3。

婴儿血压可按公式：2× 日龄 +68。

5. 新生儿为什么易出现青紫？

答：青紫是缺氧的一种表现。新生儿代谢旺盛，耗氧量相对较成人为多，但呼吸系统又有呼吸道狭窄、黏膜柔嫩、血管丰富等特点，故新生儿易发生呼吸障碍，影响气体交换，导致缺氧而出现青紫。

6. 新生儿肺炎临床表现有哪些？

答：轻者表现精神欠佳，反应稍差，拒乳或呛奶，口吐白沫，重者表现发热或体温不升，呼吸急促、节律不整，鼻翼扇动，面色苍白，口周发绀或腹胀。

7. 新生儿肺炎常见并发症有哪些？

答：易并发心力衰竭、脓胸等。

8. 如何护理新生儿肺炎患者？

答：注意保暖，室内温度、湿度要适宜，少量多次喂奶。严密观察呼吸与心率，呼吸困难给头高足低位，保持呼吸道通畅，给予吸氧。腹胀者给予肛管排气或胃肠减压；烦躁者给以镇静，输液速度要慢，防止肺水肿。

9. 新生儿颅内出血常见哪些出血部位？

答：有硬脑膜下出血、蛛网膜下腔出血、脑室内出血、脑实质出血。

10. 如何护理新生儿颅内出血患儿？

答：（1）隔离、保暖、避免交叉感染。

（2）暂停喂奶，给予静脉补液，病情好转后可用滴管或鼻饲。

（3）呼吸不规则、口周发绀者给予吸氧。

（4）保证患儿绝对静卧，保持呼吸道通畅，及时吸痰。

11. 何谓新生儿硬肿症？

答：因受寒冷、早产、感染、窒息等多种原因引起的一种新生儿特有疾病，以全身或局部皮肤发凉，皮肤及皮下脂肪变硬、光滑、水肿及生活能力降低为其临床特点。

12. 新生儿硬肿症有哪些典型症状？

答：（1）发凉。

（2）硬肿。

（3）精神反应差、不哭、拒奶，严重者口周发绀、心音低、心率减慢、尿少或无尿。

13. 新生儿硬肿症复温的方法有哪些？

答：（1）热水袋复温。

（2）暖箱复温。

（3）微波快速复温。

（4）远红外线快速复温。

14. 新生儿硬肿症应与哪些疾病相鉴别？

答：应与新生儿水肿、新生儿皮下坏疽相鉴别。

15. 何谓新生儿溶血病？

答：是指母子血型不合引起的同族免疫性溶血。国内以 ABO 系统不合引起的溶血者较常见，其次是 Rh 血型不合引起溶血。

16. 新生儿溶血病的临床表现有哪些？

答：小儿出生时存在黄疸或生后 24 小时内迅速出现黄疸与贫血，呈进行性加重，肝、脾进行性肿大，一般 Rh 血型不合者较 ABO 血型不合者临床症状与体征严重。

17. 新生儿溶血病应与哪些疾病相鉴别？

答：与新生儿生理性黄疸、新生儿败血症相鉴别。

18. 新生儿出血症应与哪些疾病相鉴别？

答：应与咽血综合征、新生儿败血症、脐部出血、弥漫性血管内凝血相鉴别。

19. 何谓新生儿败血症？

答：是细菌进入血循环，并在血液中生长繁殖，产生毒素的全身性感染性疾病，发病率及病死率均高。

20. 新生儿败血症常见并发症有哪些？

答：常并发脑膜炎、肺炎或脓胸、肝脓肿、腹膜炎以及弥漫性血管内凝血。

21. 如何预防新生儿败血症？

答：加强孕妇保健，预防宫内感染，分娩过程中严格无菌操作，加强新生儿护理，提倡母乳喂养，做好卫生宣传教育工作。

22. 何谓新生儿呼吸窘迫综合征？

答：又称新生儿肺透明膜病，是指出生后不久婴儿出现进行性、加重性的呼吸困难、青紫、呼吸衰竭。多见于早产儿，病死率高。

23. 新生儿呼吸窘迫综合征的临床表现有哪些？

答：多数患儿常在出生后 12 小时内出现症状。发病常以呼吸加快，进行性呼吸困难，伴有呼气性呻吟，呼吸节律不整，呼吸暂停，吸气时出现三凹征，面色青灰、苍白或全身发绀，四肢肌张力减低，症状不断加重。

24. 新生儿呼吸窘迫综合征应与哪些疾病相鉴别？

答：应与 B 族溶血性链球菌感染、湿肺、肺膨胀不全、胎粪吸入综合征相鉴别。

25. 何谓新生儿坏死性小肠结肠炎？

答：以腹胀、呕吐、便血为主要特征，腹部 X 线摄片为肠道充气，部分肠壁囊样积气为特点，病理改变为小肠、结肠坏死。

26. 新生儿坏死性小肠结肠炎的发病原因是什么？

答：与缺氧、缺血、饮食、感染有关。

27. 新生儿坏死性小肠结肠炎应与哪些疾病相鉴别？

答：应与新生儿出血症、功能性肠麻痹相鉴别。

28. 小儿营养不良分几度？

答：分三度。

（1）一度：体重较正常减少 15%~25%，腹部及躯干部皮下脂肪变薄。

（2）二度：体重比正常减少 25%~40%，身长也低于正常。

（3）三度：体重较正常减少 40% 以上，身长低，发育明显迟缓。

29. 如何预防维生素 A 缺乏症？

答：提倡母乳喂养。及时添加辅食，特别是人工喂养小儿，更应供给含维生素丰富的食物。积极治疗慢性消耗性疾病。孕妇多食含胡萝卜素的食物。

30. 什么是维生素 C 缺乏症？

答：是长期缺乏维生素 C 所致的全身性营养性疾病，主要表现为骨骼症状及出血倾向，多见于缺乏青菜、水果的地方，牧区或工业化城市。6~15 个月婴儿较多见。

31. 如何治疗维生素 C 缺乏症？

答：轻症患儿应大量口服维生素 C，婴儿 200~300mg/ 日，儿童 300~500mg/ 日，重症者可与 10% 葡萄糖溶液稀释后静脉点滴，1~3 天后改为口服。一般用药 2~3 天后疼痛就可减轻，4~5 天后下肢即可活动。但毛细血管脆性及骨骼病变恢复则需较长时间。

32. 什么是维生素 D 缺乏性佝偻病？

答：是婴儿时期较常见的慢性营养不良性疾病，是以因维生素 D 缺乏而引起的钙、磷代谢失常，钙盐不能正常沉着在骨骼生长部位，而发生的骨骼系统改变为主的全身性疾病。

33. 维生素 D 缺乏性佝偻病应与哪些疾病相鉴别？

答：应与呆小病、脑积水、软骨营养不良相鉴别。

34. 长期大量应用维生素 D 治疗时应观察哪些中毒症？

答：如出现食欲不振，苍白乏力，恶心、呕吐，腹泻或便秘，以及多饮多尿，烦躁等，应及时与医师联系，立即停用维生素 D。

35. 如何预防维生素 D 缺乏性佝偻病？

答：饮食要富含维生素 D 及钙，以防止先天性佝偻病。提倡母乳喂养，乳母亦应进富含维生素 D 的饮食。婴儿及时补充维生素 D，充分利用日光，夏、秋季节孕妇期应多晒太阳，经常日光浴于户外。

36. 何谓维生素 D 缺乏性手足搐搦症？

答：主要是由于维生素 D 缺乏，以致血清钙过低，神经肌肉兴奋性增强而出现惊厥和手足搐搦、喉痉挛等症状。

37. 手足搐搦症的临床表现有哪些？

答：早期睡眠不安，易惊，哭闹，多汗等，无发热，可突然发生惊厥，发作时知觉丧失，双目上翻。小的婴儿仅有面肌的抽动，继之四肢抽动，时发时停，每次数秒至 20~30 分钟，一日可数次到数十次，呼吸不规则，大、小便失禁。

38. 何谓维生素 B_1 缺乏症？

答，由于维生素 B_1 缺乏引起的以消化、神经和循环系统的症状为主要表现的疾病。

39. 何谓婴儿腹泻？

答：为婴幼儿时期常见病之一，多发生于 2 岁以下，1 岁以内占多数。常见于夏、秋季节，以腹泻和呕吐为主要临床表现，严重者可引起水、电解质紊乱。

40. 婴儿腹泻分几种？

答：分三种：急性腹泻、迁延性腹泻、慢性腹泻。

41. 如何预防婴儿腹泻？

答：（1）合理喂养。

（2）注意饮食卫生。

（3）托幼机构有腹泻流行时，注意隔离患者。

（4）注意气候变化，及时增减衣服，防止腹部受凉。

（5）避免滥用抗生素和磺胺药物。

42. 婴儿腹泻应与哪些疾病相鉴别？

答：应与生理性腹泻、细菌性痢疾、坏死性肠炎相鉴别。

43. 何谓急性坏死性肠炎？

答：是小肠的急性出血坏死性炎症，其临床特点是发病急骤，主要表现为腹痛、呕吐、腹胀、腹泻、便血和毒血症等,严重者常出现中毒性休克,病死率高。

44. 何谓急性上呼吸道感染?

答:是指鼻、鼻窦、咽喉部感染。感染向下蔓延可引起气管、支气管炎或肺炎。婴幼儿上呼吸道感染时,全身症状重而局部症状并不显著,部分小儿可引起高热惊厥。

45. 如何预防上呼吸道感染?

答:(1)增强体质,加强体育锻炼和户外活动。

(2)加强护理,合理喂养,及时添加辅食,防止营养不良、贫血和佝偻病。

(3)注意隔离,保持室内空气新鲜。

(4)空气消毒,用食醋熏蒸。

46. 何谓急性支气管炎?

答:是支气管黏膜的炎症。常继发于上呼吸道感染,婴幼儿时期发病较高,而且症状较重,往往是某些急性传染病如麻疹、百日咳、白喉、伤寒的常见合并症。

47. 小儿肺炎并发心力衰竭的表现有哪些?

答:呼吸困难突然加重,烦躁不安,面色苍白或发绀,心率增快,心音低钝,肝脏在短期内显著增大,颜面、四肢浮肿,肺部湿啰音增多,严重者可出现奔马律。

48. 小儿肺炎有哪些并发症?

答:可并发脓胸、脓气胸、肺大疱、中毒性脑病、中毒性心肌炎、中毒性肝炎等。

49. 小儿肺炎如何进行病情观察?

答:(1)及时准确测量体温、脉搏、呼吸。

(2)观察精神状态。

(3)观察咳嗽和痰液的性质。

(4)观察呼吸困难及缺氧程度。

(5)观察心力衰竭与肺水肿。

(6)观察皮肤、黏膜有无出血倾向。

(7)观察药物反应。

50. 小儿肺炎根据病原体分类有哪些?

答:分病毒性肺炎、细菌性肺炎、真菌性肺炎、支原体肺炎、原虫性肺炎、立克次氏肺炎、过敏性肺炎等。

51. 小儿肺炎应与哪些疾病相鉴别?

答:应与支气管炎、支气管异物、肺结核等相鉴别。

52. 小儿临床常见的先天性心脏病有几种?

答:有室间隔缺损、房间隔缺损、动脉导管未闭、法洛氏四联症、肺动脉瓣狭窄。

53. 什么是克山病？

答：克山病是一种以心肌病变为主的地方性疾病。1955 年冬在黑龙江省克山县首次暴发流行，故命名为克山病。

54. 什么是心瓣膜弹力纤维增生症？

答：又名心内膜硬化症。多见于婴幼儿。早期发生心力衰竭，病死率高。其主要病理改变为心内膜下弹力纤维及胶原纤维增生，病变以左室为主。

55. 何谓急性肾炎？

答：又名急性肾小球肾炎，是一组急性起病，不同原因所致的感染后免疫反应引起的弥漫性肾小球炎性病变。临床上以水肿、尿少、血尿及高血压为主要表现。

56. 急性肾炎的主要临床表现是什么？

答：以水肿、尿少、血尿及高血压为主要表现。

57. 急性肾炎并发高血压脑病的典型症状是什么？

答：血压上升后，患儿诉头痛、恶心、呕吐、眼花或一过性失明，严重者突然出现惊厥、昏迷。

58. 急性肾炎应与哪些疾病相鉴别？

答：应与急进性肾炎、病毒性肾炎、慢性肾炎急性发作、泌尿道感染、紫癜性肾炎、遗传性家族性肾炎相鉴别。

59. 急性肾炎患儿的饮食应注意哪些？

答：发病初期因肾小球滤过功能减退，尿量减少，水、盐、蛋白质均应适当限制。可给高糖、高维生素饮食，以减轻肾脏负担，减少氮质血症。待水肿消退血压正常后可从低盐逐渐过渡到正常饮食。

60. 急性肾炎严重水肿时如何进行皮肤护理？

答：严重水肿时皮肤抵抗力较差，容易擦破继发感染或发生压疮，经常更换体位。床铺清洁、平整、干燥，应保持患儿皮肤清洁，被服柔软，以防发生压疮。

61. 肾病综合征的临床特征是什么？

答：全身明显浮肿、大量蛋白尿、低蛋白血症和高胆固醇血症。

62. 肾病综合征常发生哪些并发症？

答：常继发感染、电解质紊乱、溃疡病或上消化道出血，血栓形成等并发症。

63. 肾病综合征的治疗应本着什么原则？

答：应鼓励患儿树立战胜疾病的信心，合理安排生活制度，如浮肿严重，应卧床休息。保证营养供应，给予无盐或低盐高蛋白饮食。经治疗，开始利尿即应补充钠、氯、钾、钙等电解质，以免发生电解质紊乱。及时纠正低蛋白血症，预防或积极治疗感染，并采取中西医结合的综合疗法。

64. 溶血－尿毒综合征的主要临床特点是什么？

答：急性溶血性贫血、急性肾功能衰竭及血小板减少。

65. 诊断小儿贫血的标准是什么?

答：是指末梢血液中单位容积内红细胞数、血红蛋白量以及红细胞压积低于正常，或其中一项明显低于正常。临床上多以红细胞数和血红蛋白量作为衡量有无贫血的标准。

66. 小儿贫血分为几度?

答：（1）轻度：血红蛋白 90~120g/l，红细胞 300~400 万 / 立方毫米。

（2）中度：血红蛋白 60~90g/l，红细胞 200~300 万 / 立方毫米。

（3）重度：血红蛋白 30~60g/l，红细胞 100~200 万 / 立方毫米。

（4）极重度：血红蛋白不到 30g/l，红细胞不到 100 万 / 立方毫米。

67. 为什么婴幼儿容易发生缺铁性贫血?

答：因为婴幼儿先天储铁不足，生长发育过快，饮食中铁入量不足、丢失或消耗过多。

68. 大细胞性贫血应与哪些疾病相鉴别?

答：与大脑发育不全、红白血病的红血病期、维生素 B_6 缺乏症、婴儿手足搐搦症、血小板减少性紫癜、再生障碍性贫血、营养性混合性贫血、非营养性大细胞性贫血、脑炎或脑膜炎后遗症等相鉴别。

69. 什么是化脓性脑膜炎?

答：小儿尤其是婴幼儿时期常见的由各种化脓菌导致的脑膜炎症。

70. 化脓性脑膜炎的临床表现有哪些?

答：起病急，有发热、呕吐、烦躁或嗜睡，严重者可有惊厥与昏迷症状。

71. 化脓性脑膜炎的脑脊液变化如何?

答：压力增高，外观浑浊或脓样，细胞数明显增加，多在 1000/ 立方毫米以上，可高达数万，以多核白细胞为主。糖含量减低，蛋白含量增高。涂片和培养可找到病原菌。

72. 化脓性脑膜炎常见的并发症有哪些?

答：有硬膜下积液、脑积水、脑脓肿。

73. 如何预防化脓性脑膜炎?

答：保持室内空气新鲜，阳光充足。多做户外活动，加强身体锻炼，增强身体抵抗力。防止受凉、感冒，天气寒冷时外出要戴口罩，不到人群集中场所游玩，以免交叉感染。积极治疗上呼吸道感染、肺炎、中耳炎及脓疱疮，预防发生此病。

74. 何谓过敏性紫癜?

答：是由于某些过敏因素引起的变态反应性疾病临床表现为皮肤紫癜、关节肿痛、腹痛、便血及肾脏病变等。任何年龄均可发病。而 4 岁以上小儿多见。

75. 过敏性紫癜的主要临床表现是什么?

答：皮肤紫癜、关节肿痛、腹痛、便血及血尿等症状。

76. 什么是尿崩症?

答:是小儿时期一种较常见的内分泌性疾病,系由垂体分泌抗利尿激素不足所致。临床上以多尿、多饮为突出表现。

77. 小儿结核性脑膜炎的病程分几期?

答:根据临床表现,病程分三期,即前驱期(早期)、脑膜刺激期(中期)、昏迷期(晚期)。

78. 小儿结核性脑膜炎可留有哪些后遗症?

答,轻者面瘫,重者记忆力减退,耳聋、失明、癫痫、智力减退、耳聋失语、甚至脑性瘫痪。

79. 结核性脑膜炎的治愈标准是什么?

答:(1)临床症状消失。

(2)脑脊液正常。

(3)疗程结束后两年无复发者可认为治愈,但仍继续随访 4~5 年。

80. 什么是先天性愚型?

答:又称 21- 三体综合征,是人类首先被描述的染色体畸形,也是最常见的染色体疾病,以智力落后为主要表现。患儿具有特殊面容并伴有其他畸形。发病率在出生婴儿中为 1.45%。

81. 先天愚型临床表现是什么?

答:表现为智力发育障碍,肌张力低下及特殊面容。

82. 什么是幼儿急疹?

答:幼儿急疹又称婴儿玫瑰疹,是婴幼儿时期一种常见的出疹性疾病。临床特点是发热 3~5 天,热退后全身出现红疹,并迅速消退。

83. 小儿常见的寄生虫疾病有哪些?

答:以蛔虫病、蛲虫病、钩虫病、绦虫病及肝吸虫病为多见。

84. 蛔虫病引起的并发症有哪些?

答:有胆道蛔虫、蛔虫性肠梗阻、蛔虫性腹膜炎。

85. 如何预防蛔虫病?

答:(1)搞好环境卫生,加强粪便管理,做好无害化处理,保护好水源。

(2)做好防治宣传工作,养成良好的卫生习惯,饭前便后要洗手,不随地大、小便。

(3)在托幼机构及小学中按时进行驱蛔治疗,彻底消灭传染源。

86. 什么是蛲虫病?

答:蛲虫寄生于人体所致的一种寄生虫病,临床上以肛门、会阴部瘙痒及睡眠不安为特征。

87. 如何预防蛲虫病?

答:(1)加强卫生宣传教育,勤剪指甲,纠正吸吮手指的习惯,饭前便后要洗手，夜间穿封裆裤睡觉，勤换内裤和床单。

（2）托幼机构中桌椅、玩具应经常洗刷消毒，被褥常晒。

（3）托幼机构中应普查普治，发现患儿及时治疗、隔离，以防交叉感染。

88. 什么是钩虫病？

答：是由十二指肠钩虫或美洲钩虫引起的常见寄生虫病。临床上以贫血、营养不良、胃肠功能紊乱为主要表现，严重者可致发育障碍及心功能不全。

89. 什么是绦虫病？

答：是各种绦虫所致的寄生虫病。绦虫种类甚多，但主要寄生于人体的是猪肉绦虫和牛肉绦虫的成虫。

90. 什么是小儿遗尿症？

答：小儿生后 5~6 个月时，排尿逐渐形成条件反射。到 1 岁末可有效地训练对排尿的控制，2~3 岁时大多数小儿已能控制排尿。若 4~5 岁以后仍不能控制排尿，称为遗尿症。

91. 小儿常见的口腔炎有哪几种？

答：有鹅口疮、溃疡性口腔炎、卡他性口腔炎、疱疹性口腔炎。

92. 发热对小儿有哪些危害？

答：（1）高热使各种营养代谢增加，体温每升高 1℃，基础代谢增高 13%。

（2）氧消耗增加，心血管负担加重。

（3）高热可使脑皮质过度兴奋，或脑皮质过度抑制。

（4）高热时消化道分泌物减少，出现食欲不振。

（5）持续高热可使人体防御感染的能力降低，影响小儿健康。

93. 如何护理发热患儿？

答：（1）卧床休息。

（2）高热 39℃ 以上者给予物理或药物降温。

（3）密切观察体温变化。

（4）给以易消化、高热量、高维生素的饮食及足够的水分。

（5）加强口腔护理。

（6）观察病情变化，发现异常及时报告医生。

94. 小儿腹痛有哪些特点？

答：（1）年龄越小症状越不典型。

（2）年龄愈小愈不能准确地表达腹痛的性质和部位。

（3）查体时多不合作及腹肌紧张等，均给诊断造成一定的困难。

（4）起病可急可缓，多数较急且病情变化较快。

（5）病情越重，症状越加模糊不清，往往难以区分是内科疾病还是外科急腹症。

95. 何谓小儿惊厥？

答：亦称抽风或惊风，是小儿时期较常见的急症。它不是一个独立的疾病，而是一种症候群。发生率较高，可发生于小儿各年龄期，但以婴儿为最多见。

96. 小儿惊厥的急救措施是什么？

答：（1）保持安静，侧卧位，保持呼吸道通畅。

（2）用拇指按压人中穴或针刺。

（3）给予止痉：选用有效的镇静剂、解痉剂。

（4）发绀者给予氧吸入。

（5）注意安全，防止外伤。

（6）高热者给予降温措施。

第八章　五官科基础知识

1. 眼球内容物主要有哪些？其特点如何？

答：有房水、晶状体、玻璃体。其共同特点是透明、无血管。

2. 视网膜有何生理功能？

答：光觉、视觉、形觉。

3. 结膜分几部分？

答：睑结膜、球结膜、穹窿结膜。

4. 角膜由哪几层组成？

答：①上皮细胞层；②前弹力层；③基质层；④后弹力层；⑤内皮细胞层。

5. 角膜为什么是透明的？

答：（1）无血管，无色素。

（2）纤维排列整齐。

（3）表面光滑，含水量和曲折率恒定。

6. 睫状体有何主要生理功能？

答：（1）分泌房水。

（2）调节晶体的屈光力。

7. 患者右眼向内偏斜提示哪条神经受障碍？

答：支配外直肌的外展神经受障碍。

8. 房水的全量有多少？有何生理功能？

答：0.25~0.3ml。生理功能：①营养角膜、晶状体及玻璃体。②维特眼内压。

9. 视觉是怎样产生的？

答：视网膜感受外界物体光线的刺激，引起神经冲动，经视路传至大脑皮层的视中枢而产生视觉。

10. 色觉是怎样产生的？

答：视网膜锥细胞含有三种不同的感光色素（红、绿、蓝），各吸收不同波长的光线而发生色觉。

11. 什么是色盲？

答：由于视网膜的锥体内感光色素异常或不全所出现的色觉紊乱。

12. 何谓弱视？

答：眼球内外检查未见器质性病变而视力不能矫正到正常者为弱视。

13. 何谓直接反射和间接反射？

答：光照射瞳孔，引起被照眼的瞳孔缩小为直接反射，照射一眼引起另一眼瞳孔缩小为间接反射。

14. 眼的屈光系统包括哪些内容？

答：角膜、房水、晶状体、玻璃体。

15. 什么是屈光不正？

答：由于眼的屈光力与眼轴不相适应，平行光线经眼屈折后，不能在视网膜上正确地结成焦点称为屈光不正。

16. 何谓屈光参差？

答：两眼屈光度差在 2D 以上者为屈光参差。

17. 近视眼、远视眼各应佩戴什么镜片矫正视力？

答：近视眼佩戴凹透镜片，远视眼佩戴凸透镜片。

18. 正常眼压是多少？病理值是多少？

答：正常眼压为 10~21 毫米汞柱。病理值 >24 毫米汞柱。

19. 房水流畅系数正常值及病理值各多少？

答：正常值为 0.19~0.65，病理值 <0.12。

20. 饮水试验正常值、病理值各多少？

答：正常值：饮水前后眼压相差 6 毫米汞柱，病理值大于 8 毫米汞柱。

21. 青光眼常用的激发试验有哪几种？

答：饮水试验、暗室试验、散瞳试验。

22. 说明下列符号表示什么？

答：PD– 视乳头；KP– 角膜后沉着物；V– 视力；V=FC/50 厘米（视力 = 指数 /50 厘米）；V=HM/20 厘米（视力 = 手动 /20 厘米）；LP– 光感。

23. 角膜炎有哪些自觉症状？

答：疼痛、畏光、流泪、视力下降。

24. 如何诊断角膜白斑？

答：（1）无刺激症状。

（2）非进行性。

（3）边界清楚。

（4）荧光素不着色。

25. 老年性白内障分几期？哪一期为最佳手术期？

答：分初发期、未成熟期、成熟期、过熟期。成熟期为最佳手术期。

26. 虹膜睫状体炎的主要症状有哪些？

答：眼痛、头痛、畏光、流泪，视力减退。检查：瞳孔缩小、睫状充血、角膜后沉着物，前房水浑浊、虹膜肿胀并纹理消失。

27. 虹膜炎的患者为什么角膜后有 KP？

答：由于虹膜睫状体血管扩张及渗透性增强，血浆中的蛋白、炎症细胞渗入前房，大量白细胞及色素随房水对流而沉在角膜内层。

28. 急性虹膜睫状体炎为什么要散瞳？

答：（1）防止虹膜后粘连，减少青光眼和瞳孔闭锁的可能。

（2）解除虹膜括约肌和睫状肌痉挛，减轻刺激症状。

（3）减轻虹膜肿胀，有利于病情恢复。

29. 慢性泪囊炎诊断依据是什么？

答：冲洗泪道脓液从上泪点流出。

30. 原发性青光眼如何分类？

答：①闭角型青光眼；②开角型青光眼。

31. 急性闭角型青光眼的治疗原则是什么？

答：①缩瞳；②碳酸酐酶抑制剂；③高渗脱水降压；④眼压下降后手术。

32. 青光眼患者为什么不能大量饮水？

答：大量饮水可增加眼内血容量，房水产生量增加，可致眼压增高。

33. 急性闭角型青光眼发作期有哪些症状？

答：（1）眼剧烈胀痛，同侧头痛，恶心、呕吐，视力高度减退。

（2）眼部混合充血。

（3）角膜水肿。

（4）前房极浅。

（5）瞳孔散大。

（6）眼压升高。

34 沙眼的病原体是什么？

答：衣原体。

35. 视网膜脱离患者在5点处一大裂孔行巩膜缩短术，应给予何卧位？

答：应给予半卧位。

36. 内眼手术前在护理方面应注意什么？

答：（1）注意结膜囊是否有充血及分泌物。

（2）训练患者卧床生活。

（3）鼓励患者控制咳嗽、打喷嚏，以防止眼内出血、伤口裂开及眼内容脱出。

37. 泪道冲洗的目的是什么？

答：（1）检查泪道无狭窄及阻塞。

（2）清除泪囊内积存的分泌物，注入药液治疗慢性泪囊炎。

（3）内眼手术前准备。

38. 洗眼的目的是什么？

答：（1）冲洗结膜囊内异物及分泌物，有清洁、杀菌作用。

（2）眼部化学灼伤时，冲洗及中和化学物质。

（3）眼部手术前清洁、消毒。

39. 眼部热敷的适应证有哪些?

答:眼睑急性炎症、角膜炎、巩膜炎、葡萄膜炎。

40. 球结膜下注射药物的目的是什么?

答:使药物直接作用于眼部,易进入房水和眼内组织,收效迅速,且使局部较长时间保持药效。

41. 球后注射的目的是什么?

答:(1)将药物注入球后,使药物在眼球后段直接发生作用。

(2)内眼手术时,需阻滞睫后神经节,球后注射进行麻醉。

42. 角膜异物取出术应注意那些事?

答:(1)操作要准确,尽量避免损伤健康角膜。

(2)严格无菌操作,取异物前冲洗结膜囊。

(3)术后滴用抗生素眼药。

43. 毛果芸香碱用于哪种眼病?作用机制如何?

答:毛果芸香碱用于原发性青光眼,使瞳孔括约肌和睫状肌兴奋,使瞳孔缩小,房角开大,降低眼压。

44. 醋氮酰胺有什么副作用?

答:颜面及四肢麻木,恶心,食欲减退,头晕,头痛,嗜睡,口渴,多尿等。

45. 滴毒性强的药物(如阿托品)应注意什么?

答:注意压迫泪囊 2~3 分钟,防止药液经泪囊至鼻腔吸收而引起全身中毒。

46. 鼻腔的生理功能主要有哪些?

答:主要有呼吸、嗅觉、共鸣等功能。

47. 哪个副鼻窦最易感染?为什么?

答:上颌窦。因为上颌窦窦腔较大,位置较低,而窦口较高,引流条件差,易积脓。

48. 鼻疖肿如果挤压易导致什么严重后果?为什么?

答:易导致海绵窦感染或其他严重颅内并发症,因为头面部静脉无静脉瓣,血液可向心或离心流动,挤压后细菌可沿上唇静脉、面静脉、内眦静脉进入海绵窦,引起海绵窦或其他严重颅内感染。

49. 鼻咽癌的典型症状有哪些?

答:不明原因的颈部肿块,鼻涕带血,一侧咽鼓管闭塞,引起非化脓性中耳炎,患侧头痛、耳鸣、听力下降。

50. 鼻咽癌侵犯或累及三叉神经、滑车神经、外展神经、动眼神经、舌咽神经各出现什么症状?

答:侵犯三叉神经时,可出现头痛、面部麻木;侵犯动眼、外展、滑车神经时,可出现复视、睑下垂、眼球运动受限或固定;侵犯舌咽神经时出现软腭麻痹,吞咽困难。

51. 急性颌窦炎的特点是什么？

答：鼻塞，多脓涕，前颌头痛，晨起重，午后轻。

52. 上颌窦穿刺在什么部位？

答：下鼻道外侧壁，距下鼻甲前端约 1~1.5 厘米处。

53. 滴鼻的最佳体位是什么位？

答：仰卧垂头位。

54. 鼻部手术后给什么卧位？

答：半卧位。

55. 咽的生理功能有哪些？

答：中耳气压和扁桃体的免疫功能。

56. 婴幼儿咽鼓管的解剖特点是什么？

答：婴幼儿咽鼓管较短，管腔较宽，位置较水平。

57. 急性扁桃体炎的主要致病菌是什么？

答：乙型溶血性链球菌。

57. 治疗急性扁桃体炎的首选药物是什么？

答：治疗急性扁桃体炎的首选药物是青霉素。

58. 全麻扁桃体切除术后的患儿，未清醒前应警惕什么并发症？

答：伤口出血。

59. 食管异物最严重的并发症是什么？

答：损伤大血管引起致死性出血。

60. 小儿喉部解剖特点有哪些？

答：（1）喉的位置较成人高。

（2）喉软骨较成人软。

（3）喉黏膜下组织疏松，淋巴较丰富，易发生水肿。

（4）喉腔、声门狭小，易引起呼吸困难。

（5）声带较成人短，故儿童音调较高。

（6）咳嗽功能反射不良，易发生气管异物。

61. 喉阻塞的症状特点是什么？

答：（1）吸气性呼吸困难。

（2）吸气性喉鸣。

（3）吸气性软组织凹陷。

（4）声嘶。

62. 喉梗死时呼吸困难出现哪三凹症？

答：胸骨上凹、锁骨上凹及肋间组织。

63. 喉梗死常见哪些原因？

答：炎症、肿瘤、异物、喉外伤、血管神经性水肿、双侧声带麻痹、喉软骨软化病等。

64. 气管切开的适应证是什么?

答:(1)喉阻塞:如喉部炎症、外伤、异物等。

(2)下呼吸道分泌物潴留。

(3)预防性气管切开:作某些口腔颌面、咽喉手术的患者,破伤风患者为预防喉痉挛引起窒息。

(4)取气管异物有窒息危险者。

65. 安静时也有轻度吸气性呼吸困难,活动时加重,你认为是几度呼吸困难?护理方面应怎样处理?

答:为喉阻塞Ⅱ度呼吸困难。护理应严密观察呼吸困难的程度,必要时给予吸氧。

66. 急性喉炎的治疗原则是什么?

答:使用抗生素、激素,吸氧,必要时气管切开,严禁用吗啡药物。

67. 喉挫伤有哪些症状?

答:①喉部痛疼,颈活动受限;②出血;③声嘶;④皮下气肿;⑤吞咽困难;⑥呼吸困难;⑦休克。

68. 中耳包括哪几部分?

答:鼓室、咽鼓管、鼓窦、乳突四部分。

69. 咽鼓管开口于哪里?主要生理功能是什么?

答:开口于鼓室前壁。功能:保持中耳内外气压平衡,有排液功能,将中耳腔内液体随时排至鼻咽部。

70. 小儿为什么易发生中耳炎?

答:(1)小儿咽鼓管与鼓室之间的角度接近水平,咽鼓管短,峡部宽。

(2)儿童期咽扁桃体大,易阻塞咽鼓管开口,使鼓室换气不良形成负压,故易发生炎症。

71. 慢性单纯性中耳炎的特点是什么?

答:分泌物呈黏脓性,无臭味,穿孔在紧张部。

72. 骨疡型中耳炎的临床特点是什么?

答:分泌物呈脓性,量较少,常带臭味,鼓室内部常有肉芽,穿孔为边缘性。

73. 胆脂瘤性中耳炎的临床特点是什么?

答:分泌物较少有特殊臭味,鼓膜穿孔多在松弛部。

74. 慢性中耳炎多呈什么性的耳聋?

答:多呈传导性耳聋。

75. 急性非化脓性中耳炎最关键的治疗是什么?

答:麻黄素滴鼻。

76. 鼻出血患者，行后鼻孔填塞止血，突然有一侧耳痛，听力减弱，最可能是什么原因？

答：是因咽鼓管阻塞，中耳感染。

77. 右侧颞叶沟回疝主要症状是什么？

答：患者突然昏迷，右侧瞳孔散大，光反应消失，左侧肢体瘫痪。

78. 鼓膜穿刺的注意事项有哪些？

答：（1）注意无菌操作，避免感染。

（2）穿刺部位不宜太高或过深，进针不宜超过 2 毫米，以免损伤迷路。

（3）抽出积液后向鼓室内注入糜蛋白酶 1 毫升，防止中耳粘连。

79. 咽鼓管吹张有哪些禁忌证？

答：（1）上呼吸道有急性炎症。

（2）鼻腔分泌物未清除。

（3）鼻咽部有脓性分泌物。

（4）鼻出血。

80. 乳牙有几枚，何时萌出？

答：乳牙 20 枚。生后 6~8 个月开始萌出，2~2.5 岁出齐。

81. 恒牙有几枚，何时萌出？

答：恒牙 28~32 枚。6~13 岁萌出，逐渐替代乳牙。

82. 恒牙各什么名称？

答：中切牙，侧切牙，尖牙，第一双尖牙，第二双尖牙，第一磨牙，第二磨牙，第三磨牙。

83. 牙体包括哪几部分？

答：包括牙釉质、牙本质、牙骨质、牙髓。

84. 牙周包括哪几部分？

答：包括牙周膜、牙槽、牙龈。

85. 三对大涎腺各何名称，在什么位置？

答：（1）腮腺，位于外耳前方。

（2）颌下腺，位于颌下三角内。

（3）舌下腺，位于口底，舌系带两侧。

86. 三大涎腺各开口于哪里？

答：腮腺开口于上颌第二磨牙相对的颊黏膜上；颌下腺开口于舌系带两侧的肉；舌下腺开口于颌下腺导管或舌下皱壁上。

87. 提颌肌群包括哪些？

答：包括咬肌、颞肌、翼内肌。

88. 降颌肌群包括哪些？

答：包括二腹肌、颏舌骨肌、下颌舌骨肌。

89. 颌内、外动脉来自何动脉?

答: 来自颈外动脉。

90. 三叉神经是第几对颅神经? 分哪三支?

答: 是第五对颅神经, 分眼支、上颌支、下颌支。

91. 何谓牙本质过敏?

答: 指牙齿受到温度、化学和机械等刺激时感到酸痛的一种症状。刺激去除后, 症状立即消失, 探针在牙面可找到过敏点。

92. 什么是智齿冠周炎?

答: 是指阻生智齿的牙冠周围软组织炎症。

93. 何谓龋齿?

答: 是牙齿组织逐渐破坏消失的一种疾病, 使牙齿缺损、疼痛, 并引起牙槽颌骨的炎症。

94. 龋齿早期治疗的意义是什么?

答: 停止龋齿的发展, 组织破坏少, 治疗简单、效果好、患者痛苦小。

95. 急性牙髓炎疼痛有何特点?

答: (1) 剧烈的自发性阵发性痛。

(2) 疼痛常在夜间加重。

(3) 温度刺激患牙疼痛加剧。

(4) 疼痛有放射性, 患者往往不能准确指示疼痛的部位。

96. 急性牙髓炎止痛的首选方法是什么?

答: 牙髓减压引流。

97. 颌骨骨折的主要临床症状是什么?

答: 主要是咬合关系错乱。

98. 口腔、颌面部损伤有何并发症?

答: (1) 易并发颅脑损伤。

(2) 易发生窒息。

(3) 易出血。

(4) 易感染。

(5) 严重的功能障碍和颜面畸形。

99. 颌面部损伤的急救原则是什么?

答: (1) 防止窒息。

(2) 止血。

(3) 抗休克。

(4) 合并颅脑损伤者严密观察患者神志、脉搏、血压及瞳孔、肢体变化, 有颅内高压者给高渗剂脱水降压。

(5) 防止感染。

100. 下颌骨折分哪几类?

答:(1)正中颏部骨折。

(2)颏孔区骨折。

(3)下颌角部骨折。

(4)髁突骨折。

101. 牙周病包括那些病变?

答:牙周炎、咬合创伤、牙周变性、牙周萎缩。

102. 治疗龋病的有效方法及步骤如何?

答:有效的方法是填充术。步骤是:制洞,消毒,充填。

103. 人体缺乏维生素 B_2 时,口腔有什么表现?

答:易发生口角炎。两口角对称性糜烂,唇炎,唇色红,干燥,刺痛,垂直裂口或出血。

104. 拔牙的适应证有哪些?

答:(1)一切不可修复的病牙。

(2)因外力损伤的牙,已不可能治疗修复者。

(3)骨折线上的牙,妨碍骨折愈合者。

(4)已不能萌出而又反复感染的智齿。

(5)排列不齐,影响生理功能,妨碍义齿修复的移位牙或多生牙。

(6)滞留的乳牙妨碍恒牙萌出者。

(7)疑为某些疾病的病源牙。

105. 拔牙的禁忌证有哪些?

答:(1)急性传染病。

(2)血液病。

(3)心血管疾病。

(4)有严重的肝肾疾患或糖尿病。

(5)内分泌功能异常。

(6)妇女月经期或妊娠期。

(7)口腔、颌骨严重肿瘤病。

(8)口腔内患急性炎症和溃疡者。

106. 拔牙常出现的并发症是什么?

答:出血,感染。

107. 上颌双尖牙、磨牙拔除时麻醉哪条神经? 注射部位在何处?

答:麻醉腭前神经。注射腭大孔,部位在上颌第二磨牙腭侧。

108. 常用的拔牙器械有哪些?

答:牙钳、牙挺、牙龈分设器、手术刀、骨膜分设器、骨凿、骨锤、骨锉、咬骨钳、刮匙、缝针、持针器及高速牙钻等。

第九章　传染病科基础知识

1. 传染病流行过程的三个基本环节是什么？

答：①传染源；②传播途径；③易感人群。

2. 何谓传染源？

答：传染源是指能排出病原体的人或动物，即传染病患者或带菌者，以及受感染的动物。

3. 何谓传播途径？

答：病原体由传染源排出后，侵入易感者所经过的途径。

4. 何谓易感人群？

答：是指对某种传染病缺乏免疫，容易感染此病的人群。

5. 何谓疾病的潜伏期？

答：致病微生物进入机体以后，不断繁殖并产生毒素，经过一段时间之后，才使受体出现致病症状。在致病微生物侵入机体后至出现症状以前的这段时间称潜伏期。

6. 肠道传染病主要包括哪几种？

答：肝炎、霍乱与副霍乱、脊髓灰质炎、伤寒与副伤寒、细菌性食物中毒、细菌性痢疾、阿米巴痢疾等。

7. 肝炎的类型是怎样划分的？

答：（1）按临床分类：急性黄疸型和无黄疸型肝炎、急性重症肝炎、亚急性重症肝炎、慢性迁延性肝炎、慢性活动性肝炎、淤胆型肝炎。

（2）按病原学分类：甲型肝炎、乙型肝炎、丙型肝炎、丁型肝炎和戊型肝炎。

8. 手、足、口病是什么病原体引起的，有哪些特点？

答：手、足、口病是柯萨奇病毒引起的皮肤黏膜病，主要侵犯儿童，秋季多见，以出现手、足及口腔内的水疱为其特点的病。水疱很小，边缘绕以红晕，症状很轻。疱疹一般在 5~10 天内愈合。

9. 急性黄疸型肝炎病程可分几期？

答：分三期：黄疸前期、黄疸期和恢复期。

10. 肝细胞性黄疸是怎样形成的？

答：主要因肝功能的严重损害使肝脏摄取、结合和排泄胆红素的能力降低所致。

11. 晚期肝硬化为什么会出现腹水？

答：主要因肝细胞合成白蛋白减少，致使血浆白蛋白明显减低。另外，肝内静脉窦充血或门脉高压，以及醛固酮增高导致水、钠潴留，也是造成腹水的重要原因。

12. 肝炎出现腹水为什么给注射维生素 K？

答：因为维生素 K 是肝内合成凝血酶原所必需的物质，能促进血浆凝固因子在肝内合成。

13. 引起肝昏迷的主要原因是什么？

答：大量肝细胞坏死时，肝细胞解毒功能降低，引起血氨及其他毒性物质潴留，使中枢神经系统中毒。

14. 小儿病毒性肝炎的特点是什么？

答：（1）发病急者较多，发热者较多。

（2）黄疸型者较多。

（3）秋、冬季发病者较多。

（4）病程短者较多。

（5）预后好者较多，彻底痊愈者较多。

15. 重症肝炎患者便秘为什么给以弱酸性溶液保留灌肠？

答：因弱酸性溶液能使肠腔内容物酸性化，以阻碍氨的吸收，并使血氨向肠腔内扩散，降低血氨，避免诱发肝昏迷。

16. 肝炎患者为什么食欲减退？

答：因为肝功能降低，胃液及消化酶的分泌减少，胆汁排泄受阻，而影响消化、吸收。

17. 肝硬化并门脉高压症出血患者的饮食如何掌握？

答：出血期应禁食。出血停止后逐渐给予菜汤、米汁、稀粥等，限制钠盐及高蛋白饮食的摄入。

18. 重症肝炎患者如何护理？

答：（1）按消化道隔离常规。肝昏迷者应按昏迷的前驱征象常规护理。

（2）卧床休息。可根据病情适当活动。

（3）给予营养充分的易消化、吸收的食物，多吃新鲜水果。少食多餐。

（4）严密观察大便颜色。注意有无并发症，如有出血、意识障碍、精神改变或昏迷情况，及时抢救。

（5）忌用损害肝脏的药物。

19. 对肝炎病毒有哪几种有效的灭毒方法？

答：（1）物理消毒法：高压蒸汽法、煮沸法、紫外线照射法。

（2）化学消毒法：漂白粉、氯胺、过氧乙酸。

20. 对肝炎病毒用何种消毒液最有效？

答：过氧乙酸消毒液最有效。一般常用浓度 0.2%~0.5%。过氧乙酸对病毒有较强的杀灭效果，因为它系一种强烈的氧化剂。

21. 脊髓灰质炎在临床上分几种类型？

答：隐性感染、顿挫型、无瘫痪型、瘫痪型。

22. 脊髓灰质炎瘫痪型的病程可分哪几期？

答：潜伏期、前驱期、瘫痪前期、瘫痪期、恢复期和后遗症期。

23. 脊髓灰质炎诊断要点是什么？

答：（1）注意发病季节。病前 2 周有无接触史，有无扁桃体手术史。

（2）病初有无上呼吸道感染或胃肠道症状或体温变化。有无全身肌肉疼痛，异常体位等，并查明瘫痪开始时日、麻痹出现顺序。

（3）全身及神经系统体检。

（4）化验白细胞计数及分类。

（5）用荧光抗体法检查早期血清中的抗原或抗体。

24. 脊髓灰质炎瘫痪期为什么出现呼吸障碍？

答：（1）延髓型麻痹引起吞咽困难，咽喉部分泌物潴留。

（2）呼吸肌瘫痪。

（3）呼吸中枢麻痹。

25. 脊髓灰质炎患者在什么情况下才能活动肢体？

答：体温恢复正常，麻痹停止进展，肢体疼痛消失后，即可开始被动运动、按摩及功能锻炼等。

26. 伤寒带菌者有哪几种？

答：主要有潜伏期带菌者、恢复期带菌者、慢性带菌者和健康带菌者。

27. 伤寒病的诊断依据有哪些特征？

答：流行季节，有无伤寒密切接触史、临床表现为持续发热、脾肿大、相对缓脉、玫瑰疹。白细胞计数减少，嗜酸性粒细胞减少或消失。血培养肥达氏反应阳性。

28. 伤寒应在何时留血培养及留大便培养标本？

答：（1）在起病第一周内留血培养，阳性率可达 85%。故此时留为宜。

（2）在发病第 2~3 周内留大便培养，阳性率可达 80%。故此时留为宜。

29. 伤寒患者为什么要用无渣饮食？

答：伤寒杆菌侵入小肠黏膜上皮细胞和黏膜下吞噬细胞中繁殖，经淋巴道进入回肠集合淋巴结，在病程第三周左右，肠壁淋巴结发生坏死。带骨、带刺的食物容易引起肠穿孔、肠出血等并发症。

30. 伤寒患者为什么要少吃易产气的食物？

.答：伤寒杆菌内毒素刺激迷走神经，使肠蠕动缓慢，肠壁张力降低，加之肠道消化功能低下，因此，必须少吃易产气的食物，以减轻腹胀。

31. 伤寒病的治愈标准是什么？

答：体温正常 2 周以上，临床症状消失，且无并发症或并发症基本痊愈。停抗生素药 3 天后作大便培养，间日一次，连续 3 次阴性。

32. 急性细菌性痢疾根据病情分为哪几型？

答：①普通型（典型）；②轻型（非典型）；③重型；④中毒型。

33. 急性非典型细菌性痢疾的诊断标准是什么？

答：急性发作之腹泻，每日大便在 3 次以上，连续 2 日。无脓血便，但有下述情况之一者，应诊断为急性非典型细菌性痢疾：①左下腹有明显压痛；②里急后重；③病前一周内有密切接触史；④大便培养痢疾杆菌阳性。

34. 急性细菌性痢疾为什么左下腹部有明显压痛？

答：痢疾杆菌侵入肠黏膜上皮后，可先在上皮细胞内繁殖，然后通过黏膜进入固有层进行繁殖，引起肠黏膜的炎症反应和固有层小血管循环障碍，导致上皮细胞变性或坏死，坏死上皮细胞脱落形成浅表溃疡，病变累及整个结肠，以乙状结肠为显著，因此左下腹有明显的压痛。

35. 护理中毒性痢疾应怎样观察病情？

答：（1）休克的观察：早期表现为面色苍白、四肢厥冷、脉搏快、呼吸急促、血压偏低。应严密观察收缩压及脉压，并注意尿量。

（2）呼吸衰竭及酸中毒：因脑循环障碍呼吸中毒缺氧可引起中枢性呼吸衰竭，应吸氧。

（3）体温：体温过高或过低均说明病情恶化。物理降温后注意反应，观察血压、呼吸、瞳孔变化。

（4）惊厥与抽搐：因高热及强烈刺激易引起发作。

（5）胃肠道症状：观察大便的量和性质

36. 阿米巴痢疾是怎样传播的？

答：阿米巴痢疾的传染源主要是慢性期患者或健康的带虫者。大便中的包囊通过污染水源或污染蔬菜，或通过包囊污染手指，以及通过苍蝇、蟑螂等途径污染食物而感染人群，播散疾病。

37. 阿米巴痢疾肠内并发症有哪几种？

答：①肠出血；②肠穿孔；③阑尾炎；④结肠肉芽肿与恶变。

38. 呼吸道传染病主要包括哪些疾病？

答：急性病毒性上呼吸道感染、流行性感冒、麻疹、水痘、流行性腮腺炎、猩红热、白喉、百日咳、流行性脑脊髓膜炎等。

39. 急性病毒性上呼吸道感染怎样预防？

答：（1）管理传染源，患者可在家庭作呼吸道隔离。

（2）切断传染途径：酌情戴口罩以减少传播，尽量少到公共场所。

（3）积极锻炼，提高身体抵抗力与对寒冷的适应能力，在气候多变与骤变时避免受凉。

40. 麻疹的隔离期需多少时间？

答：麻疹的隔离期为发疹后5天，有合并症者需延至发疹后10天。

41. 麻疹患儿突然退疹应考虑哪些方面的原因？

答：（1）因患儿出疹期出现心率增快，心音弱或奔马律。

（2）高热及腹泻，有脱水，酸中毒，血容量不足。

（3）因冷风刺激血管收缩而疹退。

（4）输液量和输液滴数没有控制。

（5）体温过高持续不退等原因都可突然退疹。

42. 麻疹患儿出现心力衰竭如何护理？

答：（1）严密观察脉搏、呼吸、血压的变化。

（2）控制输液滴数，每分钟10滴左右。

（3）绝对卧床，并取半坐位。

（4）给予高流量吸氧、湿化瓶中加入酒精。

（5）给予强心剂，并注意药物反应和疗效。

（6）给少油易消化的食物，少量多餐。

（7）室内保持安静，减少周围环境的刺激。

43. 麻疹皮疹与幼儿急疹在临床上怎样鉴别？

答：麻疹患儿口腔黏膜出现麻疹黏膜斑。皮肤之皮疹为红色斑丘疹，大小不等，高出皮肤表面，压之不褪色，疹间有正常皮肤。发疹顺序：耳后、颈、前额、面部、躯干、四肢，皮疹消退后，留有褐色素沉着及脱屑。幼儿急疹患儿起病急，高热，3至5天可骤降，体温至正常后周身皮肤出现红色玫瑰疹。2天后自行消退。

44. 水痘的诊断依据是什么？

答：（1）好发于冬春季，以10岁以下儿童多见，有水痘流行或接触水痘患者的历史。

（2）临床表现，全身症状轻微。皮疹在起病后当天即出现，呈向心性分布，有斑疹、丘疹、疱疹、浑浊和结痂的阶段性发展，以及在同一部位有各种不同发展阶段的皮疹，愈合无疤痕。

45. 水痘的皮疹特点是什么？

答：水痘的皮疹从颜面发际开始，渐延及躯干而达四肢，出现部位有一定顺序。躯干多，四肢少，初为大小不等的鲜红丘疹，24小时内形成疱疹，周围有红晕，形态呈椭圆形，2~5毫米大小，壁薄。

46. 水痘患儿如何进行护理？

答：（1）按传染病一般护理常规护理。

（2）呼吸道隔离。

（3）保持皮肤清洁，防止皮疹继发感染。衣服、床单及时更换。修剪指甲，注意手的卫生，幼小儿童可戴手套或用布将手包裹，以免用手搔抓皮肤引起感染。

（4）保持眼、口腔、外阴清洁。

47. 种痘禁忌证有哪几种情况？

答：（1）皮肤外伤感染不宜种痘，特别是患湿疹婴儿不宜种痘。

（2）发热及各种急、慢性疾病，如急性传染病，病愈未满2周者，心功能不全、肾炎、白血病、长期应用放射疗法、免疫抑制剂治疗，均应暂时缓种。

（3）孕妇不宜种痘。未成熟儿、体弱多病及过敏体质者，亦宜缓种痘。

48. 引起种痘并发症的原因有哪几类？

答：（1）感染性：最常见的如局部化脓性感染等。

（2）病毒性：如副痘、移植痘、全身痘、湿疹痘、坏疽痘。

（3）过敏性：如种痘后脑炎等

49. 什么叫副痘？

答：副痘多系痘苗毒力较大或局部擦伤所致。在种痘后 6~8 日，原发痘红晕范围内出现数个至数十个小痘疱，可自愈。

50. 什么叫移植痘？

答：移植痘是因护理不当，通过手或衣物将痘苗病毒移植到身体其他部位的皮肤或黏膜，发生与原发痘形态大小相似的痘疹。一般数目不多，全身症状不重。如移植在眼部，可发生痘苗性角膜炎，角膜可形成瘢痕，影响视力。

51. 何谓全身痘？

答：多由于人体产生免疫力迟缓，病毒通过血行播散所致。常见于年幼体弱的种痘原发反应者。在种痘后 6~14 日，全身出现稀疏的与原发痘相一致的痘疹，经过丘疹、疱疹、脓疱、结痂四个时期，病程发展较快，瘢痕不深，可伴全身症状。

52. 何谓湿疹痘？

答：湿疹痘为湿疹患者在种痘后，或其未种痘，但与新近种痘者密切接触后，而发生的痘苗病毒感染。在湿疹部位皮肤或邻近正常皮肤出现多数痘疱，常融合成片，容易继发感染。高热、全身中毒症状较重。

53. 流行性腮腺炎的临床表现有哪些？

答：（1）起病急、发热 38~40℃，个别正常。

（2）有耳后疼痛。以耳垂为中心，向前、后、下肿大，边缘不清。

（3）受累部位可单侧，或先单侧，以后双侧。

（4）导管口红肿，可有针尖大小出血点。

（5）腹痛最常见。

（6）揉压腮腺有清晰黏液或分泌物。

54. 流行性腮腺炎患者为什么禁忌酸性食物？

答：因为酸性食物能刺激唾液腺分泌增加，使疼痛加剧。

55. 流行性腮腺炎需隔离多长时间？

答：隔离期是自发病起算满 10 天，或腮肿基本消退，体温正常，无并发症者。

56. 何谓杨梅舌？

答：在病初舌面有白苔，舌乳头明显红肿，突出于白苔之外，舌尖及舌的边缘处最明显，称草莓舌；3~4 日后白苔脱落，舌面光滑呈牛肉色，乳头仍突出，称杨梅舌。

57. 何谓帕氏线？

答：在腋窝、肘窝、腹股沟等处皮疹压之不褪色，密集成线。因摩擦可致皮下出血，形成紫红色线条，即帕氏线。

58. 对接触猩红热患者的人应怎样观察？

答：（1）从最后一次接触起，观察 7 天，有咽峡炎者需治疗。

（2）防治猩红热的工作人员，应每月作咽拭子培养一次，发现带菌者应隔离治疗。

（3）有心、肺、肾疾患的易感儿童，可肌内注射长效西林 60 万单位一次。

59. 猩红热患儿何时解除隔离？

答：体温正常，咽痛消失，扁桃体无渗出物，作两次咽培养均无乙型溶血性链球菌，即可解除隔离。

60. 猩红热、麻疹、幼儿急疹、斑疹伤寒、伤寒等疾病出疹与发热的关系是怎样的？

答：猩红热发热第二天出疹，麻疹发热后第四天出疹，斑疹伤寒第五天出疹，伤寒发热后第六天出疹。幼儿急疹热退后出疹。

61. 白喉的假膜分布在什么部位？

答：白喉假膜最常见于咽部，假膜局限于一侧或两侧扁桃体上，也可局限于腭弓或悬雍垂等处。

62. 白喉在临床上分几种？咽白喉分几型？

答：①咽白喉；②喉白喉；③鼻白喉。咽白喉又分为局限型、播散型、坏死型。

63. 白喉常见的并发症有哪些？

答：中毒性休克、中毒性心肌炎、神经麻痹、中毒性肾炎、支气管肺炎等。

64. 白喉并发中毒性心肌炎如何护理？

答：（1）绝对卧床休息，烦躁不安者给予镇静剂，以免增加心脏负担。

（2）心动过速或有频繁的心律不齐者，应给予氧气吸入。

（3）注意营养，给予高蛋白、高热量、多维生素及易消化的食物。

（4）保持大便通畅。

（5）如有心力衰竭者，严格控制液量及速度。并注意保护血管便于给药。

65. 白喉的治愈标准如何判断？

答：（1）临床征象消失。

（2）病灶部位细菌培养连续三次阴性为治愈，亦即隔离期满。

66. 典型百日咳的临床表现分为几个阶段？

答：①潜伏期；②前驱期；③痉咳期；④恢复期。

67. 百日咳患儿痉咳时应采取哪些措施？

答：百日咳患儿痉咳时要防止劳累、受凉、烟熏等不良刺激。鼓励患儿适当地活动，减少精神紧张。协助患儿进食时，温度不宜过热或过凉。晚间给予镇静剂。集中护理操作，减少痉咳发作。如有呼吸道阻塞，应立即吸痰给氧。痉咳严重时按医嘱用强的松治疗。

68. 百日咳为什么会发生吸气性喘鸣？

答：因为缺氧，发生代偿性的用力吸气，大量的空气通过狭窄的声门，声门处于痉挛状态，空气急速通过声门，即出现吸气性喘鸣。

69. 百日咳患儿为什么会出现鹅口疮？

答：由于百日咳患儿营养不良，维生素缺乏，加之长期使用抗生素引起菌群失调，因而白色念珠菌大量繁殖，形成鹅口疮。

70. 如何预防百日咳？

答：百日咳的预防应采取综合措施，重点在于早期隔离传染源，及时对易感儿进行百日咳菌苗预防接种。

71. 百日咳出院的标准是什么？

答：（1）自发病起隔离4周，或自痉咳起隔离3周。

（2）隔离期满，症状减轻，且无并发症者即可出院。

（3）出院后一个月复查。

72. 流行性脑脊髓膜炎如何预防？

答：应采取综合措施，发现患者后应立即隔离治疗。对密切接触而有上呼吸道感染者，按流脑预防治疗，给予服用磺胺药。限制大型集会，不带小孩到公共场所，尽量减少互相串门。加强室内通风，勤晒被褥。定时用乳酸和醋烟熏消毒。

73. 流行性脑脊髓膜炎在临床上分哪几种类型？

答：①普通型；②休克型；③脑膜脑炎型；④混合型。

74. 流行性脑脊髓膜炎是怎样发生的？

答：流行性脑脊髓膜炎是一种多在冬、春季流行的由脑膜炎双球菌引起的急性传染病。此病经飞沫传染。在机体抵抗力降低时，细菌可经鼻咽部进入血循环而形成短期的菌血症，或通过血－脑屏障进入中枢神经系统，引起脑膜炎。

75. 流行性脑脊髓膜炎为什么首选磺胺药？应用时应注意些什么？

答：因为磺胺嘧啶在脑脊液中的浓度可达血浓度的80%，所以首先选用。凡是用磺胺药治疗时，必须给予等量碳酸氢钠，应注意足够量液体的输入，以保证每日尿量在1200~1500毫升。并每日送验查磺胺结晶。密切观察有无血尿、粒细胞减少症、药物皮疹及其他毒性反应的发生。

76. 流行性脑脊髓膜炎如何护理？

答：呼吸道隔离。定时记录体温、脉搏、呼吸、血压、尿量，注意观察瞳孔、神志等变化。静脉输液或应用脱水剂时，注意药效和反应。观察皮疹变化，较大瘀斑应无菌包扎，以防感染。如有便秘或尿潴留者应及时处理颅内高压，患者应严格卧床休息，保持室内安静，防止躁动，以免发生脑疝而骤死。

77. 呼吸道传染病在口腔内出现异常表现有哪几种？说明其特点？

答：（1）猩红热：口腔内出现黏膜内疹，在充血肿胀的软腭黏膜上，可见到红色的小点或小出血点；还可出现杨梅舌，即舌上乳头呈鲜红色。

（2）白喉：口腔内出现伪膜，即咽喉部有白色假膜，麻疹，口腔内出现柯氏斑，在颊黏膜上可见灰白色小点，周围红晕。

78. 流行性乙型脑炎是怎样传染的？如何预防？

答：流行性乙型脑炎传播媒介是蚊子，乙型脑炎是夏、秋季由乙型脑炎病毒所致而借蚊子传播的急性传染病。乙型脑炎预防的关键是抓好灭蚊和疫苗预防注射两项工作。

79. 流行性乙型脑炎在临床上遇到的三关是什么？

答：高热、惊厥和呼吸衰竭。

80. 为什么降温是护理流行性乙型脑炎的重要环节？

答：高烧是乙脑的三大症状之一，高烧可使代谢增快，脑组织缺氧量增加，而致脑缺氧，从而加重脑水肿。脑水肿引起频繁的抽搐或惊厥而导致呼吸衰竭，甚至死亡。故护理乙脑患者，必须积极采取降温措施。

81. 流行性乙型脑炎极期病程中的表现主要有哪些？

答：发烧、意识障碍、惊厥或抽搐、呼吸衰竭、脑膜刺激征及颅内压增高、神经系统症状和体征。

82. 流行性乙型脑炎出现惊厥时，应如何针对各种原因护理？

答：（1）由持续发高热引起，及时给予降温。

（2）由于呼吸道分泌物堵塞，而引起脑细胞缺氧，则吸痰，给氧。

（3）因脑水肿引起者，应给予脱水剂及解痉剂。注意药效和反应，观察对呼吸中枢的抑制作用。

83. 流行性乙型脑炎出现脑水肿痰阻时应在什么情况下考虑气管切开？

答：当患者出现脑干型呼吸衰竭，深昏迷，痰液阻塞，咳嗽反射消失，球麻痹，唾液不能排出，呼吸肌瘫痪，老年人机体功能代偿差等症状时，均应考虑气管切开。

84. 流行性乙型脑炎临床上怎样分型？

答：轻型、中型、重型、极重型。

85. 流行性乙型脑炎临床上各类型的表现如何区分？

答：（1）轻型：体温 39℃，神志清、无惊厥、无脑水肿。

（2）重型：体温 40℃左右，昏迷、惊厥、脑水肿较重，有轻度呼吸衰竭，可死亡。

（3）极重型：体温 40℃以上，深昏迷，有持续惊厥、脑水肿或伴脑疝、呼吸衰竭严重，多死亡。

86. 流行性斑疹伤寒与地方性斑疹伤寒的传染源分别是什么？

答：流行性斑疹伤寒的传染源是患者，而地方性斑疹伤寒的传染源是家鼠。

87. 流行性斑疹伤寒临床表现分哪几型？

答：（1）典型斑疹伤寒。

（2）轻型斑疹伤寒。

（3）复发性斑疹伤寒。

88. 流行性斑疹伤寒的诊断依据是什么？

答：（1）流行病学资料：流行地区、虱寄生、被虱叮咬的可能性。

（2）临床表现、热型、发疹日期及皮疹性质，中枢神经系统症状。

（3）实验室检查：临床常用的变形杆菌凝集反应阳性。

89. 流行性出血热的"三红""三痛"特征是什么？

答："三痛"是头痛、腰痛和眼眶痛。

"三红"是颜面、颈部、上胸部潮红。

90. 流行性出血热在临床上分几期？

答：①发热期；②低血压休克期；③少尿期；④多尿期；⑤恢复期。

91. 流行性出血热高烧时采取物理降温为什么不宜用酒精擦澡？

答：高热，全身中毒，全身小血管及毛细血管损害，使血管脆性、通透性增加，为避免加重皮肤表浅血管的损伤损害，故不宜用酒精擦澡。

92. 流行性出血热提高治愈率的关键是什么？

答：狠抓"早"，即早发现、早休息、早就地治疗，把好"五关"，即休克、肾衰竭、肺水肿、大出血、继发感染，是提高治愈率的关键。

93. 流行性出血热早期应用肝素的指征是什么？

答：中毒症状明显，高热，重度呕吐，烦躁，明显"三痛"（头痛、腰痛、眼眶痛），血压不稳定，伴休克，血小板进行性减少（4~5 万或更少），全身多发严重的皮下出血及大块瘀斑。

94. 流行性出血热应用肝素治疗时，主要从哪些方面观察？

答：（1）原有的严重症状和体征有无好转。

（2）实验室检查有无改善。观察副作用，最主要的副作用是用药过量所致的出血。

95. 流行性出血热应在何种情况下进行腹膜透析？

答：（1）急性肾功能衰竭（少尿型肾功能衰竭）：神志模糊或昏迷，抽搐，有出血倾向，明显水肿，病情发展迅速，血尿素氮每日上升。少尿 3 日或无尿 1 日以上可行腹膜透析。

（2）慢性肾功能衰竭：各种原因引起的慢性肾功能衰竭均可采用透析。

96. 腹膜透析禁忌证有哪些？

答：（1）绝对禁忌证：弥漫性腹壁感染、腹腔内广泛粘连。

（2）相对禁忌证：局限性腹膜炎、腹壁感染、腹部大手术、胸部手术、横膈撕裂或腹部引流、肠梗阻、肠麻痹、弥漫性肠疾病、腹部血管疾病、肺功能不全、妊娠腰椎间盘疾病、晚期肿瘤等。

97. 流行性出血热少尿期护理要点有哪些？

答：（1）准确记录液体出入量。

（2）口服或静脉补液时注意高血容量综合征的出现。

（3）应用利尿药物时，警惕不良反应发生。

（4）肾区热敷以促进利尿，病情重及体质弱者慎用导泻剂，以防严重呕吐而致电解质紊乱。

98. 流行性出血热多尿期的护理要点有哪些？

答：（1）多尿期补液应欠量、注意纠正各种电解质紊乱。

（2）如口服不足者可采用静脉输液，以维持入量，防止低血压休克。

（3）注意继发感染、大出血及二次肾功能衰竭的发生。

99. 破伤风潜伏期是多少天？

答：潜伏期一般为 1~2 周，可短仅 2 日和长达数日。新生儿破伤风的潜伏期为 5~7 日。

100. 破伤风患者为什么要居住暗室保持安静？

答：控制抽搐是治疗破伤风的关键。破伤风全身肌肉处于痉挛状态，神经高度紧张兴奋，一切刺激均能引起抽风，导致窒息，加重病情进展。因此，患者必须居住暗室，保持安静。

101. 破伤风抽搐发作时应采取哪些护理措施？

答：（1）病室保持安静，各项治疗和护理应简化集中，减少一切刺激。

（2）给予镇静剂，10% 水合氯醛保留灌肠。

（3）氧气吸入。

（4）专人护理。适当地约束或加床档。

（5）鼻饲给注入营养丰富的流质，不足时辅以静脉补液。

（6）尽量减少吸痰次数。

102. 破伤风在临床上主要并发症有哪几种？

答：①吸入性肺炎；②肺不张；③交感神经功能亢进；④脊椎压缩骨析；⑤胃肠道出血；⑥各种继发感染。

103. 破伤风患者伤口未愈合应如何处理？

答：伤口未愈合者需及时扩创，创口内的坏死组织、异物必须全部清除。扩创后用3%过氧化氢局部湿敷伤口，不宜缝合或包扎。伤口深者，在伤口周围用1~2万单位抗毒素浸润后再清创。

104. 新生儿破伤风如何使用 T.A.T？

答：新生儿破伤风注射 T.A.T 前必须先做皮肤试验方可使用，一般使用1~2万单位，立即肌内注射一次。如遇重症者可用半量，稀释后自静脉缓慢注入，但必须选用精制血清。脐部感染严重者，可做脐周封闭，用量为1000U。

第十章　急症室基础知识

1. 昏迷患者易发生哪些并发症?

答: 压疮、窒息、吸入性肺炎、坠积性肺炎、角膜干燥、角膜炎、角膜溃疡、结膜炎、口腔炎、泌尿系感染、便秘、外伤。

2. 生命体征的观察包括几项?

答: 体温、脉搏、呼吸、血压统称为生命体征,均受大脑皮层的控制,通过神经体液调节而保持恒定。

3. 如何观察患者呼吸变化?

答: 主要观察患者呼吸频率、节律、呼吸声音、气味、呼吸的深浅、是胸式呼吸还是腹式呼吸。

4. 人正常瞳孔的大小如何,受什么神经支配?

答: 人正常瞳孔呈圆形,自然光线下直径为 2.5~4 毫米,两侧对称,瞳孔接受交感神经和副交感神经的支配。

5. 心力衰竭的早期表现有哪些?

答: 心率加快,出汗多,脸色苍白,尿少,活动时气急、气短。

6. 对心力衰竭患者观察哪些项目?

答: 心率变化、尿量、体重以及有无夜间高枕,阵发性呼吸困难有以上症状说明患者已达失代偿,应立即吸氧、半坐位,报告医生及时处理。

7. 左心衰竭症状的机制是什么?

答: 由于左心收缩力减退,心脏不能完全排出肺循环回到左心的血,致肺瘀血、肺循环压力升高,阻碍了肺的扩张、回缩、肺组织弹性减退,影响毛细血管与肺泡间的气体交换,患者产生缺氧,呼吸困难,端坐呼吸,夜间阵发性呼吸困难。

8. 左心衰竭的护理要点是什么?

答: 加强夜间巡回,每半小时至一小时巡回患者一次,对病重、老年患者应仔细观察,如有夜间阵发呼吸困难,不能平卧、频咳、咳泡沫样痰,应立即使患者坐位,吸氧,必要时氧气湿化瓶中加 30% 酒精。测心率、血压,做好静脉注射的准备。

9. 右心衰竭的临床表现有哪些?

答: 轻度肝区有压疼,颈静脉怒张,肝颈静脉反流征阳性,尿少。病情加重时,食欲减退,肝大腹水,恶心、呕吐,水肿。

10. 右心衰竭的护理要点是什么？

答：记出入量，注意进食情况，给予无盐或少盐饮食。每日测体重，仔细观察强心利尿药物的作用。

11. 心脏骤停的诊断要点是什么？

答：突然的意识丧失，心跳、呼吸停止，动脉搏动消失，具备这三项即可初步确诊，此外，还可出现面色苍白或青紫，瞳孔散大。

12. 胸外心脏按压的有效指征有哪些？

答：可扪到大动脉搏动，收缩压在 60 毫米汞柱以上，面色、口唇、甲床色泽转红，扩大的瞳孔再度缩小。

13. 心跳骤停的护理要点是什么？

答：立即使患者仰卧在硬板床上，及时吸氧，头偏向一侧。首先心前区叩击 2~3 次，进行胸外心脏按压，人工呼吸，保持呼吸道通畅，吸出口腔内分泌物，注意舌后坠。注射复苏药物，备好除颤器，备好消毒用物，准备开胸心脏按摩。建立静脉通道，及时用药，注意生命体征的变化和保温、降温的护理。写好各种抢救记录，抢救时间，记出入量。

14. 心内注射的注意事项有哪些？

答：操作要稳、准、快。注射前必须排净空气，刺入时要谨慎，严防折针，进针后不可摆动，以免损伤心肌。药物必须注射到心室腔内，回抽有暗红色血液时再注药，因误注入心肌内可引起心肌坏死和室颤。

15. 心内注射的部位在哪里？

答：部位应在左前胸第四、五肋间，距胸骨左缘外 2 厘米处，垂直刺入。

16. 电击除颤的目的是什么？

答：电击除颤，是用较高的直流电压，在短暂的时间内，使所有的心肌同时除极，消除异位快速心律，然后由窦房结控制心搏，恢复正常心律。

17. 除颤前应做哪些准备？

答：备好性能良好的除颤器，检查电源、电线接头，建立静脉通道；备好急救药物、氧气、气管插管、面罩、呼吸器；除极电极板用盐水湿纱布包好，分别紧贴胸骨左侧第二肋间及心尖部，按医嘱充电，配合除颤操作，注意离开患者和铁床；除颤时关掉心电图，两个电极不要接触。

18. 心肌梗死心电图有何改变？

答：典型心电图改变，具有一定的演变规律；面向梗死区的导联出现坏死型 Q 波，损伤型 ST 段抬高，T 波倒置，ST-T 有一定规律的演变；背向梗死区的导联上呈现高 R 波，ST 段下降，T 波直立等对应性改变。

19. 常用抗心律失常药有哪几种？

答：2% 利多卡因、普鲁卡因酰胺、苯妥英钠、奎尼丁、异搏定、心得安、异胺碘呋酮等。

20. 为什么有机磷中毒时大量应用阿托品会产生尿潴留？

答：乙酰胆碱作用于 M 受体使括约肌舒张，大量应用阿托品后，阻断了括约肌 M 受体，同时交感神经末梢释放递质，所作用的人有机磷农药中毒时，胆碱能使神经兴奋，受体兴奋，引起括约肌收缩，致尿潴留。

21. 洗胃液的温度以多少度为宜？

答：洗胃液应为 37~40℃。

22.1605 中毒时禁用什么溶液洗胃？

答：禁用高锰酸钾溶液洗胃，因其可氧化成毒性更大的 1600。

23. 如何选择气管插管导管？

答：10 岁以上小儿一般选用26~32号，成人女性用34~36号，男性用36~38号，并套好充气囊。

24. 为什么一氧化碳中毒能造成组织严重缺氧？

答：因一氧化碳与血红蛋白的亲和力比氧与血红蛋白的亲和力大 200~300倍，结合速度比氧快 10 倍，且不易离解，形成碳氧血红蛋白，使血液失去携带氧的能力，导致组织缺氧。

25. 气管切开时如何选用带套囊的气管套管？

答：套管和套囊型号应相同，成人用 8~10 号套管，小孩用 4~6 号，然后将囊套套在气管外套管上充气。检查无漏气时，用丝线将套囊下端扎紧，浸泡于 70% 酒精中 30 分钟备用。

第十一章　心理护理基础知识

1. 什么是医学心理学?

答：医学心理学是心理学与医学相结合的一门跨学科的科学。它研究心理社会因素在人类健康与疾病的相互转化中的作用，并将心理学的理论知识和实验技术应用于医学领域。

2. 什么是护理心理学?

答：护理心理学是护理学与心理学相结合的一门科学，是用心理学的知识与方法，研究护理过程中的心理学问题，研究护理行为对患者心理活动的影响，协助护士将心理学的知识运用于临床，以达到优良护理目标。

3. 情绪与疾病有什么关系?

答：情绪反应是十分复杂的。整个神经系统，整个有机体都参加这个反应。从临床工作发现，某些患者的痛苦、愤怒和其他一些感受，总是伴随着心血管系统、肺及消化器官、内分泌腺活动的变化而变化。

4. 心理护理对护士有哪些要求?

答：（1）忠诚于护理事业。

（2）忠于职守，克己尽责。

（3）渴求知识，虚心好学。

（4）以平凡劳碌为荣，以解除患者痛苦为乐。

（5）把患者当作亲人。

（6）善于在做心理工作的同时，有机地贯穿政治思想教育工作。

5. 学习心理学的指导思想原则是什么?

答：①实践性原则；②治疗性原则；③应用性原则；④共同与个人相结合的原则。

6. 人的认识过程包括哪些?

答：包括感觉、知觉、思维、想象、记忆等，此外还有注意和言语等。

7. 人的基本心理活动包括哪些?

答：包括认识过程、情感过程和意志过程。

8. 护士应有的意志品质有哪些?

答：护士应有的意志品质有（1）自觉性；（2）果断性；（3）自创性；（4）刚毅性。

9. 护理工作中应注意观察的意志障碍有哪几方面?

答：①意志增强；②意志减弱；③意志缺乏；④犹豫不决；⑤暗示性增高。

10. 人的个性主要包括哪几点?

答：主要包括：①兴趣；②气质；③性格；④能力。

11. 传统医学道德的规范大致包括哪些内容?

答：（1）仁爱救人，赤诚济世。

（2）不图钱财，清廉正直。

（3）谨慎认真，不畏艰苦。

（4）不畏权势，忠于医业。

（5）虚心好学，刻苦钻研。

12. 心理护理中护士的行为包括哪些内容?

答；包括仪表、语言、态度、作风、知识、品德、性格以及与患者交往中的眼神、姿势、情感、兴趣、耐心、毅力、观察力、想象力、分析力、综合判断力等。

13. 什么是心身医学?

答：是研究对人类健康和疾病起作用的生理、心理和社会因素之间相互关系的学科。

14. 何谓心身疾病?

答：凡心理、社会因素在疾病的发生、发展、转归和医疗中起主要作用，并有结构改变和组织损害的器质性疾病者，谓之心身疾病。

15. 何谓更年期综合征?

答：妇女到达一定年龄后，出现卵巢功能逐渐衰退，以至完全消失的一个过渡期，称更年期。在这期间内出现的不同程度的以自主神经系统紊乱为主的症状群称更年期综合征。

16. 更年期综合征有哪些症状?

答：更年期综合征除月经障碍外，还会有焦虑、震颤、紧张，情绪不稳、抑郁、失眠、头昏、畏寒及多汗、颜面潮红、头痛、眩晕、耳鸣、便秘、腹泻、乳房疼痛等。

17. 何谓病理心理?

答：病理心理又称变态心理，是指人类心理与行为的异常表现。

18. 何谓病理心理学? .

答：病理心理学是研究人的心理与行为，包括认识活动、情感活动和意志活动过程，以及人格特征与智力等方面的异常表现的科学。

19. 什么是心理卫生?

答：心理卫生是按照人的不同年龄的生理特征和心理发展规律，通过各种有益的教育与训练，以及家庭、社会良好的影响，培养和维护健康的人格及良好社会适应能力，使人在学习、工作、生活中保持身心健康，预防各种病态心理、心身疾病和精神疾病的产生。

20. 心理治疗者应具备什么条件？

答：（1）高尚的情操。

（2）渊博的知识。

（3）热爱患者，同情患者疾苦，满腔热情地帮助患者解除困难的思想。

（4）与患者建立良好的关系，尊重患者的人格，取得患者的信任和爱戴。

（5）诚实不欺，严予保密。

21. 什么是管理心理学？

答：管理心理学又称行为管理学。它是由心理学、社会学、社会心理学、人类学以及一切研究与行为有关的学科组成的学科群。

22. 研究护理管理心理学的目的是什么？

答：目的是为了研究人的行为特点达到预测行为和控制行为的目的，充分发挥人的潜能，以达到预定目标。

23. 护士为什么要学习管理心理学？

答：护理工作不仅是科技工作，而且在很多情况下要发挥管理功能，而管理功能发挥的优劣直接影响患者的心理，同时，管理心理学的任务与护理心理学的任务同样是为了研究人的行为特点，以达到预测和控制行为的目的，充分发挥人的潜能，以达到预定目标。

24. 何谓心理素质？

答：所谓心理素质，是人的内心世界中的意识结构和情感结构。它表现一个人对自己、对他人、对社会、对人生的态度和情感上的思想意识的反映。

25. 护士最根本的心理品质是什么？

答：爱患者、爱生命是护士最根本的心理品质。促进患者的健康，减少患者的痛苦，延续患者的生命是护士崇高的职责，也是一个具有善良、同情心的护士的高尚情操。

26. 护士应具有的意志品质，包括哪些？

答：意志品质包括四要，即：要有自觉性，要有果断性，要有自制性，要有刚毅性。

27. 何谓自觉性？

答：自觉性是根据个人坚定的信仰和正确的观点，经过深思熟虑而产生出来的行为。

28. 何谓果断性？

答：果断性，是对事物能适时地做出坚决的决定而付诸实施。当情况改变时，又能当机立断，适时地改变自己的决定。

29. 何谓刚毅性？

答：是指护士在完成任务时，要有坚韧不拔的毅力，不畏困难，不惜牺牲个人利益的精神。

30. 何谓自制性？

答：自制性，是在意志行动中能够控制自己的情绪，约束自己的言行。

31. 护士在患者中树立良好威信的重要性何在？

答：护士的威信对护理的效果影响很大，甚至起决定性作用。如果护士品德高尚、知识丰富、技术高超、情绪稳定、尊重他人、仪表庄重、了解并关怀患者、严格而又平等待人等，便可在患者心目中树立崇高的威信，在同样条件下则会出现好的护理效果。

32. 语言在心理护理中有什么作用？

答：通过语言方面把知识与感情传给患者，使患者得到温暖，提高战胜疾病的信心，同时也能从患者那里得到疗效信息，以互相沟通，达到最佳治疗效果。

33. 护理工作中语言交往的目的是什么？

答：是达到良好的治疗效果。通过语言，一方面把知识与感情传给患者，使患者得到爱的温暖和战胜疾病的信心，同时也可从患者那里得到信息，达到相互沟通的目的。因此，与患者谈话不但要注意内容，而且要讲究技巧。

34. 什么是心理护理？

答：心理护理是在护理过程中根据护理心理学的理论，通过护理人员与患者的接触，帮助患者获得最佳身心状态的一项带有科学性和技术性的措施。

35. 心理护理的内容有哪些？

答：心理护理的内容较为广泛，但概括起来说，可分为三个方面：一是为患者创造一个良好的休养环境，二是发展心理护理中的人际关系及其相互影响，三是掌握患者在疾病过程中的一般心理活动和对特殊患者的心理护理。

36. 心理护理的重要性是什么？

答：心理护理是现代医学模式的重要组成部分，也是影响治疗的重要条件。因为环境中任何能引起患者愉快的事物都能通过心理器官包括脑及各个感觉感受器官，提高患者的免疫力，给患者以极大的战胜疾病的勇气。

37. 心理护理的特点是什么？

答：具有广泛性、情景性、个体性、深刻性、主动性。

38. 何谓情景性？

答：所谓情景性，是指患者在各种不同的环境中会产生各种相应的心理活动，心理护理也应随着情景的变化而有所不同。

39. 何谓个体性？

答：心理护理的个体性，是指每个患者都有区别于他人的特点。如果不根据其个性特点进行护理，就不能与患者保持协调的关系和给患者以恰当的帮助。因此，心理护理必须掌握患者的个别差异，不能对所有患者采用固定的模式。

40. 何谓主动性？

答：心理护理的主动性，表现为护理人员必须从以使患者的行为成为医务人员所希望方面对患者施加影响的行为。

41. 患者在疾病过程中一般有哪些心理要求?

答：（1）需要了解医院及病房的生活制度、病房环境及有关规定。

（2）需要获得疾病的知识。

（3）需要一个美好、舒适、安全、愉快的疗养环境和美味的食品，保证得到良好的睡眠。

（4）需要减轻和消除生理上的痛苦。

（5）需要护士了解他们的心理，为他们解除顾虑。

（6）需要家属及亲友的探望。

（7）需要病友之间的亲密关系。

（8）需要护士的接触关心与慈爱，与护士保持良好的关系。

（9）需要得到尊重。

42. 患者在疾病中一般有哪些心理活动?

答：在疾病过程中，患者除机体的痛苦会造成各种不同的心理变化外，常与其对疾病的认识有关。一般是较平常变得顺从、依赖、情感脆弱、容易激动、耐受性降低、暗示增强、需要关心与尊重等。

43. 心理护理的原则是什么?

答：（1）培养患者的积极性与主动性。

（2）尊重患者的理智与感情。

（3）指出明确而合理的要求。

（4）利用患者易受暗示的特点，使患者接受暗示。

（5）提高患者的认识。

（6）加强意志锻炼。

（7）为患者解决实际问题。

（8）关心爱护患者。

（9）给予艺术欣赏。

44. 儿科护士的工作任务有哪些?

答：儿科护士肩负着治疗、母亲及教师三大任务。在治疗疾病的同时，要给予患儿慈爱与关怀，熟悉儿童各时期的心理发展特征，按照不同年龄特征予以适当的教育与训练，使儿童健康生长。

45. 对学龄前患儿的心理护理应注意些什么?

答：护士不但应在操作时尽量减少患儿的痛苦，同时要鼓励患儿勇敢地接受治疗。耐心讲述治疗的必要性，用患儿之间的相互影响，培养患儿的勇敢精神，或在打针治疗时适当分散其注意力。

46. 对学龄期儿童护理的特点是什么?

答：学龄期儿童活动量较大，抑制过程较兴奋过程相对少些，因而常不能控制自己的行为，需要加以引导及训练。应对他们讲道理，适当安排床上活动，如看小书、玩玩具、让他们学习功课等，但要注意时间不可太长，防止疲劳。

47. 儿科护士应具有哪些良好的心理素质？

答：（1）对孩子一视同仁，不可偏爱。

（2）对顽皮不听话的儿童应耐心。

（3）应具有爽朗、活泼的性格。

（4）对儿童采用正面教育的方法。

（5）与患儿家长保持良好的关系。

（6）勤奋学习，丰富自己的知识，对孩子提出的问题耐心解答。

（7）对患儿说话要具体、形象，使患儿容易理解。

（8）对有不良习惯的儿童不可责备，更不可在其他患儿面前批评。

48. 老年人患病时的心理特点是什么？

答：老年人生病住院，由于生活规律与环境的变化，常会产生焦虑、不安。一旦生了病，就会产生依赖心理，要求家人及医务人员的重视。一切生活均要依靠他人的照顾，失去自理生活的能力，这常是老年人烦恼的重要因素。

49. 老年人心理活动退化的表现有哪些？

答：（1）感知觉与运动觉的变化。

（2）智力的改变。

（3）记忆的改变。

（4）情绪的变化。

（5）性格与行为的变化。

50. 垂危及濒死患者的心理特点有哪些？

答：病情危重的患者一般有恐惧心理，生理功能减退，心理功能也相应地遭到损害，深昏迷的患者已失去基本的心理活动。

51. 手术后有肢体残缺的患者的心理特点有哪些？

答：手术后有肢体残缺的患者，思想顾虑较多，心理活动亦较复杂，特别是年轻人致残，多会考虑婚姻问题、学习问题、前途问题等。有的患者因残缺而被迫放弃原来极感兴趣的工作，更会造成烦躁、愤怒、忧伤等情绪，严重时可产生绝望感及轻生念头。这些心理活动在恢复期显得尤为突出而强烈。

52. 对康复期患者的心理护理原则是什么？

答：对于康复患者心理护理，主要是发挥患者的主观能动作用，使患者认识在康复期恢复和坚持自理生活的重要性，适当进行活动，以调整身心平衡。

53. 责任护士应掌握患者哪些有关社会心理问题？

答：（1）患者病前的性格特征。

（2）知识水平。

（3）家庭情况。

（4）工作或学习情况。

（5）生活习惯。

第四篇

居家护理心理学

　　居家护理人员为什么要学习心理学？心理学的理论、知识与技能对护理人员有什么意义？这是每一个学习护理心理学的护理人员最为关心的问题。护理工作者越来越重视在临床实践工作中运用心理学理论知识和实用技术，针对患者及其家属进行心理护理已成为现代护理中不可缺少的一部分。护理人员需要具备及时健康教育并与之有效沟通的专业能力。作为居家护理工作人员，非常有必要学习、借鉴基本的护理心理学知识，为居家护理患者提供更全面、有效的医疗护理服务。

第一章　心理学基础知识

第一节　感觉和知觉

世界如此美妙，是因为我们每天都在用眼睛、耳朵、鼻子和大脑感知这个世界，如此习以为常以至于从来没有觉得这个世界有什么不同。如果有一天你什么也看不到，或听不到，或记不住，或不会思考，或不会想象，或不会做梦，那么，生活会是什么样子？

一、感觉

（一）感觉的概念

感觉是人脑对直接作用于感觉器官的客观事物个别属性的反映。每一种感觉只能反映事物的某一方面的属性，而不能反映事物的整体及其联系和关系。感觉是认识过程中最简单、最基本的心理现象，是人认识事物的开始。

（二）感觉的分类

根据感觉的对象不同，可将感觉分为外部感觉和内部感觉两大类。

1.外部感觉　是指接受外界刺激反映外界事物属性的感觉，如视觉、听觉、嗅觉、味觉、皮肤觉等。

2.内部感觉　是指接受体内刺激反映躯体内部活动性质和状态的感觉，如平衡觉、运动觉、内脏感觉等。

（三）感觉的基本特性及其在护理中的应用

1.感受性　刚刚引起感觉的最小刺激量，称为（绝对）感觉阈限。人的感官觉察这种微弱刺激的能力，称为（绝对）感受性。

感受性的特性包括以下几点：

（1）适应性：适应的一般规律是持续作用的强烈刺激使感受性降低，而持续的弱刺激使感受性增高。因此，可在护理中培养患者对家庭病室、医院环境、诊断检查疼痛、手术和手术后的不适症状、疾病所造成的残疾等的适应能力。

（2）感觉的相互作用：当几种感觉同时发生或先后发生时，彼此可增强或相互干扰，从而影响感觉的程度。在护理诊断中可采用不同的颜色、声音、气味来减轻诊疗中的痛苦。

（3）感觉的条件性：感觉经常受到主观和客观条件的影响。有心理准备与无心理准备的感觉是不一样的。在治疗和护理中有时要培养强化条件反射，如大手术后的一周训练患者在床上翻身，吞咽，咳痰，解大、小便。让患者对正常分娩的过程、诊断检查有精神准备。有时还避免条件的反射性在注射、换药等过程中的影响，来减轻患者的痛苦。

（4）感觉的个体发展与补偿：人的感受性不仅能在一定条件下发生暂时的变化，而且能在个体实践活动中获得提高和发展。某种感觉能力丧失的人，可以在实践过程中利用其他健全的感受性来弥补。

2. 感觉对人的意义　人借助感受器的神经系统产生感觉，获得有关内外环境的信息。感觉对维持大脑皮层处于觉醒状态十分重要。所以在临床中不能剥夺患者的感觉，还要利用感觉的影响改变患者对痛觉的耐受性，稳定患者的情绪，转移患者注意和意志的控制，以减轻疼痛，促进身心早日康复。

二、知觉

（一）知觉的概念

知觉是人脑对直接作用于感觉器官的客观事物整体属性的反映。知觉是以各种感觉为前提的，感觉是知觉的基础，没有感觉就没有知觉，知觉是比感觉更高一级的认识活动。感觉作为知觉的组成部分存在于知觉之中，通常被称为感知觉。

（二）知觉的分类

根据知觉过程中起主导作用的感官可把知觉分为视知觉、味知觉、嗅知觉、听知觉和触知觉等。根据知觉对象的不同，可把知觉分为物体知觉和社会知觉。所谓物体知觉，就是对事和物的知觉，包括空间知觉、时间知觉和运动知觉等；所谓社会知觉，就是对人对己和对群体的知觉，包括对别人的知觉、自我的知觉和人际知觉等。

（三）知觉的基本特征及其在护理中的应用

1. 知觉的选择性　是指人在知觉过程中能迅速把知觉对象从纷繁复杂的事物中区分出来，使知觉对象清晰而背景模糊，这种感知现象称为知觉的选择性。如随急救车去事故现场抢救伤员，伤员就成为知觉对象，是清晰的，而周围嘈杂的环境就成为知觉背景，是模糊的。

2. 知觉的整体性　当客观事物的个别属性作用于人的感觉器官时，人能够根据已有的知识和经验把它知觉为一个整体，这种把事物知觉为整体的特性被称为知觉的整体性。如看到一片树叶，就能知道它是一棵什么树。护士首先应该把患者看成一个社会人，然后再看成是个患者，只有这样才能了解患者的心理状态，有的放矢地做好心理护理。

3. 知觉的理解性　人在知觉某一客观事物时，总是根据以往的知识和经验去认识它，并用词语把它标记出来，这种特性就是知觉的理解性。人的知识、经验不同，知觉的理解程度也就不一样。如面对同一张 CT 片，有经验的护士能发现病灶，而外行只能看到一片模糊。

4. 知觉的恒常性　当知觉的条件在一定范围内变动时，知觉的印象保持相对稳定，这种特性被称为知觉的恒常性。如门在关闭与半开时，它在人们视网膜上的投影形状是不同的，但人们知道门的形状都是长方形。

第二节　记　忆

人们感知过的事情、思考过的问题、体验过的情感和从事过的活动，都会在头脑中留下不同程度的印象，其中有一部分作为经验能保留相当长的时间，在一定条件下还能恢复，这就是记忆。

一、记忆的概念

记忆是在头脑中积累和保存个体经验的心理过程。运用信息加工的术语讲，记忆是人脑对外界输入的信息进行编码、存储和提取的过程。

二、记忆的分类

1. 根据记忆的内容分类

（1）形象记忆：又称表象记忆，是以感知过的事物形象为内容的记忆。事物形象可以通过视觉、听觉、触觉、味觉和嗅觉而获得，从而在大脑中形成记忆反映。例如，对解剖学课堂上老师讲解的挂图、模型标本的记忆就是形象记忆。

（2）情绪记忆：又称情感记忆，是以情绪和情感体验为内容的记忆。例如第一次参加手术时的紧张心情使护士久久难以忘怀，这就是情绪记忆。

（3）运动记忆：又称动作记忆，是以过去做过的运动或动作为内容的记忆。例如，护士对护理操作动作的记忆就是运动记忆。运动记忆对形成各种熟练技巧有着重要意义。

（4）逻辑记忆：又称词语记忆，是以概念、判断、推理等抽象思维为内容的记忆。例如，对数理化中的公式、法则、定理的记忆就是逻辑记忆。

2. 根据记忆保持时间的长短分类

（1）瞬时记忆：是指通过感觉器官，所获得的感觉信息在 0.25~2 秒以内的记忆，又称感觉记忆或感觉登记。瞬间记忆如果未引起注意，信息即消失；如经注意，可转入短时记忆。

（2）短时记忆：是指所获得的信息在头脑中储存不超过 1 分钟的记忆。例如，我们打电话，刚刚看过并拨出一个号码，打完电话后就不再记得这个号码了，如果再打就得重查。短时记忆的储存容量有限，大概为（7±2）个单位。

（3）长时记忆：是指保持 1 分钟以上甚至终身的记忆。长时记忆中存储着我们过去所有的经验和知识，为所有心理活动提供必要的知识基础。长时记忆的信息来源大部分是对短时记忆内容的加工，也有由于印象深刻而一次获得的，心理学上把后者称为闪光灯效应。

三、记忆的基本过程

记忆活动分为识记、保持、再认和回忆三个基本过程。

1. 识记 是识别和记住事物的过程，是记忆的初始环节。

（1）根据识记有无目的性，将识记分为有意识记和无意识记：①有意识记是指有预定目的、经过意志努力而形成的识记。人们掌握系统的科学文化知识主要依靠有意识记；②无意识记是指无预定目的、不需要意志努力而形成的识记。

（2）根据识记材料的性质和对材料内容的理解，又可将识记分为机械识记和意义识记：①机械识记是一种只着眼于材料外表本身，主要依靠材料前后顺序的多次重复而进行的识记；②意义识记是一种主要着眼于材料内容本身，主要依靠对材料内在意义的理解而进行的识记。

2. 保持 是对识记过的事物作为经验在头脑中的巩固过程。保持不仅是巩固识记所必需的，而且也是实现再认和回忆的重要保证，没有保持就无所谓记忆。

3. 再认和回忆 是记忆要达到的目的，是衡量记忆巩固程度的重要指标，按照提取信息的程度不同分为再认和回忆。

（1）再认指经历过的事物再度出现时能够确认，例如见到熟悉的人、阅读熟悉的字词等都是再认过程。

（2）回忆指经历过的事物没有再度出现而在头脑中能够重新呈现其映象，例如考试时回答问题、朋友相见倾诉往事等皆为回忆过程。

四、护士记忆品质的培养

在临床护理工作中，患者是动态变化的，其病情不断变化，护理计划也不断更改，用药品种和数量也经常改变，护士应该严格执行医嘱，打针、发药、查体温、数脉搏等，每项任务都必须数量化，而且要求数量准确，一旦混淆，就会酿成不良后果。所以，护士必须具备良好的记忆品质如敏捷性、正确性、持久性和备用性，避免差错。

人的记忆每天有四个高峰：第一个高峰是清晨 6~7 时；第二个高峰是上午 8~10 时；第三个高峰是傍晚 6~8 时，这是一天中记忆最佳期；第四个高峰是临睡前 1~2 小时。

五、遗忘

1. 遗忘的概念 遗忘是指对识记的事物不能再认和回忆或是错误的再认和回忆。

2. 遗忘的规律 先快后慢，具有不均衡性。艾宾浩斯遗忘曲线表明遗忘在学习之后即开始，遗忘过程最初进展得很快，后逐渐减慢。

这种情况启示我们，课后及时复习，"趁热打铁"是非常重要的。

六、临床中记忆的异常表现

记忆的异常表现通常称为记忆障碍，常见形式如下所示。

1. 记忆增强 病态的记忆增强，对病前不能够且不重要的事都能回忆起来。主要见于躁狂症和偏执状态患者。

2. 记忆减退 是指记忆的四个基本过程普遍减退，临床上较多见。轻者表现为回忆的减弱，如记不住刚见过面的人、刚吃过的饭；严重时长时记忆也减退，如回忆不起个人经历等。可见于较严重的痴呆症患者；神经衰弱患者记忆减退较轻，只是记忆困难；也见于正常老年人。

3. 遗忘 不能回忆疾病发生以后一段时间的经历，短时记忆差、长时记忆清楚的称为顺行性遗忘。多见于老年性脑功能衰退症、双侧海马梗死、醇中毒、间脑综合征、脑底部病变、脑外伤和一氧化碳中毒等。对疾病发生以前一段时间（多为发病前几小时、当天的事物）的经历不能做出回忆的称为逆行性遗忘，多见于脑震荡、脑动脉硬化症、中毒、癫痫发作后等。由于精神创伤、剧烈的情绪刺激导致，这种暂时性遗忘称为心因性遗忘症。

4. 错构 是错误的记忆，对过去曾经历过的事件，在发生的地点、情节特别是在时间上出现错误回忆，并坚信不疑。多见于老年性、动脉硬化性、脑外伤性痴呆症和酒精中毒性精神障碍。

5. 虚构 由于虚构患者常有严重的记忆障碍，因而虚构的内容自己也不能记住，所以叙述的内容常常变化，且容易受暗示的影响。多见于各种原因引起的痴呆症。当虚构与近事遗忘、定向障碍同时出现时称为柯萨科夫综合征，又称遗忘综合征。多见于慢性酒精中毒精神障碍、颅脑外伤后所致精神障碍及其他脑器质性精神障碍。

第三节 思维与想象

思维与想象有着密切的联系，同属于高级的认识过程，都具有间接、概括认识事物的特点，而想象又具有鲜明形象性。在人的整个心理活动中，思维占有核心的地位，想象是特殊形式的思维活动。

一、思维的概念

思维是人脑通过分析、综合、比较、抽象和概括的反应，是对客观事物进行的间接、概括的反应。

二、思维在系统化整体护理中的应用

在临床护理工作中，常常会遇到许多复杂的问题，如何顺利地解决这些问题，这就需要护士运用解决问题的科学的思维方法。在强调系统化整体护理的今天，如何运用科学的思维方法来解决临床护理过程中遇到的实际问题，是每一位护理人员应该学习和探讨的。解决问题的思维过程通常分为四个阶段。

1.发现问题 解决问题首先必须发现问题。发现问题是认识到问题的存在或出现，并产生解决问题的需要和动机的过程。而发现问题的前提是善于收集资料、评估资料。如护士对新入院的患者进行入院评估就是为了发现问题。

2.分析问题 分析问题就是在正确评估资料的基础上，找出问题的核心与关键，将问题明确或具体化的过程。如在新患者的诸多问题中最常见的是不适应病室环境。只有全面、系统地分析有关资料，才能发现问题的关键所在。分析问题的能力与人的知识经验有关。

3.提出假设 提出假设就是找出解决问题的方案、策略或途径，这是解决问题的关键。这个方案是针对所提问题，尝试性地、有选择性地设计解决这一问题的途径、措施及原则等。如护士可以采取热情接待新患者，向患者介绍医院规章制度、医院环境、负责医生和护士、同室病友等措施来帮助患者解决不适应新环境的问题。

4.检验假设 是通过实际活动或思维操作验证所提假设是否能够真正解决问题。验证的方法可以是实践检验，也可以是智力活动。如果问题能够成功地解决，证明这个假设是正确的，否则，假设就是错的，就需要寻找新的方案，提出新的假设。如上述措施能使患者迅速适应医院环境、护士就能证明这些措施是有效的。否则就需要采取新的措施。护理程序是一种科学的解决问题的工作方法。评估是为了发现问题，确定护理诊断是找出了需要解决的问题，制订护理计划就是提出假设的过程，最后通过实施计划及评价来检验假设的正确性。

六、想象

1.想象的概念 想象是对头脑中已有表象进行加工改造、形成新形象的过程。

2.想象的种类 根据想象活动是否具有预定目的可以分为无意想象和有意想象。

（1）无意想象：是一种没有预定目的性，不自觉地产生的想象。它是在人们的意识减弱时，记忆中的表象随情景而发自动结合而产生的。例如，人们看到天上的浮云，想出各种动物的形象；精神病患者头脑中产生的幻觉，这些都是无意想象。

（2）有意想象：是按一定目的自觉进行的想象。根据想象内容的新颖程度和形成方式的不同，又把有意想象分为再造想象、创造想象和幻想。

①再造想象：是根据词语的描述或图样的示意，在人脑中形成相应的新形象的过程。例如，建筑工人根据建筑蓝图想象出建筑物的形象；通过阅读《水浒传》，在头脑中形成宋江、武松等梁山好汉的形象。

②创造想象：是根据一定的目的、任务，在人脑中独立地创造出新形象的过程。它具有首创性、独立性和新颖性等特点。如新仪器的设计、文学艺术作品的创作、科学发明等都是创造想象。

③幻想：是指向未来，并与个人愿望相联系的想象。它是创造想象的特殊形式。依据事物发展的客观规律想象未来是科学的幻想，这种想象叫作理想。如古代医者曾经幻想能有一天将患者病态的组织或器官置换掉，这在医疗技术发达的现代已成为现实。违背事物发展客观进程而去想象未来，是一种空想。

第四节 注 意

注意不是一个独立的心理过程，它总是在感觉、知觉、记忆、思维、想象、意志等心理过程中表现出来，是各种心理过程共有的特性。如果把心理过程比作一艘航船，那么注意不仅掌管着起航，还负责领航、护航。也就是说，注意贯穿心理过程的始终。一旦注意终止，心理过程将偏离目标，甚至终止。

一、注意的概念和特点

注意是心理活动对客观事物的指向与集中。指向与集中是注意的两个基本特征，注意的指向是指心理活动有选择地反映一定对象而不离开其余的事物，注意的集中是指注意贯注于所指向的对象和活动。指向与集中密切联系，指向是集中的前提和基础，集中是指向的体现和发展。

二、护士注意品质的培养

人的注意品质很重要，主要靠后天训练和培养，心理学认为注意的品质主要包括：①注意的广度；②注意的稳定性；③注意的分配；④注意的转移。

护士要培养良好的注意品质，就要从上述四方面做起，具体可以从以下几方面着手。

1. 强化动机以集中注意力 人们都有这样的经验：动机强则注意力容易集中，如有获得好成绩的动机，会促使注意力的集中。因此做事一定要动机明确。如在护理工作中明确规定要完成的总任务是什么，每一步骤所要完成的具体任务是什么，等。这样才能集中注意而不分心。

2. 加强意志锻炼 护理工作性命攸关，工作难度大，常常会遇到许多困难和干扰，因此需要加强意志锻炼，提高自控能力。

3. 把内心注意和外部的实际活动结合起来 要使注意持久，只看或只听是不行的，如能动动手，实际操作一下，运用内心注意，效果会好得多。

4.要学会科学地使用注意 如精力充沛的时候，可从事需用有意注意的工作；如精力欠佳，可从事一些无须用有意注意的工作。如：精力好时进行临床护理操作，精力欠佳时整理、书写医疗文书。

第二章 心理健康

随着经济的不断发展，城市化进程不断加快，生活方式不断改变，社会变革引起多元化和价值观的冲突等，使现代人的精神世界受到前所未有的冲击。流行病学研究发现，心理障碍和心身疾病的发病率越来越高，心理健康问题已成为社会关注和研究的重要课题。医学不仅要关注心理障碍和心身疾病的治疗，更应关注心理障碍和心身疾病的预防。培养、维护和促进人们的心理健康，提高对心理疾病和心身疾病的抵抗力，就是心理健康的任务。

第一节 心理健康概述

健康是生活质量的重要内容，是幸福及社会进步的重要指标。现代整体医学模式指出：健康是整体素质的健康，即身体健康、心理素质（含行为素质）健康和社会素质（含生活方式）三者的完整结合。

一、心理健康的概念

心理健康也称心理卫生，是指以积极有益的教育和措施维护和改进人的心理状态，使之适应当前变化的社会环境。

目前，有关心理健康的含义包括三层：一是专业和实践，即心理健康工作；二是指一门学科，即心理健康学；三是心理健康状态。

二、心理健康的标准

（一）心理健康的三项原则

1. **主观世界与客观世界统一** 因为心理是客观现实的反映，所以任何正常心理活动和行为必须在形式和内容上与客观环境保持一致。我们称它为同一性（或统一性）原则。人的精神或行为只要与外界环境失去统一，必然不能被人理解。另外，在精神病学临床上，常把"自知力"作为是否有精神病的指标，这一标准已涵盖在以上原则之中。所谓"无自知力"或"自知力不完整"，是一种求助者对自身状态的错误反映或称为自我认知统一性原则的丧失。

2. **精神活动内在协调一致** 人类的精神活动虽然可以被分为知、情、意等部分，但它自身是一个完整的统一体，各种心理过程之间具有协调一致的关系，这种协调一致性保证个体在反映客观世界过程中的高度准确和有效。比如，一个人遇到一件令人愉快的事但却表现得非常悲伤，或是对痛苦的事做出快乐的反应，我们就可以说他的心理过程失去了协调一致性，转为异常状态。把心理过程之间的协调一致性作为区分正常与异常的标准之一，应该是最容易理解的。

3. 人格相对稳定 每个人在自己长期的生活中都会形成自己独特的人格心理特征。这种人格特征形成之后具有相对的稳定性。这就是说，我们可以把人格的相对稳定性作为区分精神活动正常与异常的标准之一。比如，一个用钱很仔细的人突然挥金如土，或者一个待人接物很热情的人突然变得很冷淡，我们如果在他的生活环境中找不到足以使他发生如此改变的原因时，就可以说他的精神活动已经偏离了正常轨道。

（二）心理健康的判断标准

我国心理学家提出判断心理健康的标准主要有以下 5 条：①智力正常，即能正确反映客观事物，有正常的学习能力；②情绪良好，即情绪积极、乐观、稳定，能自我控制；③人际和谐，即与人为善、不强加于人，能与他人和睦相处；④适应社会，即接受社会规范，适应社会环境及其他变化；⑤人格完整，即包括良好的自我意识，勤奋、积极的人生态度和客观、理智的行为习惯等。

综上所述，一个心理健康的人能够正确认识自己，客观评价他人，善于控制自己的情绪，与周围的环境能够和谐相处。做到以上几点就能始终受到社会的肯定和赞许。始终受到他人的认同，自己也始终感到满足和愉悦，就是心理健康的人。

三、与健康有关的心理社会因素

（一）心理因素

所谓心理因素，是指影响人类健康的内在心理品质和外在心理品质。认知、情绪、人格特征、价值观念以及行为方式等与生物遗传有较密切关系的为内在心理品质；生活方式、应对方式等与后天获得性有关的为外在心理品质。一般来说，心理因素包括以下内容。

1. 认知能力 心理社会因素能否影响健康，取决于个体对外界刺激的认知和评价。

2. 情绪因素 人的心理是通过人的情绪变化而影响机体功能的。

3. 人格特征 人们总是根据自己独特的人格特征来体验各种致病因素，并建立对刺激的反应形式。

4. 生活方式 良好的生活方式是人类心身健康的重要保证。

健康心理学的工作领域大致有五个方面：①躯体疾病的预防、治疗和康复过程中的心理学问题；②促进和维护健康的心理学问题；③疾病预防和治疗中的心理学问题；④疾病患者的心理学问题；⑤促进健康服务和健康服务政策的制度。

（二）社会因素

1. 环境因素 包括工作环境、生存环境、自然灾害、社会突发事件等。

2. 生活事件 主要指个人生活中的遭遇和变故等。

四、心理健康教育

心理健康教育是指专业工作者（心理、社会、教育和医护工作者）以提高人们的心理健康水平为目标而开展的有计划、有组织、有专题、有设计的普及性教育活动。心理健康教育涉及的范围广泛，包括学校心理健康教育、职业心理健康教育、护理领域的患者心理健康教育和社区心理健康教育等。

开展心理健康教育的意义主要在于：①促进个体（特别是儿童）的全面发展；②有益于维护特殊人群的心身健康，降低心身疾病和精神疾病的发病率；③营造和谐融洽的人际氛围，减少社会因素对人类生活质量的不良影响。具体而言，心理健康教育就是要促进人们认识心理健康与整体健康的关系，指导人们主动掌握有益于心理健康的防御机制与应对方式，帮助人们保持良好、稳定的情绪状态，最大限度地降低社会、心理应激对健康的损害，从而不断提高心理健康水平。

通过心理健康教育要达到：①促进儿童和青少年心理健康发展，以奠定良好的心理健康基础；②维护特殊人群的心理健康，最大限度地降低心理、心身疾病的发病率；③顺应现代医学模式转变，促进各类疾病患者的良好转归；④营造良好的人际氛围，减少社会心理因素对人类生活质量的负面影响。

第二节 个体不同发展阶段的心理特征及心理健康

人的一生经历着无数的变化，从婴儿成长为儿童，又从儿童成长为青少年、成年和老年。个体心理发展占据了非常重要的地位，它既是个体自身发展成熟的过程，也是一个人实现社会化的过程。

一、孕期心理健康

注重个体的心理健康，应从胎儿开始。注重胎儿的心理健康，就是注重妊娠母亲的心理健康。孕妇的营养状况、心理状况、行为习惯、生活环境等都会对胎儿的生长发育造成一定的影响。对孕妇而言，孕期心理健康应注意以下几点。

1. 情绪稳定、心情愉快 孕妇情绪波动会影响内分泌，减少脑的供血量，从而影响胎儿的发育。情绪过度紧张的孕妇可能引起胎儿相应的心身发育问题及缺陷，如发育迟缓、智力低下等。

2. 营养合理、全面 孕妇的营养应丰富、合理，要保证提供胚胎发育所需的一切营养物质，确保胎儿大脑正常发育。研究证明，孕妇营养不良和营养过剩均可影响胎儿正常发育，特别是智力的发育。

3. 避免有害刺激 孕妇吸烟可使胎儿缺氧，饮酒可使胎儿中毒，从而会影响胎儿心身健康。不少药物如四环素、某些抗癫痫药、抗精神病药、链霉素、卡那霉素等均可影响胎儿发育，造成畸形。孕妇妊娠 2~6 个月内受射线辐射也会影响胎儿发育。因此，孕妇应避免烟、酒、药物等各种不良因素的影响，保持良好的行为习惯。

4. 积极实施胎教 可通过语言训练、听觉训练等对胎儿实施胎教，为胎儿生长发育创造良好的外部环境。实践证明，经过胎教的胎儿，一般说话较早、注意力集中、反应敏捷、记忆力强。

二、儿童期心理健康

1. 乳儿期（出生至 1 岁） 乳儿期是儿童时期身心发展最快的时期。在这一时期，感觉和知觉已经产生和发展。由于定向条件反射的形成，儿童从第 3 个月起能较集中地注意新鲜事物，5~6 个月时，已出现了较稳定的注意，同时表现出初步的记忆能力，可以认识母亲和熟悉的人，已具有了表情和情绪。促进乳儿的心理健康可从以下几方面着手。

（1）爱抚：母亲的爱抚对乳儿心理健康至关重要。母乳喂养在供给乳儿各种营养物质的同时可给予乳儿无限的母爱。乳儿躺在母亲的怀中，听到母亲的心跳，看到母亲的微笑，感受到母亲的抚摸，和母亲进行情感沟通，可获得心理上的发展，有助于心理健康。

（2）营养：营养与孩子的体质和智力发育密切相关。早期营养不良，对孩子的体力活动和智力发育都会造成一定的影响，因此，应对乳儿补充丰富的营养，6 个月以内的婴儿应以母乳喂养为宜。

（3）刺激：应有意识地为乳儿提供适量的视、听、触觉刺激，促进乳儿感觉器官的发育和智力的开发，如经常抱乳儿外出，感受丰富多彩的世界，听小鸟、动物的叫声，听音乐，看天空、花草树木，看灯光，触摸各种没有危险的物质，经常和孩子进行"交谈"，告诉他接触到的一切事物。通过丰富环境信息的刺激，可促进大脑的发育。

2. 婴儿期（1~3 岁） 在正常的生活条件下，1~1.5 岁是儿童积极理解言语的时期；1.5~3 岁是儿童积极言语活动的阶段。同时，婴儿已学会随意行走，手的动作更加灵活准确，出现了最初的游戏活动。婴儿的言语水平和活动能力日益提高，独立性开始有了明显的表现，心理发展有了重大变化。在认知活动方面，婴儿带有明显的直觉行动性，抽象概括性和计划预见性还很差；在情绪方面，婴儿已基本上具备了各种形式的情绪，开始萌发高级的社会情感，但很不稳定；在意志方面，婴儿在 1 岁左右开始萌生意志，在 23 岁时开始表现出最初的自觉能动性；在人格心理方面，人格特征开始萌芽，自我意识开始出现，初步学会最简单的自我评价。促进婴儿的心理健康可从以下几方面着手。

（1）训练口语交际，协调动作发育：婴儿期语言中枢已发育成熟，具备了语言发展的生理基础，因此，充分利用周围的环境激发婴儿说话的兴趣，提高他们理解和应用语言的能力，并进行动作的协调训练，可促进大脑的发育。

（2）培养生活习惯，纠正不良行为：生活习惯包括睡眠习惯，饮食习惯，大、小便习惯等。良好生活习惯的养成有赖于正确的教育，在婴儿教育过程中，应本着赞扬、鼓励的原则，而不是批评、指责。在婴儿出现不良行为，如口吃、无理哭闹等的时候，应及时纠正，以利于其身心健康发展。

3. 幼儿期（3至6~7岁） 幼儿期又称学龄前期。此期儿童大脑的发育接近成人，言语能力不断得到发展，并初步掌握书面语言，这使儿童有可能更好地控制和调节自己的行为。随着幼儿身心各方面的发展，其表现出活泼好动的特点，求知欲和模仿性较强，能参加简单的劳动和学习活动。幼儿心理过程的自觉性、目的性、随意性开始发展，初步的抽象概括思维、控制调节自己的情感的能力也开始发展。意志的自觉性、坚持性和自制力都有了发展，但自我行动易受外界事物或情境的引诱而发生转移。幼儿开始形成最初的个性倾向，自我意识进一步发展，能初步评价自己的行为，并按成人要求逐步掌握社会规范。儿童在幼儿期的发展，为进入学校从事正规学习准备了必要的条件。促进幼儿的心理健康可从以下几方面着手。

（1）因势利导：幼儿个性初步形成，自我意识发展，独立愿望增强，常要自行其是。这时，父母要因势利导，给孩子创造自由发展的空间，鼓励孩子探索未知，并给予必要的指导，尽早启发孩子的思维。

（2）注重家庭教育：家庭教育对个人的成长十分重要，父母要以自身的榜样来影响和教育孩子，使其能懂礼貌、讲卫生、与人和睦相处、助人为乐。对孩子不合理的要求，不能无原则地满足，而要耐心教育，说明道理，指出错误，帮助改正。

（3）尊重孩子：自尊心是影响孩子健康成长的重要心理因素。儿童应该被尊重，批评要注意方式，禁止打骂和体罚，不要伤害其自尊心。从小培养孩子自尊、自信、自制，维护做人的尊严，使孩子具有良好的自我意识。

4. 学龄期（6~7至11~12岁） 学龄期儿童思维的自觉性、独立性、灵活性和想象的随意性都迅速增长，想象内容不断丰富。儿童的情感内容逐渐充实，并更富稳定性，高级的社会情感迅速发展。在集体生活和集体意识不断发展的基础上，儿童的个性品质得以发展，开始比较自觉地评价他人和自己；道德判断和道德行为进步发展，并学会按照这些道德准则来调节自己的行动。这些都为他们进一步学习系统的科学知识、自觉掌握道德行为规范和向更高的心理水平发展准备了条件。促进学龄期儿童的心理健康可从以下几方面着手。

（1）培养儿童良好的心理品质：注意了解和理解孩子的内心世界，设法教会孩子从小关心父母和他人，善于和他人建立起充满信任的感情和平等的关系。人进行交往，培养孩子的竞争意识和能力，对孩子进行挫折教育，锻炼其意志，培养孩子诚实、自信、宽以待人、严于律己等良好的心理品质。

（2）培养适应环境的能力：家长要有意识地创造条件，尽早使孩子置身于集体中。学校要创造良好的氛围，关心、引导儿童尽快适应学校环境，轻松愉快地进行学习。

（3）激发学习动机：学龄期儿童已有强烈的好奇心和求知欲，要注意激发儿童的学习动机，利用多种方式调动儿童的学习兴趣，使儿童学会学习、乐于学习，养成良好的学习习惯。

（4）注重独立性和创造力的培养

独立性和创造力应该从小培养，应鼓励孩子独立解决问题，不要试图培养"标准儿童"，应使儿童的心理沿着健康的轨道发展，注意儿童思维的灵活性、批判性和想象力的培养，发展他们的好奇心理和探索精神，培养其创造力。

三、青少年期心理健康

少年期是指 11~12 岁到 14~15 岁，大致相当于孩子上初中的年龄阶段。这个阶段，少年的生理、心理发生着巨大的变化，认知能力具有一定的精确性和概括性，注意力明显发展，有意识记的能力增强，抽象逻辑思维日益占主导地位，思维的独立性和批判性有了显著的发展，但有时显得片面、偏激，处理不当则会有碍心理健康。

青年期是指 15~16 岁至 29~30 岁，青年期心理发展的重要特点是：心理发展的社会性、抽象逻辑思维高度发展，情绪情感丰富、强烈但不稳定，自我意识迅速发展，表现为积极向上、憧憬未来、热衷于探索人生的真谛。由于独立性与依赖性共存，当理想与现实发生矛盾、性意识发展与性道德规范发生冲突时，易导致许多心理问题、社会问题。因此，做好青少年期的心理保健十分重要。为此，要注意以下几个方面的问题。

1. 正确对待失败　青少年由于知识、经验的不足，失败时往往找不到恰当的方法排解自卑感、挫折感，结果出现恶性循环：失败导致自卑，自卑引起失败。在漫长的人生征途上，一帆风顺是不可能的，对挫折和失败持平常心，就不会在感情上产生很大的波动了。英国著名教授汤姆逊在总结自己工作成功的经验时，把它概括为两个字，那就是"失败"。

2. 增强自信　凡事都要有一个必成的信念，要对自己有充分信心，对事态的发展抱乐观态度。自信是消除自卑、促进成功的最有效的补偿方法。平时要注意及时抓自信心的种子，清扫自卑的瓦砾，给它一片湿润的土壤——因为自信是通过一次次微小的成功来增强和得到升华的。

3. 提高社会的适应能力　引导青少年正视现实，正确地认识自己，客观地评价自我，帮助青少年树立适当的奋斗目标，为他们提供相互来往的机会，使他们学习做事、做人，多学习一些处世的技巧，处理好身边的矛盾。修德，修性，修才干，做好了这几点，才能真正赢得他人的尊重，才能有利于心身健康的发展。

4. 培养情绪调控能力　青少年的情绪波动大，常从一个极端走向另一个极端。如取得成绩时，兴高采烈，感觉生活充满希望；遭遇失败时，又垂头丧气、一蹶不振。因此，青少年要自觉磨炼自己，学会控制情绪，克服消极情绪，加强自我心理保健。

5. 科学的性教育　通过科学的性教育，排除青少年对性的困惑，正确认识性意识与性冲动，增进男女的正常交往，正确对待青春期带来的各种心理失衡，引导青年树立正确的恋爱观和婚姻观，正确对待恋爱、婚姻中的挫折和困难。

四、中年期心理健康

中年期的年龄划分没有固定标准，现在一般指 30 岁或 35 岁至 55 岁或 60 岁这个年龄阶段。中年人心理素质较为稳定，知识和经验丰富，意志坚定，自我意识明确，是人生中最易获得成功的时期。但由于中年人是生活和职业的主角，肩负着家庭和社会的重任，心理压力过重，加之中年期人际关系错综复杂、家庭矛盾容易产生、生理功能开始衰退，患各种疾病的可能性也随之增加，使得中年人的心身健康面临着严峻的考验。因此，应注意以下几个方面的问题。

1. 消除心理压力，淡泊名利　中年人是社会的栋梁、家庭的砥柱，长期承受高强度的精神压力。对此，中年人应正确认识自己的生理特点，正确认识体力和智力之间的关系，量力而行、扬长避短、淡泊名利，学会放松、丰富业余生活，加强体育锻炼，消除心理压力，保持健康情绪。

2. 协调人际关系　中年时期人际关系复杂，各种矛盾比较激烈。因此，中年人要处理好上下级、同事之间的关系，处理好家庭、朋友之间的关系，以积极、豁达的态度对待社会地位的变迁、人际关系的改变，相互谅解、减少摩擦，以诚相待，广交朋友，在复杂多变的人际关系中调整自己的心理状态，正确地面对现实、应对挑战。

3. 提高个人素养　中年人心理负荷过重，若调节不当，易出现一些心身障碍甚至心身疾病。因此，中年人应加强自我心理素质的培养，以豁达大度的胸怀保持心理平衡，发展业余爱好，丰富精神生活，陶冶情操。

4. 注意更年期保健　更年期是中年进入老年的过渡期，女性一般在 45~55 岁，男性较晚，一般为 55~60 岁。更年期是人生从生理功能旺盛走向衰退的时期，生理、心理会发生巨大变化，部分人特别是女性会出现更年期综合征。因此处于更年期的人，应正确认识自己的心身变化，保持情绪愉快，提高自我调节及控制能力，养成有规律的生活习惯，适当参加有意义的活动，坚持体育锻炼，增强自身抵抗能力，寻求家庭的关心和社会的支持，共同度过这一多事之秋。

五、老年期心理健康

老年期一般指 60 岁以上的年龄阶段。我国是世界上老年人口最多的国家，已经超过 1.7 亿。老年人生理功能衰退，心理也发生巨大变化，如记忆力下降、情绪易变等，常出现孤僻、抑郁、恐惧等心理问题。因此，提高老年人的心理健康水平显得尤为重要。

1. 加强人际交往，克服"空巢心理" 老年人的孤独和寂寞对心身健康极为不利，离退休老年人应尽可能地保持与社会的联系，积极参加社会交往活动，不可囿于斗室，深居简出。要妥善处理好家庭关系，保持良好的人际关系。

2. 适应角色转变 离退休老年人从一线退居二线，再加上机体功能逐渐走向衰退，难免会产生自卑、抑郁心理。因此，老年人要正视这一现实，适应这种角色的转变，及时调整心态，确定新的志趣追求，做些力所能及的事情，学习、接受新生事物，继续为社会发挥余热。

3. 克服恐惧心理 老年人应正确认识疾病和死亡，以坦然的心态迎接死亡的来临，克服对死亡的恐惧心理。坚持适量的体育锻炼，丰富个人的业余生活，阻止大脑老化和机体功能衰老过快。及时诊治疾病，加倍珍惜时间，努力完成未尽的心愿。

第三章　心理应激

　　"应激"一词系外来语，在不同的学科中译名不同，在日常生活中的通俗含义是"压力"，如生活压力、抚养子女压力、工作压力、婚姻压力等。每个人在某个时期都会经历一定的压力。一般而言身心健康者均能适应长期的压力或者应对短期的压力，这种压力不构成对健康的威胁。一定的压力能激发更大的动力，推动着个体努力去实现更大的目标。只有当压力过大、个体难以适应时，才构成对个体健康的威胁，进入所谓的"应激"状态。

第一节　心理应激概述

　　随着医学心理学中有关心理病因研究的不断深入，应激的概念逐渐得到扩展。英文"stress"在生理学和医学领域译作"应激"，也常有人译之为紧张刺激、紧张反应、紧张状态、心理压力等。

一、应激的概念和应激过程

　　"应激"一词的原意是指一个系统竭尽全力对抗外力作用时的超负荷过程。加拿大著名生理学家塞里以其对应激的研究而闻名于世。他认为，生物的应激是身体对加于它的刺激的非特异反应，应激是通过特殊的综合征（全身适应综合征）而表现出来的一种状态。综上所述，可以给心理应激定义如下：心理应激是由机体在生活过程中实际上的或认识上的（关于环境要求与个人应对能力）不平衡引起的一种身心紧张状态，这种紧张状态倾向于通过非特异性生理和心理反应表现出来。

　　它有以下几方面特点：①是一种有激动水平的情绪状态，比如暴怒、极度恐惧、痛不欲生、欣喜若狂等，或者是某种环境压力下形成的持续的紧张状态；②伴有一系列的生理生化改变，如呼吸频率、心率、血压、血糖浓度、胃液分泌、皮肤电反射及神经递质的改变等；③是通过主观认知体验产生的，如感到压力、害怕、痛苦、劳累等；④反应可以是适应的，也可以是适应不良的。

　　应激过程分为四个部分。应激源是一种客观情景或刺激，它必须经过主体的知觉评价才能引起相应的生理心理反应。这种反应可能是适应性的，即提高机体的应对能力；也可能是适应不良的，即导致活动效率下降或躯体损伤和心理障碍。

二、应激的本质

（一）应激的适应意义与动力性质

从进化的角度来说，应激具有适应的意义。应激作为人的心理生理功能，是人类在几百万年甚至更长的时间里逐渐获得的。应激的主观感受或体验具有动力的性质，当它指向一定的目标时，就成为行为的动机。人的一生需要这种应激的存在。如果一个人与饥饿有关的应激太弱，那么他可能会患营养不良甚至饿死；如果一个人与躲避危险有关的应激太弱，机体就常会受到损伤甚至死亡；如果一个人在重大比赛或解决重大问题时没有引发应激或应激太弱，就不能取得好成绩。因此，应激是生命活动所必需的。

（二）应激的心理"免疫"功能

动物实验表明，在早期生活中受到电击和其他应激的老鼠发育正常，并在以后的生活中对应激适应良好；而在早期没有受到应激的动物，长大后则变得胆小和行为异常。可以说，在儿童时期和青少年时期，一定程度的应激对于正常的适应性行为的发展是必需的。间隔性地、有限度地使孩子在活动中经历困难和失败，对他以后的适应是有好处的。相反，一个孩子成长过于顺利，没有遭受到任何挫折和失败，那么他在以后遇到应激时便难以适应。

（三）应激的适应不良

虽然应激对人的生存有积极意义，但是个体在某种情况中应激过度，就会产生不良的结果。这种不良结果分为两个方面：一是活动效率或效果下降，儿童学习实验证明，太低或太高的动机水平对学习成绩都不利，中等水平的动机效果最佳。紧张往往可以提高简单劳动的效率，但会降低复杂脑力劳动的效率；二是应激过度对健康不利，应激的客观标准表现为一系列的生理反应，持续的应激状态会破坏一个人的生物化学保护机制，使人体的抵抗力下降，易受疾病侵袭。

第二节　应激源及其影响因素

人在自然界生存，又在社会环境中活动，自然和社会的变化（包括自身生理和心理的变化）都可以作为应激源而引起应激。

一、应激源的概念与分类

应激源是指引起应激的各种刺激物。近几十年的研究发现，应激源是十分广泛的，几乎存在于我们生活环境的各个方面。从引起心身疾病和心理障碍的因素看，心理应激的应激源主要是指家庭、学习、工作和社会环境中的各种紧张刺激。根据内容和性质，应激源可分为社会性应激源、文化性应激源、躯体性应激源、心理性应激源。

1. **社会性应激源**　包括：灾难性事件，各种自然灾害和社会动荡，如火山爆发、地震、战争、动乱；重大政治、经济制度变革；生活事件，即生活中经常面临的造成心理应激并可能进而损害个体健康的各种问题，如失学、失业、失恋等。

2. **文化性应激源**　指一个人从熟悉的生活方式、语言和风俗习惯、环境中迁移到陌生环境中所面临的各种文化冲突和挑战，如迁居异国他乡。它对个体健康的影响往往持久而深刻。

3. **躯体性应激源**　指直接作用于躯体而产生应激反应的刺激，包括理化因素、生物学因素，如噪声、拥挤、空气污染微生物和疾病等。

4. **心理性应激源**　指各种心理冲突和挫折，人际关系紧张，焦虑、恐惧、抑郁等消极情绪以及不切实际的凶事预感等。心理冲突和挫折是其中最重要的两种。

二、应激的中介因素

在现代社会中，应激源普遍存在，任何人也无法避免。在同样或相似的生活环境中，有些人产生了强烈的应激反应，甚至产生了心理障碍或心理疾病；而另一些人则适应良好，原因在于应激是主体与客体相互作用的结果，诸如认知评价、价值观念、应对能力等中介因素都会影响应激反应的结果。

1. **认知评价**　是指个体对应激事件的性质、程度和可能的危害情况做出的估计。它直接影响个体的应对活动和心身反应，是应激事件是否会造成个体应激反应的关键中介因素之一。

由于评价是一种认知加工过程，对同种应激源有可能做出不同的评价，这取决于个体的认知及应对能力。通常可将个体对应激源的认知评价分为积极的评价和消极的评价，相应产生积极的应激反应和消极的应激反应。

2. **价值观念**　是指人们对事物的看法，是用来评判好坏的标准并指导行为的心理倾向系统。它包括态度、兴趣、爱好、信仰、信念等。人们判断一个事件对自己是有利还是有害，往往是以自己的价值观念为基础的。价值观具有主观性、选择性、稳定性、社会历史性等特征。

3. **应对能力和反应类型**　同样的情景和事件可能会引起不同强度的应激反应，这与人们应对环境的能力有关。学习理论认为，不同的反应类型都是来源于幼年时期的生活经历影响到神经内分泌过程及发育而形成的某些动力定型，即稳固的条件反射。如果某些反应类型是非适应性的，则在以后的生活中会对某些情景刺激产生过度反应，从而形成心理障碍或心身疾病，如强迫性神经症、支气管哮喘等。

三、生理始基

应激能否导致疾病或导致什么样的疾病，这与应激者机体各系统的生理基础有关，而生理始基又与遗传素质及生活方式有关。在同样的应激条件下，有的人患了消化性溃疡，有的人得了高血压，有的人出现了精神障碍，这主要是因为他们在发病前具有患某种疾病的生理基础。许多研究都证明，高血压、冠心病、消化性溃疡等心身疾病有一定家族史的倾向。

社会刺激能否引起机体的应激反应，引起多大强度的应激反应，以及是否导致疾病的发生，取决于多种因素，即应激源的强度、应激者的人格特征（个体的认知评价、价值观念、应对能力）及生理始基与遗传素质构成某种应激的易激惹性和某种疾病的易罹患性。

四、应激反应

应激反应是指当个体经认知评价而察觉到应激源的威胁后所引起的心理和生理的变化。应激反应有一定的表现形式，护士对这些指标进行客观的测量，可以估计患者的应激程度。

1. 应激的生理反应　当应激源的信息被察觉、认知后，由新皮质通过边缘系统去唤起应激系统，影响包括免疫系统在内的各种内脏的活动。参与生理反应的中介机制有三种：心理－神经中介机制、心理－神经－内分泌中介机制、心理－神经－免疫机制，这三种中介是一个整体。

2. 应激的心理反应　可分为积极的心理反应和消极的心理反应。积极的心理反应是指适度的皮层唤醒水平和情绪唤起注意力集中、积极思考、动机调整。这种反应可以帮助人维持应激期间的心理平衡，准确评价应激源的性质，做出符合理智的判断与决定，从而使人恰当地选择对付应激源的策略，有效地发挥应对能力。消极的心理反应是指过度的焦虑、紧张及情绪过分波动、认识能力障碍、自我概念模糊等，这种状态妨碍个体正确地评价现实情境、选择应对策略和正常发挥应对能力。

3. 应激引起的社会文化方面的表现　有积极的表现和消极的表现之分。积极方面包括维持良好的人际交往，保持与社会良好接触，对事物充满兴趣，积极寻求各种社会支持，恰当地改变原有的不适应环境需求的各种观念等，这样有利于提高个体适应环境的能力。消极的表现则是指脱离与社会接触，对事物丧失兴趣，与别人关系紧张或冷淡，不能坚持正常的工作和学习，放弃对自己和社会所承担的责任，对各种来源的社会支持抱否定或抵制的态度，不能随自身条件和环境的变化而改变自己的原有观念等，这样降低了个体适应环境的能力。

4. 影响应激反应的因素　不同的个体应激反应的表现形式和程度会有所不同，这与个体的自身特点和应激源的性质有关。个体的自身因素包括生理条件、心理特点（人格、挫折忍受力）等及既往应对类似应激的经历。个体自身因素与应激反应的表现性质与应激反应程度有关，涉及以下四个方面。

（1）应激源的强度。例如护士上班偶尔迟到可能只是轻度的应激源，一般不会有严重反应，而出现医疗差错甚至事故则是重度应激源，一般会发生较重的身心反应。

（2）应激源波及的范围。可用有限的、局部的或广泛的措辞来描述应激源的范围。例如，患者手部的轻微擦伤范围有限；合并感染影响到整个手臂活动，可能是局部的；进而伴有高热，患者又需用手工作来谋生，则影响广泛。妊娠也是一种广泛的应激源，因为妊娠涉及个体的生理、心理、社会文化诸方面。范围越广泛，应激反应就越强烈。

（3）应激源持续时间。可长可短，例如手外伤患者可能仅经历短期应激；而脑血管意外所致的偏瘫患者，其应激源就可能持续很长时间。时间越长，应激反应越大。

（4）合并多种应激源。有的个体同时面对几种应激源，例如失业、身体欠佳、赡（抚）养老年人或小孩等。合并应激源强度越高、时间越长、数量越多，则应激反应就越强烈，个体应对应激所付出的精力越多，造成的身心功能损害越严重。

5. 应激结果　应激导致的个体健康损害程度因人而异。有的人因短期应激而发展出建设性应对策略，引起个体的积极改变；有的人却出现了严重的身心功能障碍。这种差异与个体的自身条件、社会文化背景有关，更与应激源的性质有关。一般而言，高强度的应激源或持续时间长的应激源（又称延迟性应激源）对个体健康损害较大。在躯体方面，延迟性应激结果包括躯体生理功能障碍和应激相关性疾病如心血管疾病、胃肠疾病、糖尿病、癌症等，这些疾病被称为心身疾病。在心理方面，对儿童和青少年而言，应激将影响个体的心理发展，导致发展缓慢或停止，如认知功能障碍、人格发展异常（品行障碍、青少年违法等），甚至出现发展危机，导致适应不良行为（吸毒、卖淫、攻击等）和精神障碍；对成人而言，应激可打破原有的心理平衡，导致心理功能失调，如神经症、性心理异常、精神活性物质滥用等，严重者导致精神崩溃，发生精神障碍如精神分裂症、反应性精神病等；对老年人而言，则加重老年人的孤独感，导致老年性痴呆症等老年性疾病的发生。社会文化方面，应激可以改变正常的社会文化角色、个人的期望水平及社会功能，甚至改变个体对社会、生活乃至整个世界的看法，变成一个与现实生活格格不入的人。

第三节　心理应激与健康

心理应激对人的健康的影响是双向的，既有积极的一面，也有消极的一面。

一、心理应激对健康的积极影响

（一）心理应激是个体成长和发展的必要条件

个体的成长发育主要取决于遗传与环境这两个方面。心理应激可以被看作是一种环境因素。研究表明，幼年时期的适度心理应激可促使其心理发育，青少年时期的心理应激经历可以提高个体在日后生活中的应对与适应能力。例如，家境贫寒、历经坎坷、经常要应付应激环境的孩子，能锤炼出坚强的意志与毅力，成年后独立性强，面对各种艰难困苦能应对自如，社会适应能力大大增强。被父母过度保护的孩子，适应环境的能力较差，在走向社会的过程中，往往容易发生环境适应。

（二）心理应激是维持正常心理和生理功能活动的必要条件

人的心理、生理和社会功能都需要环境的刺激。感觉剥夺实验的结果和高楼综合征、退休综合征等实例都说明，人离不开刺激，适当的刺激和心理应激有助于维持人的生理、心理和社会功能。紧张的学习和工作使人变得聪明、机灵和熟练，大大增强了个体的生存能力、适应能力。在日常生活中，人们总会遇到矛盾，遭遇各种刺激，受到各种挫折，要解决矛盾，应付挑战。这些既可引起紧张、苦恼和劳累，但也有成功的喜悦和轻松。缺乏刺激的单调状态超过一定时间限度，会导致幻觉、错觉和智力功能障碍。进行考试、评比、检查、比赛和冒险活动等，都是引起适度心理应激的常用手段。

二、心理应激对健康的消极影响

强烈或持久的心理应激反应会损害人的健康，主要表现为以下几个方面。

（一）直接引起心理和生理反应

1. 急性心理应激综合征　常表现为以下几类：急性焦虑反应，表现为烦躁、过敏、心悸、出汗、厌食、恶心、腹部不适等；血管迷走反应，表现为虚弱、头昏、晕厥、出汗、心悸、恶心、腹部不适等；过度换气综合征，表现为头昏、虚弱、呼吸困难、窒息感、心悸、指端麻木。

2. 慢性心理应激综合征　慢性心理应激下的人常表现出疲惫、乏力、心悸、头晕、失眠、消瘦等各种躯体症状和体征，还可能出现神经症表现，但常常被医生忽略而长时间不愈。

（二）引发多种疾病并可加重或激化病情

1. 降低个体对疾病的抵抗力，直接影响其症状的构成　应激既可使具有生理始基（遗传基因）的人易患溃疡病、支气管哮喘、甲状腺功能亢进，也可导致冠状动脉痉挛、供血不足而直接诱发心绞痛或心肌梗死，这也是冠状动脉粥样硬化性心脏病患者猝死的主要原因。还可诱发高血压，导致脑血管硬化患者发生脑血管痉挛或脑出血。

2. 加重已有的精神和躯体疾病　已患有各种疾病的个体，抵抗应激的心理和生理功能较低，很容易加重原有的疾病或导致旧病的复发。如高血压患者在工作压力增大时病情会加重；冠心病患者在争执或激烈辩论时会发生心肌梗死；病情已得到控制的哮喘儿童在母亲离开后会发作等。

3. 与其他因素共同引发心身疾病　心理应激是心理社会因素损害人的健康的重要途径。严重的心理应激引起个体过度的心理、生理反应，造成内环境紊乱。

第四章 心身疾病

在临床工作中可以看到不少疾病与心理因素有关，情绪因素与疾病存在一定关系是各科医学家所公认的，对情绪与疾病关系的认识已经有很长的历史。中医把"七情"致病叫七情内伤，古代西方医学也有相关的记载，但由于历史条件的限制，这方面的研究没有得到较快的发展。

第一节 心身疾病概述

心身疾病对人类健康构成严重威胁是造成死亡率升高的主要原因，日益受到医学界的重视。

一、心身疾病的概念

心身疾病是指一类表现为躯体症状，但在发生、发展、转归和防治方面与心理社会因素有密切关系的疾病。

二、心身疾病诊断标准

诊断心身疾病有六个标准：①病因主要是心理社会因素；②疾病表现主要是躯体症状和体征；③病理变化主要累及受自主神经所支配的器官组织；④具有遗传和个性特征方面的倾向，即有易感素质；⑤病情的缓解或复发与心理因素的参与有密切关系；⑥不同于神经官能症与精神病。

三、心身疾病的发病率

在经济飞跃的时代里，我国在工业化、城市化、科学技术等方面都取得了不同程度的发展，人类的寿命普遍延长，威胁人类生命的不再是传染病。由于生活方式的改变、生活节奏的加快、应激源的增加，心身疾病发病率越来越高，心身疾病在各种疾病中的比重越来越大。

从性别来看，女性患心身疾病概率高于男性；就年龄而言，更年期最高，65岁以下的老年人和15岁以下的儿童较低；就职业性质和地区而言，脑力劳动者高于体力劳动者，城市高于农村，工业发达地区高于工业不发达地区。

中国协和医科大学杨功焕教授对1991~2000年中国人群疾病死亡因素进行的定量分析如下。

第一，死亡率呈上升趋势。病种群落主要是恶性肿瘤、脑血管病、冠心病、糖尿病及交通伤害。脑血管病死亡率从1991年的80.17/10万增至117.75/10万；

冠心病死亡率从 1991 年的 24.08/10 万增至 43.47/10 万，10 年增幅近一倍，所有恶性肿瘤总死亡率上升了 31%；糖尿病死亡率 10 年间上升 110%；传染病死亡率从第一位退至第十位。

第二，从地区来看，城市与农村人群死亡率已经接近，农村脑血管病死亡率将超过城市，集中在华北、华中、东北、西北农村；冠心病、恶性肿瘤、糖尿病死亡率城市高于农村。

第三，从性别来看，脑血管病、糖尿病死亡率男性高于女性；恶性肿瘤男性死亡率为女性的 1.7 倍。

四、心身疾病的范围

心身疾病的范围很广，涉及临床各科，病变主要累及自主神经所支配的系统或器官。综合国内外有关流行病学资料，临床各科的心身疾病占 25%~35%，内科的心身疾病占 32.2%~35.1%，而在内科循环系统住院患者中则高达 50% 以上。

五、心理因素与心身疾病的发生

近代心身医学研究发现，中枢神经、内分泌和免疫三个系统的互相影响，使心理因素转变为生理因素，在心理社会因素导致疾病中起着中介作用。

1. **心理－神经中介途径** 当机体处于应激状态时，中枢神经系统对应激信息接收、加工、整合，传递至下丘脑，使交感神经－肾上腺髓质系统的功能明显增强，释放大量儿茶酚胺，引起肾上腺素和去甲肾上腺素分泌增加，致使中枢兴奋性增高，导致心理的、躯体的和内脏的功能改变，如心率加速、血压增高、呼吸加快、瞳孔扩大、外周血管收缩、皮温下降。持续存在的应激可使肌体内部的能量耗竭，并且可产生持久而严重的自主神经功能改变，直至产生相应的内脏器质性病变。

2. **心理－神经－内分泌途径** 应激源作用持久或强烈可促使下丘脑短暂地发放释放激素，或造成下丘脑持续地活动导致长期发放释放激素。在这个活动阶段，可能使下丘脑的内环境保持稳定，如控制饥饿、性驱力、睡眠、觉醒等一些活动，但也可能由于这种控制的增强或降低而出现临床症状。各种释放激素可影响垂体激素的分泌，特别是影响垂体－肾上腺轴分泌皮质类固醇，进而使机体对紧张刺激做出反应，导致某种生理变化和行为变化。如甲状腺功能亢进症的患者情绪容易激惹；性激素的变化可引起周期性的情绪反常等。因此心理社会紧张刺激可引起内分泌功能紊乱而导致心身疾病。

3. **心理－神经－免疫途径** 现代免疫学研究已经证明，应激可通过下丘脑及其控制分泌的激素影响免疫功能；可使胸腺退化，影响淋巴细胞的成熟，抑制抗体反应，降低巨噬细胞活动能力；干扰淋巴细胞的再循环，抑制丙种球蛋白的形成；干扰白细胞的活动，降低抗体活动能力，不能及时识别、排斥与消灭异己的突变细胞株，从而降低机体对病毒、细菌或过敏物的抵抗力而致病。

第二节　几种常见的心身疾病

心理社会因素既是心身疾病的发病原因，又影响疾病转归，因此掌握常见心身疾病患者的人格特征、行为方式和社会环境特点，对预防和治疗这类疾病都十分重要。

一、原发性高血压

原发性高血压是最早被确认的心身疾病。尽管近几年的研究表明原发性高血压与基因遗传密切相关，但仍普遍认为高血压由综合因素所致，心理社会和行为因素在发病中起重要作用。

（一）心理社会因素与原发性高血压

1. 社会环境及生活方式　流行学调查表明，城市居民高血压发病率高于农村。从事注意力高度集中、精神紧张而体力活动较少的职业以及对视、听觉形成慢性刺激的人，容易患高血压病，如驾驶员比一般人群患病率高。生活方式也影响着高血压的发生，研究表明高血压发病率与高盐饮食、超重、缺乏锻炼、大量吸烟和饮酒等因素有关。

2. 生活事件及心理应激　长期的慢性应激事件是促发原发性高血压的因素。研究表明，失业、离婚、长期生活不稳定、环境噪声高者发病率高。应激情绪反应中，焦虑、愤怒、恐惧容易引起血压升高，沮丧或者失望引起血压变化较轻。一般认为情绪反应时伴随的"神经－内分泌－心血管反应"是人类种系发生过程中形成的一种防御反应，一旦刺激消失，多数人反应也随即停止。如果这类情绪反应消失很慢，或与其他心理因素建立了联系，情绪状态下发生的阵发性血压升高就会逐渐发展为持续性血压升高，最终导致原发性高血压。

3. 人格特征　原发性高血压患者不局限于某种特定的人格类型。一般认为，患者的人格特征倾向于求全责备、刻板主观、容易激动、过分谨慎、不善表达情绪、具冲动性、压抑情绪但又难以控制情绪，并且这种人格特征可能与遗传因素有关。

（二）原发性高血压患者的心理反应

高血压是一种慢性疾病，起病隐匿，病程较长。患者早期常表现紧张、焦虑、压抑性愤怒，又因为对疾病认识不足、早期代偿期症状轻，常忽视疾病。当处于失代偿期，症状再次出现时，患者又会再度紧张。

（三）原发性高血压患者的心理护理

1. 缓解心理应激　护士要善于运用沟通技巧，评估患者的心理状态，制订有效的护理措施，使患者学会随遇而安，有效应对生活事件，缓解心理应激，减轻心理压力。

2. 运用心理治疗的方法 在生物治疗的基础上，运用运动疗法、松弛疗法及生物反馈疗法都可有效降低心搏次数，减少血压波动，降低收缩压和舒张压。对1期高血压与临界高血压患者运用生物反馈疗法尤其可以取得非常好的疗效。

3. 指导自我护理 首先应使患者对该病有正确的认知，改变不良的生活习惯，保持健康体重，教会患者调控情绪，合理安排工作和休息，以利于稳定血压。

焦虑和愤怒的应激状态对高血压发病作用明显。研究证明压抑愤怒的情绪对原发性高血压影响更大，特别是被压抑的敌意所造成的心理冲突，导致高血压的发生可能性大大提高。

二、冠心病

冠心病是最常见的心身疾病之一，也是当今成年人的第一死亡原因。研究表明，冠心病的病因涉及多种因素，心理社会因素在冠心病的发生发展过程中起着至关重要的作用。

（一）心理社会因素与冠心病

1. 人格特征 A 型行为类型者容易发生冠心病。触发心身病变的核心成分是富含敌意和愤怒。A 型行为者遇到应激性事件时容易紧张、激动、愤怒、攻击和对人敌意，体内儿茶酚胺和促肾上腺皮质激素过量分泌，作用于细胞膜受体引发反馈机制，增加心肌氧耗量和血黏度，并增强血小板的黏附性和聚集性，从而大量释放血栓素 A_2，导致血栓素 A_2 和前列腺素的平衡失调，促发冠状动脉痉挛或形成动脉内血栓导致冠状动脉供血不足。

2. 生活事件与心理应激 生活中的应激因素如亲人死亡、环境变化等常被认为是冠心病的重要病因之一。研究表明，与冠心病相关的常见应激源包括夫妻关系不和睦、父（母）子（女）关系紧张、工作不顺心、事业受挫与失败、离婚、丧偶等，强烈或持续的心理应激可致儿茶酚胺过量释放、心肌内钾离子减少、血压升高、局部心肌供血下降，使易患者和原有心肌供血不足者发生冠心病。

3. 社会环境与生活方式 冠心病发病率与不同社会结构、社会分工、经济条件、社会稳定程度有一定相关性。研究结果证实社会发达程度高、脑力劳动强度大、社会稳定性差等均为促使冠心病高发的原因。另外，吸烟、饮酒过量、高脂肪与高胆固醇饮食摄入过量，缺乏运动，过度肥胖等既是冠心病易发因素，也是冠心病病情发展和治疗困难的重要因素。

（二）冠心病患者的心理反应

1. 焦虑 焦虑发生于患者因胸痛、胸闷被诊断为冠心病后，焦虑的程度取决于患者对疾病的认知。倾向于悲观思维模式的患者充满对预期死亡的焦虑，甚至继发抑郁。冠心病的危险度会随着焦虑水平提高而增加，猝死型冠心病与焦虑水平是呈正相关的。

2. 抑郁　大量的研究表明，重性抑郁与冠心病的患病率及死亡率有关。冠心病患者抑郁症的患病率为 17%~22%，是普通人群的 3~4 倍。对已经发生急性心肌梗死患者的研究证实，心肌梗死患者 6 个月内死亡的独立危险因素仍然是重性抑郁，故抑郁发作可作为患者死亡的一个明显预兆。

（三）冠心病患者的心理护理

1. 指导正确认知　帮助患者对冠心病的形成原因、诱发因素及用药常识形成正确的认识，从而改善患者的情绪反应，达到良好的治疗效果。

2. 实施行为矫正　护士应评估患者的行为方式是否属于 A 型行为，并分析其心理根源，与患者共同探讨训练计划，采用综合性的方法如松弛训练、改变期望、人际交往训练等长期、逐步地改变、矫正患者的行为方式。

3. 积极调整心态　开导患者以平和的心态对待竞争，学会随遇而安，凡事不必追求完美，调整心态，减轻心理压力。

冠心病患者发生冠状动脉痉挛和猝死的几种诱因：①生活、事业奋力拼搏，但屡遭挫折的应激反应；②完全的 A 型行为类型；③沮丧和压抑。

三、消化性溃疡

消化性溃疡是最常见的心身疾病，一般人群中预期的终身患病率高达10%。消化性溃疡特别是十二指肠溃疡与心理社会因素密切相关。

（一）心理社会因素与消化性溃疡

1. 严重精神创伤　在毫无思想准备时，遇到重大生活事件或社会环境改变，如失业、丧偶、失事、离异、自然灾害或战争等。

2. 持久的不良情绪反应　如长期家庭矛盾、人际关系紧张、事业发展不顺利等导致的失落感。

3. 长期的紧张刺激　如工作环境不良、缺乏休息等。近年的研究结果显示消化性溃疡患者发病前血液中胃蛋白酶原的水平较高，后者被认为是发生十二指肠溃疡的重要生理始基。高胃蛋白酶原血症的患者在心理社会因素的"扳机"作用比普通人更容易发生溃疡病。

（二）消化性溃疡患者的心理反应

1. 焦虑　患者由于上腹痛而往往表现出紧张、焦虑的情绪，尤其是病情较重的患者因担心引发严重并发症而惶恐不安，情绪不稳定。

2. 抑郁　溃疡病通常病程漫长，病情反复发作，给家庭造成不同程度的负担，患者自觉痛苦和拖累家人，常常会出现自责、抑郁。

3. 恐惧　患者在出现剧烈腹痛时，精神极度紧张、恐惧，担心急性穿孔、消化道大出血及溃疡的恶变。而过度的紧张、恐惧会引起胃部收缩增强或痉挛、胃酸分泌增多，形成恶性循环，又加重溃疡的程度。

（三）消化性溃疡患者的心理护理

1. 指导正确认知，消除不良情绪　患者因缺乏对疾病的正确认知，容易出现焦虑、抑郁、恐惧等情绪。因此，护士应通过通俗易懂的语言解释所患疾病的病因特点、治疗手段，从而消除患者的不良情绪，建立良好的心理状态，战胜疾病。

2. 提供心理支持　护士应耐心倾听患者内心的压力与烦恼，教会患者运用自控技术调节负性情绪，有效应对生活事件，避免不良情绪对机体的损害。

3. 协调人际关系　要帮助患者协调好护患关系、患者之间的关系及患者与亲属之间的关系，有利于患者在温馨和谐的人际氛围中尽快康复。

4. 防止疾病复发　指导患者出院后保持平和的心态，合理安排生活，避免精神紧张，遵医嘱按时、按量服用药物。介绍疾病防治的相关知识，有效防止溃疡的穿孔、出血及癌变等并发症的发生。

四、糖尿病

糖尿病是由于胰岛素分泌缺陷或以对胰岛素抵抗为特征的代谢性疾病。目前认为糖尿病的发生既有生物学因素也有心理社会因素。生物学因素包括遗传、肥胖基因、免疫机制异常等，心理社会因素包括都市化生活方式、各种心理应激、心理冲突及环境影响等。

（一）糖尿病与心理社会因素

1. 情绪状态与应激　研究发现，情绪应激状态下所有患者均可显示出糖尿病的某些症状，而且焦虑、紧张、忧郁、苦闷等情绪应激都与血糖水平有关，说明情绪应激可影响糖代谢，但非糖尿病患者在应激解除后可恢复正常，糖尿病患者却不能恢复正常。

2. 生活事件　调查显示糖尿病的发生同各种生活挫折有关。生活压力越大，糖尿病患者的病情也相对越重。

3. 人格因素　回顾性调查显示，糖尿病患者大多性格不成熟、优柔寡断、拘谨、抑郁、自卑、神经质、有攻击倾向。

（二）糖尿病患者的心理反应

1. 负性情绪　糖尿病属于终身性疾病，患者一经确诊，就会表现出各种悲观、愤怒、抑郁与失望的负性情绪，对生活失去信心，情绪低落，精神高度紧张。

2. 怀疑、拒绝　糖尿病患者的饮食要求及生活方式的改变会让患者拒绝治疗饮食，甚至拒绝使用胰岛素，上述心理反应均会影响正常治疗计划的实施，从而加重患者的病情。

3. **厌世** 随着病程迁延,多器官、多系统并发症会出现,患者对未来生活失去信心,适应生活的能力下降,开始自暴自弃,甚至导致自杀行为。

(三)糖尿病患者的心理护理

1. **糖尿病患者及其家庭的健康教育** 开展对糖尿病患者及其家属的健康宣教,让他们了解糖尿病的基本知识、血糖的检测、胰岛素的正确使用方法。

2. **改变生活方式** 饮食治疗是糖尿病患者的基础治疗手段,要求患者严格执行医嘱按食谱进食,通过一些行为治疗方法提高患者的依从性。

3. **心身自护,调整不良情绪** 教会患者调整不良情绪,学会心身自护,增强与疾病做长期斗争的信心。

五、恶性肿瘤

恶性肿瘤是一种发病率高、死亡率高、致残率高的疾病。目前有关恶性肿瘤的发病原因和发病机制的研究有显著进展,初步认为恶性肿瘤的发病是遗传素质、致癌因素、心理应激三者共同作用的结果。因此,恶性肿瘤亦属于心身疾病。

(一)心理社会因素与恶性肿瘤

1. **心理应激与恶性肿瘤** 恶性肿瘤患者发病前往往有严重的心理应激史。调查表明,子宫颈癌患者在被确诊前的5年内大多有过创伤性事件,胃癌和乳腺癌患者在被确诊前的3年内所遭遇到的生活事件远比健康人多,尤其是重要情感丧失的生活事件。肿瘤症状出现前的生活事件发生率较高,尤其是丧偶、近亲死亡、离婚等家庭不幸事件使他们长期处于悲哀和孤独之中。调查发现癌症患者发病前的家庭不幸事件发生率高于对照组。癌症平均生存时间明显延长的患者具有以下心理行为特点:①始终抱有希望和信心;②及时表达或发泄负性情感;③积极开展有意义和快乐感的行为;④能和周围人保持密切联系。

2. **C型行为与恶性肿瘤** 临床观察和实验研究发现C型行为个体易发生癌症。国外研究认为:C型行为可在分子水平上引起DNA自我修复功能减退,促进原癌基因转化;同时通过神经内分泌系统的功能改变降低机体免疫力,从而失去彻底清除癌变细胞的能力,最终导致癌症病变的发生。

(二)恶性肿瘤患者的心理反应

恶性肿瘤也称癌症,是一种死亡率较高的疾病。因此,癌症患者紧张、恐惧和焦虑的心情是可以理解的。当患者被告知病情后,其心理反应可分为体验期、怀疑期、恐惧期、幻想期、绝望期和平静期六个阶段。

1. **体验期** 患者出现"诊断休克"即得知患了癌症,顿时惊呆、麻木甚至昏厥,很多患者在回忆当时情景时都有以上感觉,不知当时是怎么过来的。

此期短暂，可持续数小时或数日。此期患者往往无力主动表达内心的痛苦，拒绝家人或医护人员提供帮助。

2. 怀疑期　患者对诊断结果极力否认，甚至去多家医院看病或以患者家属身份找医生咨询，以便得到不同方面的信息。患者抱有侥幸心理，既希望确诊，又希望听到不是癌症的诊断。患者这种拒绝接受事实的做法是一种应激状态下的心理防卫机制，可降低他们的恐惧程度，暂时缓解痛苦的体验和心理压力，逐渐适应意外的打击。

3. 恐惧期　当极力否认仍不能改变诊断结果后，患者开始接受现实。这时常见的反应是恐惧，包括对疾病、对疼痛、对离开家人和朋友的恐惧，以及对身体缺损、对死亡的恐惧等。表现为哭泣、情绪激动、烦躁不安、冲动性行为以及一系列生理功能改变，如颤抖、尿频、尿急、心悸、血压升高、呼吸急促、昏厥、出汗等。恐惧是一种适应性反应，属于正常的心理防卫机制，但恐惧感长期存在则影响治疗效果。

4. 幻想期　患者经历了患病后的各种痛苦体验，已能正视现实，但仍存在许多幻想，如希望能出现奇迹，希望能有新药或新的手术方案来根除自己的疾病，希望手术后的化验结果能够推翻原来的诊断等。幻想可以支持患者与疾病抗争，增强其信心，提高其应对能力，改善其恐惧、焦虑程度。某些患者存在幻想时，有良好的遵医行为，一旦幻想破灭，患者可能失去治疗信心，产生绝望心理。

5. 绝望期　当病情进一步恶化、治疗效果不佳、出现严重的并发症或出现难以忍受的疼痛时，患者都会产生绝望情绪。他们感到万念俱灰，对治疗失去信心，甚至产生轻生念头；也有的患者否认诊断、拒绝治疗，或在求生心理的支配下到处求医，寻求民间偏方治疗。

6. 平静期　大多数患者在经历了忧愁、悲观、紧张、绝望、厌世等痛苦的心理应激反应后，已能接受现实，承认患者角色，对疾病、对死亡不太恐惧，不再考虑自己对家人、社会的责任，而以平静的心态，专注于自己的疾病。随着对疾病知识的了解，患者会主动求医，积极配合治疗；但也有些患者当病情发展至晚期、身体状况逐日下降时感到治疗时间太长、花费太大，担心拖累家人，如果达到心理极限就会选择轻生。

（三）恶性肿瘤患者的心理护理

1. 疏泄性心理护理　可帮助患者宣泄压抑的情绪，减轻紧张和痛苦的情绪。

2. 心理干预　心理干预的目的，就是帮助患者重新建立起生活的信心，正确面对自身的疾患，积极配合治疗，有效延长生命。针对癌症患者对死亡、疼痛及残疾等后果的担心、恐惧，可采用认知疗法，结合支持性心理治疗、放松技术、音乐疗法、气功等以及指导患者采取正确的应对技巧，以降低其焦虑、恐惧情绪。对于严重恐惧、焦虑者，可适当使用抗焦虑药物。抑郁情绪严重者往往不配合治疗，甚至产生自杀行为，可通过晤谈及抑郁症状评定量表对其进行评估。根据患者的抑郁情况，综合采用多种心理护理方法进行干预，同时鼓励或者强化患者进行有益的交往和力所能及的活动，提供尽可能多的社会支持资源。对于严重抑郁患者可使用抗抑郁剂。

第五章 护理工作中的应激问题

护理工作应激是指护理工作中的各种需求与护士的生理心理素质不相适应的一种心身失衡状态。大量研究结果表明，护理工作具有较高的应激危险性，护士应激水平通常高于医生、药剂师及一般人群的应激水平，这对护士的心身健康和工作质量有显著的影响。因此，护士有必要了解护理工作应激的特征和规律，掌握控制应激的方法，从而增进护士的心身健康，提高护理工作质量。

第一节 护理与应激

护理工作中，许多应激性情境影响患者的康复和护士的健康，因此护士加深对专业领域内应激的认识，掌握干预相关应激的应对技术，无疑能从根本上提高整体护理效果，促进患者身心康复，具有重要的理论价值和实践指导意义。

一、护理工作中常见的应激源

国内外研究者通过对护士心理应激进行广泛和深入的研究，发现影响护士工作应激反应的常见因素有以下几个方面。

1. **工作环境中的应激源** 护士长期工作在充满应激源的环境中，如许多有害的细菌和病毒、核放射的威胁；患者的病容、呻吟对感官的负性刺激；护理工作环境紧张、气味难闻；濒死状态和死亡现象的刺激；生死离别的场面。在急诊科、重症监护病房（ICU）工作的护士，由于患者病情复杂、变化迅速，护理工作的可控制性和可预测性低，经常处于紧张状态，易造成身心疲惫；儿科护士经常接受杂乱环境和婴儿啼哭的刺激，且护理工作烦琐、劳动强度大，同样的护理和治疗工作，儿科护士付出的劳动往往要比其他科护士高出两倍甚至更多。身为家长因孩子生病易情绪不稳、心态偏激、激惹性高，加之小儿病情变化快，这些都可以成为应激源对护士产生影响。

2. **工作性质中的应激源** "以患者为中心"的护理模式，使护士工作已从单纯的执行医嘱转变为为患者提供生理、心理、社会和文化的全面照顾。这种复杂而具有创造性的工作，需要护士付出更多的劳动和精力。护理工作对患者的健康负有重要的责任，患者病情变化多端，不确定因素多，护士必须及时观察病情并迅速做出护理处理，同时还要满足患者的各种合理需要，工作难度大，应激刺激强度高。护士还必须承担职业的风险性，如果在工作中出现差错事故，将会威胁到患者的心身健康甚至生命，护士必须为此承担相应的法律责任。

3. 与工作负荷有关的应激源 在市场经济体制下，人们对医疗卫生服务的需求日益增加，而护士数量明显不足，致使护士频繁倒班，正常生理节律被搅乱，脑力和体力支出超出自身的承受能力。急诊科、重症监护病房和心血管病房等特殊科室，护理任务重，实施抢救多，既要独自完成繁重的工作，又担心患者出意外，造成心理高度紧张和身体疲乏，护士的病假率亦随之增高，使在岗护士因护士数量短缺而工作量更大。此外，医院的医疗仪器不断更新，各种新的检查和治疗手段层出不穷，迫使护士在完成紧张的工作之后，还要努力学习，更新知识，这些都给护士造成脑力上的压力，会加重护士心理负荷。

护士工作琐碎、繁重，如工作中走路太多；领取制剂、收送医疗消毒器械等物品需手提肩扛；稀释和溶解药物要手摇等。当患者增多时，这种劳动强度就更大。工作或心理负荷过重是引起护士应激的重要原因。反之，工作负荷过轻也是一种潜在的应激源，因为这表明个人的能力和专业技能被忽视而得不到表现，也会引起心理应激。

4. 与社会对护士认可度有关的应激源 人们对护士寄予厚望，但在实际工作中面对饱受疾病折磨、心理状态不同、文化层次不同的患者，护士并不能满足他们的每一个期望，此时，有的护士难免会感到工作有压力或失望。抢救患者时，一方面需要护士克制个人的情感，理智地去抢救患者；另一方面必须有一定的情感投入和情绪表现，两方面须保持恰当的平衡，才能为患者、家属所接受。护士期望自己能成为人们心目中真正的"白衣天使"，而人们对护理工作的重要性认识不足，不承认护士的价值，为患者付出辛苦劳动却不能得到充分肯定和补偿，再加上自身发展机会少，职称晋升、进修深造、福利待遇等存在问题，造成护士心理失落感、压抑不平衡，直接影响护士的心身健康。

5. 工作与家庭中的应激源 目前在岗的护士已婚者占大多数，肩负工作与家庭的双重压力。工作中的负面感受有时会影响家庭生活的和谐气氛，同时家庭的责任和家务琐事会消耗护士部分精力。有一定工作经验的护士的压力多与工作负荷过重、责任过大、工作与家庭的矛盾等因素有关；如果二者不能维持良好的平衡，就会形成矛盾，成为应激源。但是，良好的家庭关系是护士缓解工作中应激的主要社会支持来源，工作成就又是维持良好家庭生活的重要因素。因此工作与家庭的关系既是一种潜在的应激源，又是应激反应的重要调节因素。

二、应激对护士心身健康的影响

护士面对高强度和作用持久的护理工作应激源，若长期不能进行积极地应对和及时、有效的控制，就可能发生应激反应。在生理方面，常见头痛、乏力、心慌、胃肠不适、全身肌肉胀痛等多系统器官的主诉和症状。在心理方面，常见焦虑、沮丧、不满、厌倦、心理疲惫、不良情感、自尊性低、怨恨、冲动、人际关系恶化、压抑及注意力难以集中等。在行为方面则采用无意义的、消极的应对方式，如吸烟、饮酒、滥用药物等。

过度疲劳综合征是护理工作中一种常见的表现。由于工作应激过强或过度持久，个体的体力和脑力消耗过度，超过了个体所能承受的限度，从而引起一系列的心身病理反应。过度疲劳综合征主要表现为：①情绪耗竭，表现为精神上极度困乏、面容憔悴、意志降低、情绪反应脆弱，甚至失去同情心等；②工作能力下降，表现为注意力分散、记忆力下降、动作缓慢且精确性差、思维灵活性差、自控能力下降，工作效率明显降低及工作差错增多，进而厌恶工作；③人格解体，这是一种自我意识障碍，表现为个体不能确认自身的真实感觉或者周围环境似乎已发生改变，包括现实解体、躯体解体和情感解体。这些都是心理能量在长期奉献给别人的过程中被索取过多，而产生的以极度心身疲惫和感情枯竭为主的综合征。长期处于这种状态下，护士易发生经前期紧张综合征、神经衰弱、胃肠疾病、习惯性便秘、关节疾病、高血压病等心身疾病。

三、护理工作应激的处理

针对护理工作中的一些特殊应激源，可采用以下处理程序，以预防护理工作应激的发生：①在进行某项护理工作之前，要明确护理的目的、目标，做到心中有数；②充分了解工作的困难、问题，认真分析自己的能力及完成的可能性；③提出解决问题的具体方法；④在实施的过程中，及时分析和比较行为效果，不断总结经验；⑤选择能带来最佳效果的方法进行护理工作。同时为帮助护士建立最佳的工作心身状态，防止或减轻护理工作的应激反应，可采用以下措施。

1. 正确对待工作压力　掌握放松技巧，保持愉悦的心情，合理地宣泄消极情绪，升华积极情感是减轻工作压力的关键。护士应学会经常反思自己是否有个人的紧张状态，一旦发生，应积极采取适合自己的放松技巧：①可与有类似经历的人及亲属、朋友倾诉，使自己的苦恼通过谈话得到宣泄；②培养业余爱好，多参加娱乐、体育活动，使在工作中得不到的满足部分由活动来补偿，使自己的苦恼得到宣泄、疏导；③保证足够的睡眠，倒休日应合理安排，以利心身状态的调整，有利于健康的恢复；④适当调整饮食或改变一种发型、装束对某些人来说也是一种十分有效的调整方式。

2. 创造良好的工作气氛　护士在工作中出现失误时，应给予正确的心理引导；处于困境时，能及时发现并给予帮助和支持。让护士有机会参加讨论工作中的问题，参与患者治疗计划的制订，无论是对护理工作本身，还是对工作应激的缓解都有非常积极的作用。经常开展集体活动让每个人都有机会、有针对性地提出解决心理冲突、释放心理压力、保持心理平衡的措施。此外，这些措施还可以协调医护关系及培养和谐的人际关系。

3.加强心理健康教育 许多应激状态往往被护士解释为自己的职业习惯、年龄增大或劳累，而未被意识到是心理应激行为的反应，这与护士对心理健康知识了解得不多有关。因此应加强护士对心理卫生保健知识的学习，提高对应激源的认知评价水平，加强语言修养，掌握心理沟通技巧，科学地进行自我心理调节，平衡和完善心理状态。

4.加强应对能力的培训 护士是特殊职业，工作中必然有较大的压力，只有提高护士的适应能力，才能从根本上解决问题。注重培养对挫折的承受能力，使护士在心理上做好承受工作压力的准备，从而能较好地胜任紧张状态下的工作。同时也应根据护士的不同特点、人格及工作能力，将他们安排在适当的岗位上，既能发挥其所长，也有利于提高工作业绩。

第二节　应对与危机干预

应激的处理方式有很多种，可分为一般性的应对与危机干预、专门的心理咨询与治疗技术、危机干预技术及药物治疗四个方面。

一、应对

（一）应对的概念

应对是个体在应激期间处理应激情境、保持心理平衡的一种手段，又称应对策略。应对可以分为两大类：第一类是改变个体对应激事件的反应，称为情绪集中性应对，此方法不影响应激源；第二类是直接指向应激源，称为问题集中性应对。

（二）应对方法

1.情绪集中性应对 是指改变个体对应激事件的情绪反应，不影响应激源，包括采用心理防御机制、重新评价应激情境和缓解紧张等。

（1）采用心理防御机制：心理防御机制是弗洛伊德精神分析理论的核心之一，是个体为了应对应激状态下的紧张情境，通过潜意识活动，去解脱烦恼、减轻内心不安、恢复情绪平衡与稳定的适应性心理反应。主要有：①升华，将各种不为意识和社会认可的冲动及欲望加以改变使之导向被社会广泛认同和接受的目标和方向上去；②幽默，是通过幽默的语言或行为来应付紧张、尴尬的局面，既无伤大雅又可解除难堪的局面；③理智化，是以理智的方式对待紧张的情境，借以将自己超然于情绪烦扰之外，这种机制对于经常与痛苦和死亡打交道的医护人员尤为重要。

（2）重新评价应激情境：就是换个角度去审视生活事件，而且尽可能地从积极的角度去思考问题。这样做可以分散人对消极面的过分注意，减轻或防止应激反应。面对应激情景，要冷静地分析原因，总结经验教训，改变消极认识，以乐观、豁达的心态对待应激源。

（3）缓解紧张：也即放松，是应对应激的有效方法，应激反应必然会引起紧张，并伴随生理唤起，放松则有助于控制与应激有关的不良心身反应，包括降低皮层的紧张度，从而减轻焦虑和抑郁等心理症状。缓解紧张可通过倾诉、散步、体育锻炼、放松训练等方式，或应用抗焦虑药物，从而达到缓解应激反应和提高个体应对应激的能力。

2. 问题集中性应对　应对策略是直接指向应激源，主要针对问题和事件，包括预期应对和寻求社会支持等。

（1）预期应对：个体事先尽可能多地获取有关应激事件的信息，为建立一种适合应激需求的行动规则打下基础。同时，设想一种尽可能接近现实的应激情景，预期可能发生的困难，个体可以演练相应的反应，并可在此过程中通过解释负性情绪、重新认知评价来减轻可能发生的应激反应。

（2）寻求社会支持：社会支持就是在个体所建立的人际关系网络中，他人所能够提供的应对资源。在应激环境中，应激者往往寻求来自家庭、亲友、组织等方面的帮助，包括给予信息及指导、关怀和教育，提供鼓励和保证等。向他人诉说心中的烦恼，得到别人的同情、支持和理解，心理便会感到满足，焦虑不安的心情便可缓解。

二、危机干预

（一）危机干预的概念

危机是指当个体面临突然的、重大的生活事件时，既不能回避，又无法用通常的方法来解决所出现的一种特殊的心理失衡状态。它严重威胁到一个人的生活，往往有导致自杀或精神崩溃的可能，因此应立即给予危机干预。危机干预又称心理应激处理，是一种短期帮助的过程，指对处于危机状态下的个体给予关怀、支持及使用一定的心理咨询与治疗方法，使之恢复心理健康，使其情绪、认知、行为重新回到危机前水平或高于危机前水平，国外有时亦称之为情绪急救。危机干预是一种从简短心理治疗基础上发展起来的帮助处于危机状态下个体度过危险的方法。危机干预的关键点在于"人格塑造"，帮助受助者恢复自信、改善心理缺陷、挖掘个人潜能，以恢复心理平衡。

（二）危机干预的内容与对象

1. 有关社会生活中的危机干预　社会生活中的危机干预包括对离家出走、抑郁状态和冲动行为、妇女遭受暴力、吸毒、酗酒以及自伤自杀等的干预。

2. 涉及精神医学临床的危机干预　精神医学临床的危机干预内容包括必须紧急处置的精神科急症，如精神紊乱、意识障碍导致的各种行为危机和急性药物中毒等的干预。

3. **危机干预工作的对象** 按照创伤性事件发生时所波及的范围，通常可以分为两类：一类是以个体为对象，其所遭受的创伤性事件多为个人生活中的重大灾难性事件，比如破产、关系破裂、晋升失败、失业、性暴力等；另一类是以群体为对象，他们所遭受的创伤性事件多发生在公共场所，比如地震、洪涝、海啸、重大车祸、恐怖活动等。

（三）危机干预的原则

（1）迅速确定要干预的问题，以目前的问题为主，并立即采取相应措施。

（2）必须有其家人或朋友参加危机干预。

（3）鼓励自信，不要让当事者产生依赖心理。

（4）把心理危机作为心理问题处理，而不是疾病。

（四）危机干预的模式

目前国外常用的心理危机干预模式有三种类型：平衡模式、认知模式、心理社会转变模式。这三种模式为许多不同的危机干预策略和方法提供了理论基础。

1. **平衡模式** 平衡模式认为危机状态下的个体通常处于一种心理或情绪失衡状态，因此危机干预的工作重点应该是稳定个体的情绪、使他们重新获得危机前的平衡。

2. **认知模式** 认知模式认为危机源于个体对危机事件和围绕事件的境遇的错误思维，因而改变其思维方式，特别是那些认知中的非理性和自我否定成分，就能使个体获得对生活危机的控制。

3. **心理社会转变模式** 心理社会转变模式认为人是遗传和环境相互作用的产物，危机是由心理、社会或环境因素引起的，因此需要引导个体从心理、社会和环境三范畴来系统性地寻找应对策略。

（五）危机干预措施的阶段

危机干预是一种短期的心理协助及救助过程，是对处于困境或受挫折的人进行的情绪救助。干预的目的是以心理支持的方式帮助那些处于心理危机的人更好地应对危机，重新掌握应对能力，防止他们出现心理或精神障碍，同时帮助患者防止类似事件的再次发生。对患者心理危机的护理一般包括以下四个阶段。

1. **评估阶段** 在建立良好的护患关系、取得患者信任的前提下，全面评估危机原因及危机发生时患者的表现。需要评估患者危机的程度，如精神刺激种类、情景、严重性等，患者职业、文化、人格特性、生活方式、人际关系及支持系统来源等；同时还要评估患者的状态，观察患者是否有恐惧、焦虑、抑郁、失控、无助等过度情绪反应，以及对危机的理解是合理还是夸大、是否需要心理医生的帮助等，注意患者性格、生活规律和生活习惯的变化等。

2. 计划阶段　确定护理诊断，针对患者的具体情况、功能水平制订具体的心理危机干预计划。要考虑患者的文化背景、生活习惯、家庭环境、职业状况等，以制订出具体、实用、灵活、可评价的干预计划。

3. 危机护理阶段　护士要严格执行干预计划，采用以下干预措施改善患者情绪。

（1）帮助患者脱离应激源，改变患者所处的环境，消除患者的创伤性体验，通过交谈及宣泄等方式疏导患者被压抑的情感。

（2）保持与患者的密切接触，以温暖、接受、关心、理解的方式提供全面支持，引导患者正确认识及理解危机的发展过程。

（3）学习有效的应对方式，解决问题的技巧及心理防御机制。

（4）帮助患者建立新的社会交往关系，体验被尊重、被理解的情感。

（5）调动患者的所有应对资源及支持系统。

（6）采取措施，防止患者自杀，必要时请求心理医生或其他专业人员帮助。

4. 评价及随访阶段　护士要和患者共同评价干预措施是否达到了预期效果，评价患者的心理状态，并根据评价的结果修改干预计划。护士在干预患者心理危机过程中，一定要注意心理危机的干预只是帮助患者自我恢复及调节的过程，干预的结果是要求患者能独立地面对现实，解决自己的问题，而不是由护士来解决患者的问题。

（六）常见危机干预技术及步骤

1. 心理急救

（1）接触和参与：倾听与理解。应答患者，或者以非强迫性的、富于同情心的、助人的方式开始与患者接触。

（2）安全确认：增进当前和今后的安全感，提供实际的和情绪的放松。

（3）稳定情绪：使在情绪上被压垮或定向力失调的患者得到心理平静、恢复定向。

（4）释疑解惑：识别出立即需要给予关切和解释的问题，立即给予可能的解释确认。

（5）实际协助：提供实际的帮助给患者，比如询问目前实际生活中还有什么困难，协助患者调整和接受改变了的生活环境及状态，以处理现实的需要和关心，解决问题。

（6）联系支持：帮助患者主要的支持者或其他的支持来源，包括家庭成员、朋友、社区的帮助资源等建立短暂的或长期的联系。

（7）提供信息：提供关于应激反应的信息、减少苦恼和促进适应性功能的信息。

（8）联系其他服务部门：帮助患者联系目前需要的或者即将需要的那些可得到的服务，甄别处理。

2. 心理晤谈

心理晤谈是通过系统的交谈来减轻灾难所带来的压力的方法。

（1）心理晤谈的目标：公开讨论内心感受；支持和安慰；资源动员；帮助当事人在心理上（认知上和感情上）消化创伤体验。

（2）集体晤谈时限：灾难发生后24~48小时是理想的帮助时间，6周后效果甚微。正规集体晤谈通常由合格的精神卫生专业人员指导，在事件发生后24~48小时实施，指导者必须对应激反应综合征事件中涉及的所有人员都必须参加集体晤谈有广泛了解。

（3）晤谈过程：正规的晤谈分六期，特殊场合操作时可以把第二期、第三期、第四期合并进行。

第一期（介绍期）：指导者进行自我介绍，介绍集体晤谈的规则，仔细解释保密问题。

第二期（事实期）：请参加者描述灾难事件发生过程中自己及事件本身的一些实际情况；询问参加者在这些严重事件过程中的所闻、所见、所嗅和所为；参加者都必须发言，然后会感到整个事件由此而真相大白。

第三期（感受期）：询问有关感受的问题，如：事件发生时您有何感受？您以前有过类似感受吗？您目前有何感受？

第四期（症状期）：请参加者描述自己的应激反应综合征症状，如失眠、食欲缺乏、脑子不停地闪出事件的影子、注意力不集中、记忆力下降、决策和解决问题的能力减退、易发脾气、易受惊吓等。询问参加者在灾难事件过程中有何不寻常的体验，如：目前有何不寻常的体验？事件发生后，家庭、工作和生活有什么改变？

第五期（辅导期）：介绍正常的反应；提供准确的信息，讲解事件、应激反应模式；应激反应的常态化；强调适应能力；讨论积极的适应与应付方式；提供有关进一步服务的信息；提醒可能的并存问题（如饮酒）；给出减轻应激的策略；自我识别症状。

第六期（恢复期）：总结晤谈过程；讨论行动计划；重申共同反应；回答问题；强调小组成员的相互支持；列举可利用的资源；主持人总结。

整个过程需两小时左右。列举严重事件后数周或数月内进行随访。

（4）晤谈注意事项：①那些处于抑郁状态或以消极方式看待晤谈的人，可能会给其他参加者添加负面影响；②鉴于晤谈与特定的文化性建议相一致，有时可以用文化仪式替代晤谈；③对于严重悲伤的人，如家中亲人去世者，并不适宜参加集体晤谈，因为时机不好，如果参与晤谈，高度创伤者可能会给会谈中的其他人带来更具灾难性的创伤；④世界卫生组织不支持只在受害者中单次实施；⑤受害者晤谈结束后，干预团队要组织队员进行团队晤谈，缓解干预人员的压力；⑥不要强迫叙述灾难细节。

（七）常见危机现象及干预

1.恋爱关系破裂　失恋可引起严重的痛苦情绪，有人可能采取自杀行动，或者把爱变成恨，采取攻击行为，攻击恋爱对象或所谓的第三者。干预原则是与当事人充分交谈，指出恋爱和感情不能勉强，也不值得殉情，而且肯定还有机会找到自己心爱的人；对拟采取攻击行为的当事人，应防止其攻击行为，指出这种行为的犯罪性质可能带来的严重后果。这种危机一般持续时间不长，给予当事人适当的帮助和劝告可使其顺利渡过危机，危机过后相当长一段时间内，当事者可能认为对世界上的女人（或男人）都不可信，产生很坏的信念，但这不会严重影响其生活，而且随着时间的迁延会逐渐淡化。

2.婚姻关系障碍　夫妻的感情破裂如果双方都能接受，结局多是离婚，不会引起危机，否则可能引起危机。

（1）夫妻间暂时纠纷：如受当时情绪的影响使矛盾激化，可能引发冲动行为，甚至凶杀。干预原则为暂时分居，等待双方冷静思考并接受适当的心理辅导后再帮助其解决问题，防止以后类似问题的重演。

（2）夫妻间长期纠纷：其原因包括彼此不信任、一方有外遇、受虐待、财产或经济纠纷等。这可能使双方（尤其是女方）产生头痛、失眠、食欲缺乏、体重下降、疲乏、心烦、情绪低落等，严重者出现自杀企图或行为。干预原则为尽量调解双方矛盾，否则离婚是必然结局。对有自杀企图的应预防自杀，可给予适当药物以改善睡眠及焦虑和抑郁情绪。

3.虐待性危机　虐待是指以打骂、体罚、禁闭、冻饿、性摧残、有病不给予治疗等方法迫害他人的暴力行为，主要包括身体虐待和精神虐待两种方式。身体虐待是指对他人的肉体摧残，而精神虐待则多发生在对老年人、配偶和孩子身上，如过分冷漠、忽视，也即"隐形家庭暴力"。遭受虐待的受害者可能会立即体验到生理或精神创伤的痛苦，或长期饱受心灵的创伤，出现与人交往的困难、不信任别人甚至出现怪异的动作和表情，经常走神，做噩梦，清晰地回想与施暴者在一起的情形，或者出现想象的复仇情形。对受害者的干预应该在事发后立即进行，这是受害者最需要帮助的时期。向受害者提供医学、心理治疗、家庭接纳等方面的支持，要给予受害者更多的心理支持，如理解和接受他在情绪和行为上的变化及做出的决定；鼓励他重新恢复控制生活的能力，并尝试重新对外界建立信任，以一种容忍、理解和信任的态度与他人交往。

4.亲人死亡的悲伤反应（居丧反应）　与死者关系越密切的人，产生的悲伤反应也就越严重。亲人如果是猝死或是意外死亡，如突然死于交通事故或自然灾害，引起的悲伤反应最重。

（1）急性反应：在听到噩耗后陷于极度痛苦，严重的情感麻木或昏厥，出现呼吸困难或窒息感，或痛不欲生呼天抢地地哭叫，或者处于极度的激动状态。干预原则为昏厥者立即置于平卧位，如血压持续偏低，应静脉补液。当居丧者苏醒后，应表示同情，营造支持性气氛，让居丧者采取符合逻辑的步骤，逐步减轻悲伤。

（2）悲伤反应：在居丧期出现焦虑、抑郁，或认为自己对死者生前关心不够而自责，脑子里常浮现死者的形象或出现幻觉，难以坚持日常活动，甚至不能料理日常生活，常伴有疲乏、失眠、食欲降低和其他胃肠道症状。严重抑郁的可产生自杀欲望或行为。干预原则为让居丧者充分表达自己的情感，给予支持性心理治疗。

（3）病理性居丧反应：如悲伤或抑郁情绪持续6个月以上，出现明显的激动或迟钝抑郁，自杀欲望持续存在，存在幻觉、妄想、情感淡漠、惊恐发作，或活动过多而无悲伤情感、行为草率、不负责任等。干预原则为适当的心理治疗和抗精神病药、抗抑郁药、抗焦虑药等治疗。

5. 破产或重大经济损失　可使当事人极度悲伤和痛苦，感到万念俱灰而萌生自杀的欲望，并进一步采取自杀行动。干预原则是与当事人进行充分交流，告之自杀并不能挽救已经发生的经济损失，只有通过再次努力才能重建生活。如果通过语言交流不能使患者放弃自杀企图，应派专人监护，防止当事人采取自杀行动。度过危机期后，当事人可能逐渐恢复信心，可能在较长的一段时间出现情绪低落、失眠、食欲缺乏或其他消化道症状，可给予支持性心理治疗和抗抑郁。

6. 重要考试失败　对个人具有重要意义的考试失败可引起痛苦的情感体验，通常表现为退缩、不愿与人接触，严重的也可能采取自杀行动。干预原则为对有自杀企图者采取措施予以防止。发生这类情况的大多是年轻人，可塑性大，危机过后大多能重新振作起来。

7. 晋升失败　偶有自杀或攻击行为，主要是对将来感到悲观或觉得无脸见人或因愤懑情绪导致攻击行为，如认为自己的晋升失败是由于某人作梗所致，因而对其施行攻击或凶杀。干预原则为防止自杀和攻击行为，与当事人进行充分交谈，让其发泄自己的愤怒情绪，并给予适当的劝告。

第六章 临床心理评估

　　临床心理评估是了解患者心理和实施心理治疗、心理护理的前提和基础。通过心理评估，护士可以收集患者的各种心理资料和行为表现，对患者的认知、情绪能力和人格等心理现象做出客观正确的判断。心理评估通常包括观察、访谈和心理测量三类方法。在临床护理工作中，通常根据不同的需要将这三类方法结合使用，以获得患者全面、准确的信息。

第一节　临床心理评估概述

　　心理评估是运用多种手段和方法获取信息，对个体某一心理现象做出全面、系统和深入、客观的描述和鉴定的过程。心理评估技术广泛应用在心理学、医学、教育、人力资源、军事、司法等领域，在护理心理学中为临床心理评估。

一、临床心理评估的定义

　　临床心理评估是心理评估技术在临床上的应用，在护理工作中的应用侧重于以下几个方面。

　　（1）评估个体或人群有关疾病的特征，包括疾病的行为表现或精神病理学特点。

　　（2）评估疾病发展中的心理过程，包括认知、情感、意志。

　　（3）评估各种疾病患者的心理行为特点和其发生、发展规律。

　　（4）评估个体的各种心理特征、心理社会因素对疾病的发生、发展以及康复的影响。

　　（5）评估疾病康复过程中的各种心理护理技术的效果及其与心理社会影响因素的相互作用。

　　（6）评估护士的个性心理特征对其工作的影响。

二、护士应用临床心理评估的意义

　　1. 搜集信息　获取患者的基础资料（姓名、性别、年龄、个人史、既往史、治疗史、职业、文化程度），家庭本身的历史及生活事件等。这些准备工作将提高医生的诊断效率和准确性。

　　2. 实施心理监测　患者的心理行为只有在其生活细节中才能最真实、充分地表现出来。治疗过程中护士要仔细观察、监测患者的情绪变化、日常的应对方式、对疾病的态度、对治疗的信心、对生活的态度、对医生的信任程度以及手术、药物干预后心理行为变化等。监测这些信息不仅能提高护理工作质量，而且能为医生调整治疗方案提供有价值的参考。

3. 反馈信息　对疾病进行疗效评估，即在一个治疗阶段结束时对患者的情绪、认知、行为等进行临床心理评估。

4. 指导康复者　患者在结束治疗、脱离医生指导后会存在不安全的心理，致使情绪波动，如担忧、焦虑，其不良的生活习惯和有危害的应对方式也可能阻碍患者进一步康复。所以，护士需要根据患者前期疾病阶段的心理评估资料，制订特定的康复方案，进行生活方式、应对方式、环境影响、个人性格、情绪调控等康复指导。

三、护士临床心理评估的方法

1. 访谈法　分为结构式访谈、半结构式访谈与非结构式访谈。临床评定大多数采取半结构式和结构式访谈。

（1）结构式访谈：按照事先设计好的有固定结构的问卷进行，即根据包含许多待问问题的访谈表进行，提问的方法、顺序以及记录方式等都严格按标准进行，通常附有下一个该问哪个问题的详细说明。在结构式访谈中，访谈者对访谈的走向和步骤起主导作用。一般情况下，结构式访谈的心理测量在质量上优于半结构式和非结构式访谈。

（2）半结构式访谈：是访谈者对于需要提出的问题或主题事先有一定的安排（如粗略的访谈提纲），对访谈结构有一定的控制。在实际操作中可以依据患者的反应对问题稍做调整，鼓励患者积极参与，提出自己的问题，可据此灵活调整访谈的程序和内容。

（3）非结构式访谈：是指在访谈中没有固定的访谈问题，鼓励患者发表自己的看法。所提问题没有一个预先设定的程序，而是依据患者的回答及患者本人的临时问题进行的访谈。非结构式访谈通常用来描述问题，如对价值观、信念等个人思想、个人经历、个人行为中所隐含的意义等进行描述，目的是最大限度地了解患者的个人信息。

2. 观察法　观察法是对人类行为进行直接记录、监控、描述和分类的研究方法。如对一个躁狂患者实施全天候的行为监视；对进食障碍患者在治疗期间的进食情况进行监控；抑郁症患者对治疗期间的情绪波动进行自我监控，以及在行为治疗中通过观察对行为等级给予评分等。通过科学的观察和分析发现心理行为规律，在临床心理学中有着重要的意义，是临床上常用的方法。

观察包括自然观察和标准情境观察。自然观察是指在日常生活情境中对患者的观察，可参与患者的活动，如护士参与到患者的工娱治疗活动中，观察患者的言行等，也可作为旁观者对患者进行有距离的行为观察。标准情景观察是按预先设计的程序进行的观察，每个患者都接受同样的刺激。观察所收集的资料只能说明是什么，而不能解释为什么，因此观察法所发现的问题还需用其他方法进一步研究。

3.心理测量法　心理测量法主要通过量表、调查表、问卷或实验等进行。心理测验就是根据一定的法则用数字对人的行为进行评定，即根据心理学理论，按一定的操作程序对人的行为进行量化。心理测量方法包括客观性测验和心理评定量表。

（1）客观性测验：测验是心理测量中的核心工具，在实践中应用广泛，具有较高的科学性。最常见的客观测验是智力测验系统，如韦克斯勒智力量表有学龄前（4~6.5岁）儿童智力量表（WPPSI）、儿童（6~16岁）智力量表（WISC）、成人智力量表（WAIS）以及学绩和工作绩效的客观行为测验等。

（2）心理评定量表：心理评定量表主要用于检查求助者是否存在某方面的心理障碍、程度如何，包括他评和自评量表两种形式。他评量表有精神病评定量表（包括BPRS、PAN-SS等）、躁狂状态评定量表（BRMS）、抑郁量表（HRSD）、焦虑量表（HAMA）等；自评量表有症状评定量表（SCL-90）、焦虑自评量表（SAS）、抑郁自评量表（SDS）。

四、临床心理测验的分类与使用

（一）按严谨程度分

1.客观测验　在测验中所呈现的刺激和受测者的任务以及评分有明确的标准，如智力测验、学绩测验。

2.投射测验　测验中问题模糊、意义不明确，对受测者的反应也没有明确规定，大多数投射测验不被看作严格的心理测量工具，多被视为临床工具，作为有经验的临床医生、护士做定性分析时的辅助手段。

（二）按测验方式分

1.个别测验　每次测验都是一对一的，即一个施测者与一个受测者面对面进行。施测者能对受测者的行为反应有较多的观察和控制。

2.团体测验　是指在同一时间内由一位施测者对多人施测，可以在短时间内收集大量信息，但对受测者的行为难以控制，不容易发现受测者当前状态对测量误差的影响。

（三）按测验材料性质分

1.文字测验　测验工具以文字材料为主，回答也用文字，又称纸笔测验。文字测验省时方便，适合团体测试，但会受受测者文化水平的影响。

2.操作测验　属非文字测验，题目由对实物、工具、图形、模型等的识别和操作构成，无须用文字回答，不受年龄和文化因素的影响，但较费时，不宜团体施测。

（四）按测验功能分

1. 能力测验　能力包括智力、成就与能力倾向。能力测验主要是测量智力活动的过程与结果，如记忆、理解和问题解决等。智力测验考察一般心理能力。成就测验则考察个体在某一学科领域当前的知识水平与技能水平。能力倾向测验考察在如绘画、音乐、运动、机械、飞行等方面的特殊才能，探究个体习得某一特定知识或技能的潜在能力。

2. 人格测验　测验个性中能力以外的部分，如性格、气质、兴趣、态度、动机、信念、情绪等。人格特征对疾病发生、发展以及转归的影响在临床上越来越受重视，人格测验可帮助了解患者的人格特征，进一步理解发病的心理因素，预测预后。在心理治疗中，人格测验可帮助治疗师选择治疗的切入点。

3. 心理评定量表　是自然观察法的延伸，分为主观（自评）量表和客观（他评）量表。

4. 神经心理测验　通过控制条件下观察患者对特定刺激的行为反应，了解患者脑损害的心理能力变化，推断有关脑结构和功能的变化，常用的有 HR 成套神经心理测验等。

5. 职业心理测验　主要用于职业选拔、人员安置以及个人择业等，可以是职业兴趣、职业倾向测验，也可以是特殊能力测验或人格测验、心理健康评估等。

（五）按测验目的分

1. 描述性测验　用以描述个体当前的某种心理状态（如兴趣结构、焦虑水平）及某些心理特征（如气质、性格、价值观、知识水平）的测验。

2. 诊断性测验　对个人或团体的某种行为问题进行诊断，使用问卷和评定量表对实践中所碰到的多种问题进行快速评定。

3. 预测性测验　通过分析测验结果解释现存的心理状态会如何发展，或个体在以后的不同时间或不同条件下将怎样行动，预测个体将来的表现和所能达到的水平。如职业指导就是利用信息进行预测，包括在哪一领域更容易获得成功、选择哪种职业会感到最大满足、哪一个学科领域更符合自己的兴趣剖析图等。

第二节　量表测验在心理护理中的应用

临床上，护士在使用心理测量工具时，不仅要懂得心理测量的一般知识，更要了解心理测量的局限性以及如何向患者科学报告心理测量结果，这样才能正确使用临床心理评估工具。

一、心理评估者的职业道德

1. 人格保护　在医学行业和心理诊断评估中，不能违反个人权利的完整性。

心理评估工作既涉及人们的切身利益，又涉及法律问题如司法鉴定，需十分慎重严肃。

2. 知情同意　心理诊断性评估的实施必须事先让受测者知情同意，否则是违反职业伦理标准的。

3. 保密　对有关个人资料和测试结果要绝对保密。测验结果只能对有资格解释并能正确使用的人公开，只供测验目的使用，不得让其他人员或机构知道。若必须对其家属、其他有关人员或有关机构报告时，要采取适当方式以防止误解或误用。

4. 管理测验工具　心理测验工具和其他各种评定工具，只有受测者事先未曾得悉其内容，才有价值可言，因此不能随便泄露或原封不动地刊载测验工具的内容以免使测验失效。对测验结果及个人隐私要保密。特别是一些标准化的心理测验管制工具如智力测验，必须是心理测量的专业人士才能使用和保存。

二、正确使用临床心理评估必备的条件

护士在使用临床心理评估工具时应注意以下问题。

1. 施测者必须具备一定的资格　首先，必须掌握心理学基础知识及精神病学基础知识；其次，必须接受严格、系统的心理测验专业训练，熟悉有关测验的内容、适用范围、测验程序和记分方法；再者，施测者既要有能力，又要恪守一定的职业道德。

2. 根据测验目的慎重选择测验量表　施测者要清楚为什么使用测验，如用某测验来选拔，就应该知道这个测验能很好地预测哪方面成绩；如果用于心理咨询或职业辅导，就应该明白通过测验评估可以提供哪方面信息。测验中常出现这样的现象：施测者明白测验目的，而受测者不知道。"这个测验可以帮助我了解你的状况，对你有好处"这种解释并不能使受测者满意。应该让受测者知道为什么测验、有什么用，并同意测验，测验结果能及时反馈给受测者。必须选择恰当的测验工具进行测验，首先要了解每一种测验的功能、适用范围；其次要了解测验工具的信度和效度，判定所选测验工具是否可靠和有效。

3. 与受测者建立良好的协调关系　施测者在测验中对受测者的态度应是关心、热情、真诚和耐心，要设法激起受测者的兴趣，取得合作，使其表现出真实水平或实际水平。

4. 正确解释测验结果　对结果的解释要符合受测者的实际情况。常模提供的通常是参照标准，而一个人的测验结果与常模团体进行比较时，可能会存在受测时特定环境或处境以及个体实际状况等因素的影响，因此进行评估时除标准化解释外，还要考虑受测者的个人情况，如文化背景、性格特征、兴趣、需要等，千万不要以一两次心理测验的结果轻易下结论。

5. 正确报告分数　要注意：①使用受测者理解的语言。用大白话来解释测验分数，必要时可以问受测者是否听懂，让他说说施测者的解释是什么意思；

②告诉受测者这个测验测量或预测什么，让受测者明白通过测验可以获得哪些对自己有价值的信息；③让受测者知道如何运用他的分数，要告诉受测者测验结果在其决策或做判断时起参考作用还是决定性作用，假设测验得到一个低分数，要让受测者知道能否由其他方面补偿、怎样补偿等，不要使受测者因对这个结果感到无能为力而绝望；④要考虑测验分数将给受测者带来什么心理影响，当一个人对自己的测验情况十分关注时，测验分数的解释会对受测者的自我认知、情绪反应等带来影响，如高智商儿童得知他比其他同龄人更聪明时可能会骄傲而变得懒惰和不合作，某一测验结果虽然正确，但若没有恰当解释，很可能对受测者产生危害。

第七章 心理咨询与心理治疗

随着社会的发展和城市化进程的加快，激烈的社会竞争、快节奏的生活和复杂的人际关系给人们以更大的精神压力，使心理问题凸显。在现代医学模式和护理模式下，心理咨询和心理治疗在临床实践中的应用越来越广泛，并在保护人们健康方面发挥着日益重要的作用。因此作为护士掌握心理咨询和心理治疗的知识与技能不仅是职业的需要，也是社会发展的要求。

第一节 心理咨询

心理咨询是心理学的一个分支，是给来访者以心理上的指导和帮助的过程。心理咨询应用广泛，涉及人类社会活动的各个方面。根据群体的不同，可将心理咨询分为学校心理咨询、家庭心理咨询、企业心理咨询等；根据咨询的内容，又可分为人际心理咨询、法律心理咨询、教育心理咨询和医学心理咨询等。

一、心理咨询概述

（一）心理咨询的概念

1. 咨询 是指商谈、征求意见、寻求他人帮助。咨询的实质是来访者接受专业人员指导、帮助的过程。

2. 心理咨询 是咨询师运用心理学原理与技术指导、帮助来访者解决各种心理问题以维护心理健康、发展个人潜能的过程。心理咨询是一种专业性人际关系，是来访者学习、成长的过程，是一个助人自助的过程。

3. 医学心理咨询 是心理咨询的一个重要分支，是帮助来访者探讨心理问题的性质，查明其产生原因，提供解决问题的指导和帮助的过程。医学心理咨询的主要对象是患者或寻求医学帮助和指导的人，在咨询过程中也可运用心理治疗或医学治疗（如药物）的手段，帮助来访者恢复心身健康。

关于心理咨询的叙述是：①着重于正常人；②对个人的生活提供有效的帮助；③强调个人的力量和价值；④强调认知因素，尤其是理性在选择和决定中的作用；⑤研究个人在制订总目标、计划以及扮演社会角色方面的个性差异；⑥充分考虑情景和环境的因素，强调人对于环境资源的利用以及必要时改变环境。

（二）心理咨询的原则

1. 保密性原则 来访者基于对咨询师的信任前来寻求帮助，咨询师不能以任何方式泄露来访者的信息，否则会对来访者造成伤害，使其缺乏安全感，并对咨询师失去信任。

2. 来访自愿原则 来访者咨询应以自己有改变的愿望和要求为前提，咨询师不能以任何理由或方式强迫来访者接受或维持咨询。有人称之为"来者不拒，去则不追"原则。

3. 价值中立原则 为确保咨询的客观公正，咨询师要尊重来访者的价值信念体系，不将自己的价值观念强加于对方，不能强求对方服从或改变，不对来访者的观念、行为妄加批评和指责。

4. 时限性原则 心理咨询有一定的时间要求，不能随意延长咨询时间或时间间隔。一般每次在 50 分钟左右，首次可酌情延长。

5. 助人自助原则 心理咨询不是咨询师为来访者出主意、想办法，而是帮助、指导来访者，使他们有能力自己去解决自己的问题。

（三）心理咨询与心理治疗的关系

1. 心理咨询与心理治疗的相同或相似点

（1）在工作性质上：两者都力求在帮助者与求助者之间建立良好的人际关系，这是帮助求助者改变和成长的必要条件。

（2）在工作目的上：两者都期望通过帮助者和求助者之间的互动，达到使求助者改变和成长的目的。

（3）在工作对象上：两者的工作对象常常是相似的。例如心理咨询师与心理治疗师可能都会遇到因情绪障碍、心理冲突等问题而来的求助者。

（4）在指导理论和方法技术上：两者所遵循的指导理论和采用的方法、技术通常是一致的。如同一学派的咨询师与治疗师采用的理论与方法是一致的。

2. 心理咨询与心理治疗的不同点

（1）对象不同：心理咨询的工作对象主要是正常人；心理治疗则主要是针对有心理障碍的人。

（2）处理问题不同：心理咨询所着重处理的是正常人所遇到的各种问题，如日常生活中的人际关系、职业选择、升学就业等；心理治疗的适用范围则往往是某些疾病，如神经症、性变态、行为障碍、心理生理障碍、心身疾病及精神病患者的康复等。

（3）所需的时间不同：心理咨询用时较短，一般需要咨询一次至数次，少数可达十几次；而心理治疗则往往费时较长，常需数次、数十次，有的甚至数年。

（4）涉及意识的深度不同：心理咨询大多在意识层面进行，多采用教育、支持、指导的方法，重点是帮助来访者发展；而心理治疗的某些流派主要针对意识深层进行工作，重点在于重建患者的人格。

（5）目标不同：心理咨询的目标往往较为直接、具体、明确；而心理治疗的目标一般比较模糊，它往往关注整个人的成长和进步。

（6）专业训练及所属专业组织机构不同：在国外，从事心理治疗的人接受专业训练的时间长于心理咨询专业工作者。另外，各自所属的专业学术团体不相同。

（7）称谓不同：在心理咨询过程中，帮助者被称为咨询者，求助者被称为来访者；在心理治疗过程中，帮助者被称为治疗者，求助者被称为患者，也有的称为来访者。

二、心理咨询的形式与过程

（一）心理咨询的形式

1. 门诊心理咨询　是最常见、最有效的咨询形式，是来访者与咨询师面对面的交流，可以在医院门诊或专业心理咨询机构进行。其优势是能及时对来访者进行各类检查、诊断，及时发现问题并做出妥善处理。

2. 电话心理咨询　是利用电话对求助者进行支持性帮助的咨询，早期多用于心理危机干预，防止心理危机所导致的恶性事件。现在的电话咨询，涵盖面很广，是一种较为方便而又迅速的心理咨询方式。但它也有某些局限性。

3. 互联网心理咨询　又称网上心理咨询，是咨询师通过互联网帮助求助者的方式。其优势在于除了可以突破地域限制，对于不愿面谈的求助者更为便利，还可借助软件程序，进行心理问题的评估与测量；可以将咨询过程全程记录，便于进行案例讨论并深入分析求助者的问题；在一个付费咨询体系中，咨询协议的具体化和程序化也更容易为人们接受。

4. 信函心理咨询　是指双方通过书信来往的形式而进行。此形式适用于距离较远、抽不出时间去门诊或不愿暴露身份的人。其优势是可以自由支配时间，免去面谈的尴尬。但反馈周期长、信息量有限，有较多的局限性。随着网络的快速崛起，近年选择此方式呈下降趋势。

5. 专栏心理咨询　针对公众关心的一些较为普遍的心理问题，通过报纸、杂志、电台、电视台等大众传媒进行专题讨论和答疑。这种方式便于普及心理卫生知识，影响面广，缺点是针对性差。

6. 现场心理咨询　咨询工作者亲身深入到学校、工厂、企业、部队、农村、家庭等现场，对咨询对象提出的各种心理问题给予咨询帮助。

（二）心理咨询的过程

1. 咨询关系建立阶段　良好的咨询关系是咨询成功的基础，此阶段要完成三项任务。

（1）建立咨询关系：①让来访者对心理咨询有所了解，如目的、作用、方法以及保密原则等；②耐心倾听，接纳对方，让来访者体会到关心和关注；

③仔细探索，明确来访者的主要问题；④判断咨询适合性，不是自己擅长领域的，可介绍给其他机构或专家；⑤商定协议，包括目标、方式、保密范围、时间、地点等。

（2）收集资料：①来访者的基本情况，如姓名、年龄、职业、文化程度等；②来访者的心理问题，如心理问题的性质、持续时间、产生原因等。

（3）分析、鉴别、诊断：①确定心理问题的类型及性质；②分析心理问题的程度；③寻找心理问题的原因（一般原因、深层原因、有没有明显的诱发因素等）。

2. 咨询目标的确立阶段　咨询目标是心理咨询所要达到的目的和追求的结果。它能使咨询双方明确努力的方向，有助于咨询双方积极投入，并便于对咨询的进展和效果进行评估。它包括一般目标、阶段目标、终极目标。要与来访者共同商定目标，目标要有针对性、可操作性；目标过高易产生焦虑，目标过低不利于解决问题；要鼓励来访者对实现目标承担责任。

3. 指导与帮助阶段是解决问题的实质性阶段

（1）确定咨询方案：即根据心理咨询的目标制定相应的咨询方法，然后按其实施过程制订具体操作计划。

（2）实施指导与帮助：可采用支持、鼓励及解释等手段，对来访者的积极方面给予真诚的肯定，增强其自信心，促进其积极行为；也可以通过解释使其从一个新的角度看待自己的问题，重新认识自身和环境，提高自知力，促进问题的解决和人格的完善。

4. 巩固与结束阶段　包括巩固效果和追踪调查两项任务。

（1）巩固效果：指出来访者已基本达到既定的咨询目标，告知做好结束咨询的准备；与来访者一起作总结性回顾，帮助其从中学习经验；指导来访者巩固已有的进步，并运用到日常生活中，使之能独立有效地适应环境，达到通过咨询学习成长的目的。

（2）追踪调查：对咨询效果进行确认，了解来访者能否运用获得的经验来适应环境。可采用填写信息反馈表、约请来访者定期面谈或侧面访问他人等方法。

三、心理咨询的技术

心理咨询是以解决问题为目的的，这就要通过一定的方法和技术来实现。心理咨询的方法、技术很多，这里主要介绍咨询中的参与性技术和影响性技术。

（一）参与性技术

参与性技术主要包括倾听、提问、鼓励与重复、内容反应、具体化等。

1. 倾听　是建立良好咨询关系的基本要求，既是情感沟通的需要也是掌握、了解信息的程序。

2. 提问　包括开放式提问和封闭式提问。前者能引发求助者就有关问题、思想、情感给予详细说明。后者是以是、否简单作答的提问。

3. **鼓励和重复**　重复是直接复述求助者的话，鼓励是以表情、语气强化求助者继续说下去的方式。

4. **内容反应**　也称释义，是指咨询师把求助者的主要言谈、思想加以整理，反馈给求助者的方式。

5. **具体化**　是咨询师协助求助者清楚、准确、详细地表述他们的观点、所具有的概念、体验的情感或者经历的事件等。

（二）影响性技术

主要包括：面质、解释、指导、情感表达、自我开放等。

1. **面质**　又称质疑、正视现实等，是指咨询师指出求助者身上存在的矛盾，如言行不一致、前后言语不一致等。面质的目的是：协助求助者促进对自己的感受、信念、行为及所处境况的深入了解；激励求助者放下有意识的掩饰心理和防卫心理来面对自己；促进求助者言行统一；促进求助者明了自己所具有的能力、优势。在使用面质时需要注意：①要有事实根据；②避免宣泄个人情绪；③避免无情攻击；④要以良好咨询关系为基础；⑤可用尝试性面质。

2. **解释**　依据某种理论来描述求助者的思想、情感和行为的原因、实质。它有别于释义，释义是从求助者的参考框架来说明求助者表达的实质性内容，解释是从咨询师的参考框架运用自己的理论和经验，为求助者提供认识自身问题的新思维。

3. **指导**　是影响力最明显的一种技巧，即咨询师直接地指示求助者做某件事及以某种方式如何做。

4. **情感表达**　是咨询师表达自己的喜怒哀乐，这种表达可以针对求助者、咨询师，也可以针对其他事物。它有别于情感反应，情感反应是咨询师反映求助者叙述中的情感内容。

5. **自我开放**　也称自我暴露、自我表露，是指咨询师暴露与求助者所谈内容相关的个人经验，包括自己的情感、思想、经验等与求助者共同分享。

第二节　心理治疗

心理治疗提供了帮助和治疗患者的新思路和方法，有助于提高护理水平，解除患者的心理痛苦，帮助患者战胜疾病。

一、心理治疗的概念及特点

（一）概念

心理治疗是以临床心理学理论为指导，以良好的医患关系为基础，运用心理学的技术和方法，通过改善患者的心理状态和行为方式，使患者消除心身症状，达到良好适应状态的过程。

（二）特点

心理治疗与传统的医学治疗不同，它要完成对人的思维、行为以至人格的改造与纠正。主要的治疗过程具有以下特点。

1. 自主性 心理治疗的关键是调动患者的内在因素，使其自己改变自己。心理治疗中的医患关系是一种合作努力的伙伴或同盟的关系，从一开始患者就要承担主动的作用，通过治疗使患者变得越来越具有自主性和自我导向能力，对自己的情感和行为更为负责任。

2. 学习性 心理治疗的过程就是一个学习的过程。心理治疗的一个基本假设是：情感、认知以及行为都是个体生活经历的产物，它们是"学习"而来的。因此，参与治疗的患者应该具备三个条件：一是患者应有强烈的动机，自愿主动参与治疗；二是创造一个可能提供转变的外环境；三是能克服学习的内部阻碍，这需要转变其防御机制，与治疗师密切配合。

3. 专业性 心理治疗是一项技术性很强的疗法，治疗者应是经过正规专业培训、掌握一定的专业理论和技能，并具有合法身份的专业人员。治疗者要运用科学的心理学理论和技术为指导，不能仅凭人生经验、常识和帮助人的愿望进行一般的说教，否则会给患者带来伤害。

（三）心理治疗的适用范围

急性情感障碍；慢性病患者的心理问题；精神疾病；神经症；心身疾病；各类行为问题。

二、心理治疗的分类

心理治疗方法众多，从不同角度可以有不同的分类方法。

1. 按概念有广义与狭义的心理治疗之分。

2. 按治疗对象可分为个别心理治疗和团体心理治疗。

3. 按意识范围可分为觉醒治疗和催眠治疗。

4. 按理论学派有精神分析学派、行为主义学派、人本主义学派、认知学派以及其他学派疗法等。各个学派由于理论基础不同，心理治疗方法也不同。

三、心理治疗的原则

1. 科学性原则 不同的理论体系所形成的治疗方法各不相同。治疗者必须具备一定的心理学理论背景和娴熟的心理学技能，要以科学的心理学理论为指导，不能一知半解或故弄玄虚。

2. 信赖性原则 心理治疗是以良好的医患关系为基础，治疗者要以无条件的积极关注与患者建立彼此接纳、相互信任的治疗关系。

3. 规范性原则 无论实施何种心理治疗方法，都应在收集资料的基础上规范地设计治疗的程序，包括采用的手段、时间、作业、疗程、目标等，并对治疗过程中可能出现的各种变化做出预案。

4.整体性原则　这一原则是指在心理治疗的过程中，治疗者要建立身心统一的整体观念。患者任何心理和行为问题都不是孤立存在的，都与身心活动密切相关，要用生物－心理－社会医学模式来观察、思考和解决问题。

5.发展性原则　这一原则是指在心理治疗的过程中，治疗者要以发展的眼光看待和思考问题。人的成长过程就是一个不断发展变化的过程，人的心理问题的发生发展也是不断变化的。

6.个性化原则　这一原则是指在心理治疗的过程中，治疗者不仅要注意患者与具有同类问题的人的共同表现和一般规律，更要重视每位患者自身的具体情况，不能千篇一律地处理问题，一定要辨证施治。

7.中立性原则　这一原则要求治疗者在治疗过程中保持中立的态度和立场，不用自己的价值取向做是非判断，不把个人观点强加给患者。

8.保密性原则　这一原则要求治疗者在治疗过程中尊重患者的权利和隐私，不能以任何方式泄露患者的信息，即使用作教学或学术交流也要隐去患者的信息资料，不能使人推测出患者的真实身份。

第三节　心理治疗的方法

心理治疗的起源可以追溯到古希腊时代，那时人们就利用暗示、音乐和催眠等手段治疗疾病，我国传统中医学有"告之、导之和开之"的开导式心理治疗思想。但古代心理治疗大多只是一些零碎的思想和做法，并未形成系统理论和方法。近代心理治疗始于19世纪末20世纪初，常用的有以下几种。

一、支持疗法

支持疗法又称支持性心理疗法、一般性心理疗法。它是一种以"支持"为主的特殊性心理治疗方法，其理论背景是一般的医学和心理学知识，以减轻患病或遭遇困境后出现的各种负性情绪反应，帮助患者认识问题、改善心境、提高信心，从而战胜疾病。支持性心理疗法的适用对象极其广泛，几乎所有的门诊和住院患者都可使用，也适用于生活中遭遇挫折、应激或陷入困境中的人。

具体方法有：解释和指导，鼓励和安慰，保证和支持，教育和疏导，暗示。

1.解释和指导　医护人员以医学心理学的原理为依据，启发患者，帮助患者分析引起紧张焦虑的原因、性质、程度，帮助其解除顾虑、缓解或消除不良情绪、树立信心、积极主动地配合治疗。

2.鼓励和安慰　当患者由于某种原因而情绪低落、自责自卑甚至悲观绝望时，医护人员要及时地给予鼓励和安慰，使其对生活充满信心，帮助他们振作精神、提高应付各种危机的能力，以便更好地适应社会。

3. **保证和支持** 患者有时将自身的问题看得过分严重，甚至怀疑自己患了绝症，心理极度失衡。对这种情况，医护人员应以充分的事实为依据，用充满信心的态度和坚定的语气，向他们提出保证，以消除其紧张与焦虑情绪，使其能客观对待自身的问题。

4. **教育和疏导** 心理治疗含有教育的意义。某些心理问题常常是由于患者的无知或偏见引起的，如某些有疑病倾向的人，经常会出现恐惧、紧张、焦虑的情绪。因此，医护人员应及时进行心理卫生知识的宣传教育，使其矫正认识、消除顾虑、培养良好的生活习惯，使问题得到圆满解决。

5. **暗示** 指运用言语使患者不经逻辑判断直接地接受治疗者灌输给他的观念，从而消除症状。接受暗示的倾向人人都有，程度各有不同，暗示性高的人效果更好。其实，暗示贯穿在整个心理治疗中。护理人员给患者的解释、鼓励、安慰、保证等都有暗示作用，特别是医护人员的专业身份无形中会增加暗示的效果。

作为整体护理模式下的护士，在心理护理的过程中，可以有目的地学习使用这些方法，指导日常护理实践。

二、精神分析疗法

精神分析理论是由奥地利著名的心理学家弗洛伊德创立的。它的内容包括潜意识理论、人格结构理论、性欲理论及精神防御机制理论等方面。

（一）主要方法

精神分析治疗方法是通过移情关系的建立，让患者了解自身潜意识中的症结所在，领悟其心理障碍产生的根源，进而重塑人格。弗洛伊德的经典心理分析方法包括自由联想、释梦、移情、解释等。

1. **自由联想** 让患者在安静的环境中取舒适体位（躺或坐好），把自己头脑中出现的一切想法毫无保留地如实说出来，治疗者将患者说出的材料加以分析和解释，从中找出其潜意识中的矛盾冲突（病因）。在弗洛伊德看来，浮现在头脑中的任何东西都不是无缘无故的，通过因果关系就可以找出其潜意识中的症结所在。

2. **释梦** 患者的梦境与其症状有着某种联系，即梦境在表达潜意识中被压抑的某种情绪。通过向患者解释梦境的潜意识含义，可以对症状起到一定的治疗作用。释梦是一种复杂的工作，要经过凝缩、置换和再修饰等程序，剥去杂乱无章的显梦的伪装，揭示梦的真正含义。但是在治疗中不同的治疗者往往会有不同的解释，因为梦境具有模糊性，所以要结合患者自由联想的内容、问题特点和症状特点综合分析。

3. **对阻抗的分析** 阻抗，是指患者有意无意地回避某些敏感问题而对治疗产生的抗拒。有意识的阻抗可能是患者存在某些担心，或对治疗者不够信任等，这种情况通过解释说服即可消除。无意识的阻抗是患者在长期的成长过程中，将痛苦的心理冲突通过自我的压抑机制而深藏于潜意识，稍有触碰就会产生巨大的抗拒，可以表现为遗忘、回避、迟到或借故拒绝治疗等，患者意识不到也不会承认，甚至表面上有过分的主动配合的假象。这就需要治疗者关注阻抗，解释分析阻抗，让患者意识到阻抗的存在和产生原因，逐步地消除阻抗，治疗便会向前迈进一大步。

4. 移情分析　心理分析治疗周期很长，有些患者会把自己对父母、亲人的感情转移到治疗者身上，这被称为移情。正性的、友爱的被称为正移情，负性的、敌对的被称为负移情。在移情中患者可能会产生依赖，为使其保持独立性，治疗者要保持中立，控制自身的反移情。治疗者可以通过移情了解到患者的人际关系和情绪反应模式，在治疗过程中和患者一起讨论曾经的经历，揭示移情的意义，使移情成为治疗的动力。

三、行为疗法

（一）主要方法

行为疗法常用的方法包括：系统脱敏疗法、冲击疗法、厌恶疗法、模仿学习疗法、阳性强化法、消极练习法、认知行为疗法等。其核心均在于利用控制环境和实施强化使患者习得良好行为、矫正不良行为、重新建立健康的行为模式。行为疗法方法很多，这里有选择地介绍几种常用疗法。

1. 系统脱敏疗法　主要用于恐惧症的治疗。其原理是条件反射，通过去条件作用进行治疗。这种方法是将致病因素逐渐、缓慢、反复地暴露给患者，使患者对其敏感性降低，逐渐适应，最后达到治愈的目的。此法结合放松训练效果会更好。

其步骤是：①放松训练，通常采用放松性渐进训练的方法；②制定等级脱敏表，在确定引起患者焦虑的所有诱因的基础上，按照焦虑的严重程度排成从弱到强的等级顺序表；③脱敏，将等级表上的每一处情景与放松训练结合配对，让患者按照从弱到强的顺序对每一场景进行脱敏。

2. 冲击疗法　又译作满灌疗法，即让患者一次性地完全而持久地暴露在惊恐因素面前，坚持一定时间，直至恐惧反应自行耗尽。治疗时应在支持性疗法的基础上由医生陪同进行。

3. 厌恶疗法　当患者即将出现或正在出现需要治疗的不良行为时，给他一个令人不快的刺激，如催吐药物、针刺或没有危险的电击，使患者产生厌恶情绪体验，为了减少这种厌恶体验，患者只好放弃原有的不良行为。如药物戒酒即是让患者先服用阿扑吗啡后再饮酒。由于药物的作用，患者饮酒后即感到恶心、呕吐。反复几次之后，患者即主动放弃饮酒，以避免饮酒后所带来的恶心、呕吐等痛苦体验。

4. 放松疗法　是按照一定程序有意识地控制和调节身心活动、降低机体唤醒水平和焦虑反应强度的一种训练方法。

常用的放松疗法主要有以下两种。

（1）渐进性放松训练，即让患者按照一定的顺序由头部开始逐步放松，放松过程按照先紧张后放松的原则进行。

（2）自主训练，即在指导语的暗示下，随着缓慢的呼吸从上到下逐步体验沉重、温暖的感觉，以达到全身放松。自主训练有六种标准程式，人们可根据自己的病情或需要有选择地练习。放松训练可以使患者产生与焦虑反应相反的生理和心理效果，如心率减慢、外周血流增加、呼吸平缓、神经肌肉松弛以及心境平静。放松疗法无禁忌证，老少皆宜，已广为应用。

5. 生物反馈疗法　是借助一定的仪器设备显示患者的生理变化信息，让患者在认识这些信息的基础上学会有意识地调节、控制自身的生理变化，以达到治疗目的的一种自我调节方法。目前人们借助生物反馈仪有意识地控制血压、心率、胃肠蠕动、肌肉活动、皮汗腺分泌、情绪紧张度等功能活动，达到防病治病的目的。根据生理活动变化方向不同，可将生物反馈疗法分为两类：一类是减低生理活动，主要用于预防和治疗由于应激引起的病变；另一类是增强生理活动，主要用于神经肌肉的训练和新行为的建立。

护士在临床心理护理的过程中，可以有目的地灵活采用一些医学知识进行行为指导，以改变患者的不良行为模式。如对 A 型行为患者，护士可利用放松疗法缓解其紧张、焦虑情绪，以利于病情康复等。对于因病情需要戒除烟酒的患者，在实施药物治疗、厌恶疗法的同时，可采用正负强化的方式，及时肯定其进步，批评其反复行为等，都会对康复起到促进作用。

四、人本疗法

人本疗法认为每个人都具有潜在的能力，能够发现自己的缺陷和不足，并且加以改进；心理治疗和心理咨询的目的，不在于操纵一个人的外在环境或其消极被动的人格，而在于协助患者（或来访者）自省自悟，充分发挥潜能，最终达到自我实现的目的。这一理论十分强调要建立具有治疗作用的良好的治疗或咨询关系，提倡治疗师应具有高度的共情，真诚、无条件地积极关注患者，设身处地去理解患者，以热情、开放的态度对待患者，充分调动其潜能。

（一）主要方法

来访者中心疗法是人本疗法中的主要代表，现将其方法要点介绍如下。

（1）充分相信人具有自我实现的潜力。

（2）十分重视治疗关系，强调治疗师与来访者建立融洽的关系，给以真诚、无条件的绝对尊重和准确共情。

（3）治疗师不以权威或专家自居，而是一个有专业知识的伙伴和朋友，把主要责任交于来访者，以来访者为中心进行治疗。

（4）强调激发人的自身潜力，而不是靠挖掘潜意识或改变反应形式来纠正不正常行为。

（5）不是把治疗的重点放在来访者的过去，而是直接处理来访者现在的情况，尤其是当前的情绪状况。

（6）在操作技巧上，这一疗法反对操纵或支配来访者，主张在治疗中采取不指责、不批评、不干涉的方式，鼓励来访者言尽其意、直抒己见。

（7）治疗集中在来访者的思维和情感上，耐心倾听，注意共情，通过重复来访者所说的话来对其陈述中的情感做出反应，从而使其尽量表述和暴露自己，使来访者充分体验到情感和自我概念的不协调，从而促进其改变。

（8）治疗成功的标志是来访者人生态度的变化和生活能力不断提高。通过对该学派的理论学习，我们应该相信，患者都是抱着治愈的期望来求治的，我们要调动患者内在的求生愿望，发挥自身积极性，配合医护人员。护士在临床护理的过程中，以真诚、无条件尊重的态度，以鼓励、不指责的方式，耐心倾听、积极共情，这有利于和谐的护患关系的建立，有利于增进患者自身与疾病抗争的信心。

五、认知疗法

（一）主要方法

1. 理性情绪疗法

（1）理性情绪疗法的核心是"ABC 理论"，其中 A 是诱发事件，B 是个人对此形成的信念，C 是个人对诱发事件所产生的情绪与行为后果。在这三者关系中，一般认为 C 是 A 的结果，而忽略了 B，而"ABC 理论"则认为 C 是 B 的结果，A 只是诱发因素。换言之，一个人情绪困扰的后果 C，并非由事件起因 A 造成，而是由人对事件的信念 B 造成的。所以，B 对于个人的思想、行为方法起决定性作用。

（2）人既是理性的，又是非理性的。人的精神烦恼和情绪困扰大多来自思维中不合理、不符合逻辑的信念。它使人逃避现实，自暴自弃，不敢面对现实中的挑战。人们长期坚持某些不合理信念，便会导致不良的情绪体验；而当人们接受更加理性和合理的信念时，焦虑与其他不良情绪就会得到缓解。

（3）理性情绪疗法的目的在于帮助患者认清其思想中的不合理信念，建立合乎逻辑、理性的信念，以减少个人的自我挫败感，学会对个人和他人都不再苛求，宽容自我与他人。

2.认知转变疗法 也称认知行为疗法，由 Beck 在治疗抑郁症的过程中创立。经典的行为疗法只强调行为的变化，而很少关注认知过程。认知行为疗法主张矫正行为应与矫正认知相结合。例如，抑郁症患者总是把事情看得过于严重，易把别人的无意和善意理解成有意和恶意，于是就产生相应的情绪和行为。显然，要矫正患者的行为，就必须首先矫正他的认知。认知改变了，患者的行为自然会发生改变。Beck 认为人类的不合理认知是由任意推断、选择性概括、过度引申、夸大和缩小、全或无思维造成的，矫正的方法是识别自动性思维、错误认知，检验真实性，监测苦恼和焦虑水平以及认知自控法。所谓自动性思维，就是介于外界事件与个体对事物的不良情绪反应之间的那些思维。这种思维已构成一种固定的自动化思维方式，但大多数人在产生不愉快情绪之前并不能感觉到存在着这些不合理的思维。例如看到别人没有好脸色，马上想到是冲着自己，于是变得心情压抑。这种情绪与 Beck 的归因方式有关，所以在治疗过程中首先让患者识别那些不合理的自动性思维，并通过记日记、医生提问、做作业、角色扮演等活动学会识别和矫正，从而达到治疗目的。

认知转变疗法的适应证，已经从单纯治疗抑郁症有所扩大，可用于治疗神经性厌食症、性功能障碍、烟酒瘾等。

护士在与患者的交往过程中，可以有目的地发现患者的不良认知，帮助他们做出调整、改善情绪和行为。这将有助于疾病的康复。

第八章　患者心理与护患关系

护理工作的对象是既有生物属性也有社会属性的患者。作为医务人员，不仅要掌握对疾病诊治护理的知识技能，还要把握患者的心理特征，因为疾病不仅影响人的生理功能，也会影响到人的心理状态，反过来患者的心理状态也会影响到疾病的发生发展。因此熟悉各类患者的心理特征并进行有效的心理干预，将有助于疾病的诊治和患者康复。正如西方医学之父希波克拉底所说，了解什么样的人得病比了解个人得什么病更重要。

护患关系是医疗护理过程中重要的人际关系，建立良好的护患关系，将有助于护理措施的有效实施，促进患者康复。

第一节　患者角色

健康的实质是人体与环境统一、心身统一和机体内环境相对稳定。因此，对"患者"概念的较全面理解应该是：患有各种躯体疾病、心身疾病、心理障碍或精神性疾病的人，不论其是否有求医行为，均应视为患者。

一、患者角色概述

（一）患者

患病的个体即为患者。患病包括机体组织器官的器质性病变和生理功能的损害、个体主观体验的病感以及社会功能异常三个方面，但这三个方面可能同时出现，也可能不同时出现。在传统的生物医学模式下，只有有生物学病变并有求医行为或处在医疗中的人才被称为患者。随着社会的发展，人们对健康和疾病的看法也在进步，现代生物－心理－社会医学模式对健康和疾病有了全新的认识，在对待健康和疾病问题时均从个体的生物、心理、社会三个方面综合考虑。

病感是个体患病的主观体验，常常表现为各种躯体或心理不适的临床症状，但在疾病早期或疾病轻微的情况下，也可以没有病感。病感可以源于躯体疾病，也可以由心理或社会功能障碍引起。在临床工作中应该注意的是，医生对疾病的实际判断在性质和程度上可能会与患者患病的主观体验有所不同。

患病的个体通常会因各种不适或痛苦而寻求医疗帮助，但是并不是所有患病的人都有求医行为，有求医行为的人也不一定都是患者。在实际生活中，有些人患有某些躯体疾病，如皮肤病、近视眼等，他们可能不认为自己有病，而和健康人一样仍担负相应的社会责任，社会也没把他们列为"患者"行列。另外，有些人由于一些不良动机而诈病，如为了逃避责任，为了获得赔偿等，利用患者身份获取某些利益，临床上也常将这些人误列为"患者"。

（二）患者角色

1.患者角色的概念　患者角色又称患者身份，指被医生和社会确认的患者应具有的心理活动和行为模式。当一个人患病后，就进入了"患者角色"，人们期待他有与患者身份相应的心理和行为。

2.患者角色的基本特征　美国社会学家帕森斯（T，Parsons，1951）从社会学的角度提出了患者角色的四个要素。

第一，患病后，由于精力和活动的限制，患者可以减免平日社会角色所承担的责任和义务，减免程度视疾病的性质和严重程度而定。

第二，患者对陷入疾病状态没有责任。患病是超出个体控制能力的一种状态，不是患者所愿意的，患者本身就是疾病的受害者，无须对疾病负责。

第三，患者恢复健康的责任。患病是一种不符合社会需要的状态，也不符合患者的意愿，因此患者应该努力使自己痊愈，有接受治疗、努力康复的义务。

第四，患者负有寻求医疗协助的责任。患者患病期间在一定程度上有赖于他人的协助，包括家庭、社会等，同时，患者应寻求使自己康复的医学技术的帮助，并同医务人员合作，尽快恢复健康。

3.患者角色的权利和义务　作为一种社会角色，患者角色享有其特殊的权利，并承担相应的义务。我国学者将患者的权利和义务概括如下：

（1）患者角色的权利：①享有医疗服务的权利；②享有被尊重、被了解的权利；③享有对疾病诊治的知情同意权；④享有保守个人秘密的权利；⑤享有监督自己医疗权利实现的权利；⑥享有免除患病期间社会责任的权利。

（2）患者角色的义务：①及时就医，争取早日康复；②寻求有效的医疗帮助，遵守医嘱；③遵守医疗服务部门的各项规章制度，支付医疗费用；④和医务人员合作，配合诊治护理工作。

二、患者角色的适应和偏差

患者角色是一种特殊的社会角色，人因为患病而进入"患者角色"，也就有了患者身份。尽管人的职业、地位、信仰、生活习惯、文化程度各异，所患疾病和病情也不尽相同，但患者角色的心理特征具有一定的规律性。因此深入研究患者角色变化过程和规律并针对不同时期、不同角色特征采取恰当的心理护理措施，是护士工作的重要内容。

个体由生病进入患者角色或由康复返回社会角色，都会有一个适应过程，而有的患者在这一过程中，存在角色适应和偏差，通常可以概括为以下几种类型。

1.角色行为适应　患者基本上与患者角色的行为模式相符，表现为能够冷静、客观地面对现实，关注自身疾病，主动求医遵医，采取必要措施减轻病痛。角色适应的结果有利于疾病的康复。

2. 角色行为阙如 是指患者未能进入患者角色，多发生在疾病初发或突然加重，意识不到疾病的严重程度，或有意否定其严重性。特点是否认疾病，拒绝就医，常勉强承担正常的社会角色，使工作、学习、生活效率降低，导致贻误治疗时机、病情加重甚至出现危险。

3. 角色行为冲突 患者在角色转换中，不愿或不能放弃原有的角色行为，与患者角色行为相互冲突。多因工作繁忙或家庭责任而不能安心治疗影响康复，多见于承担较多社会和家庭责任且责任心和事业心较强的人。例如，一位患病需要住院治疗的母亲因为儿子即将高考而拒绝住院。

4. 角色行为强化 这种情况多发生在由患者角色向常态角色转化时，也见于某些过度关心自我健康者。由于适应了患者的生活，患者产生了对疾病的习惯心理，表现为小病大养、不愿出院，特别是从患者角色中获益的人，期望继续享有患者角色所获得的利益，不愿重返原来的社会环境，不愿承担相应的社会责任等。

5. 角色行为减退 这种情况多发生在患病中期，已经进入患者角色，由于角色冲突等原因使患者角色淡化，此时患者会走出患者角色去承担其他角色的责任和义务。例如重返工作岗位，处理相应事务等。

6. 角色行为恐惧 患者对疾病缺乏正确的认识，表现为过多考虑疾病的后果，对自身健康过度悲观，易产生焦虑和恐惧情绪，导致过度求医、滥用药物或拒医等行为。

护理人员在对患者进行治疗和护理的同时，要注意创造条件促使患者角色转化，随着疾病的好转、康复，要使患者从心理上逐步摆脱患者角色，恢复其应当承担的社会角色。分析和认识这些现象，有利于护士对患者心理的认识和把握，也有利于促进患者的康复。

三、患者的心理需要

个体患病进入患者角色后，会求助于医学帮助，在接受诊治和护理的过程中进行着角色转换。在此期间，患者既有常人的一般需要，又会产生与疾病有关的各种心理需要，需要的层次也会随着疾病的变化而有所改变。人类在健康时往往是自己去满足需要，在健康发生问题时，医护人员的职责之一就是帮助这些人满足基本需要。因此，了解患者的需要是医护人员的职责，不仅要关注患者生存的需要，还要了解患者的高层次需要。

1. 患病期间的生存需要 人们在身体健康时的饮食、呼吸、排泄、睡眠及躯体舒适等生存需要很容易被满足，患病后这些基本生存需要的满足受到阻碍或威胁。例如，吞咽障碍患者对食物的需要，呼吸困难患者对呼出二氧化碳，吸入氧气的需要，危急重症或手术后患者的排泄需要等，这不仅直接影响生理功能，而且对情绪也有极大影响。患者最基本的生理需要还包括解除疾病痛苦和恢复身体健康。

2. **患病期间的信息和刺激需要** 患者住院后，生活局限于一个陌生和狭小的范围内，个人感兴趣的事情都不同程度地减少。这样患者就会感到无聊、压抑、度日如年。对此，护理人员可根据医院及患者的主客观条件，尽可能满足患者对信息的需求，并可考虑安排一些适宜的活动。患者对信息的需要，更多地聚焦于对有关自身疾病范围信息的关注。特别是患者进入医院，完全改变了自己的生活规律和特定的习惯，急需了解新环境中的新信息。他们不仅需要知道医院的各种规章制度、治疗设备及水平情况，还急于知道疾病的诊断、治疗、护理、预后等信息，关注医疗费用的支付问题等。有些患者还想知道院外和自己关系密切的其他信息，如家庭工作单位的某些情况。提供适当的信息不仅可以消除患者的疑虑，还可避免其产生消极情绪反应。如果得不到诸如诊断、治疗、护理、康复等有关信息，患者就会感到茫然、焦虑和担忧。因此，护理人员同患者要进行良好交流，这样必然增加信息量，也会增加患者对护理人员、医院的信任，从而为顺利地治疗、护理奠定良好的基础。

3. **患病期间的安全感需要** 许多疾病本身就是对安全需要的威胁。患病使正常有序的生活受到干扰，加之对疾病的担忧，患者会有不安全感，常常会感到焦虑、孤独，期盼亲人的呵护。住院期间，缺乏安全感常常使患者感到恐惧，唯恐发生什么意外，害怕误诊、检查和手术，害怕护士用错药、输错液等。患者的这些心理反应应当引起护理人员的重视。因此护理人员必须有严谨的工作态度、高超的护理水平，杜绝差错事故的发生，对任何诊断、治疗、护理措施，都要尽量与患者沟通，耐心说明解释，以减少患者的疑虑和恐惧。

4. **患病期间的爱与归属需要** 这里的爱是广义的，包含了情感、关怀、仁慈、亲密以及理解。患病时这类需要不仅不消失，甚至更为强烈，尤其是安全感得到保证时，这种情感的需要会更明显。患者住院后进入陌生环境，归属的需要就更为迫切。护士应及时予以心理疏导，使其顺利进入患者角色，安心养病；在人性化管理中，建立探陪制度，允许患者最亲近的人陪伴，让患者充分感受到家庭的温暖，产生被爱与归属感。护理人员应尽可能多接触患者，主动交谈、互相认识，这样既便于护理工作的开展，又满足了患者的心理需要，护理人员也要把新住院的患者介绍给同室的其他患者。这些都有助于患者形成和保持积极的心理状态。

5. **患病期间的尊重需要** 人在爱、关注等情感的满足后就会增强自尊的需要，疾病可以干扰尊重需要的满足。由于疾病，患者可能体会不到对人或己的价值，甚至觉得自己成为别人的负担或累赘。患病常使自尊心降低，因而对尊重需要会强于健康人。患者暂时性或永久性地丧失了某种功能，常会造成自尊的降低，严重者甚至陷入忧郁的状态。因此，护理人员要亲切而有礼貌地对待每一个患者，不要直呼床号，而要称呼姓名；要主动热情，不要冷淡漠然；要合理公平，不要有亲有疏；要使患者感受到爱与尊重，从而建立起对治疗的信心和对护理人员产生信任感。

6. 患病时的自我成就需要 患病时最难以满足的是自我成就的需要。这种需要是指个性的表达及个人能力的发展而带来的满足感。患病使人的社会活动受到限制，施展机会明显减少，另外由于精力与体力的减弱，常常会感到力不从心，甚至还要依赖他人对自己的照顾，难以满足对自我成就感的需要。有些因意外事故致残者，其自我成就需要受挫更严重。

四、患者常见的心理反应

（一）患者的认知活动特征

1. 感知觉异常 在感知方面，患者的注意力由外部世界转向自身的体验和感受，感知觉的指向性、选择性及范围都相应地发生了变化。进入患者角色后，由于疾病的反应和角色的变化，患者的主观感觉异常、敏感性增强。患者对自然环境的变化，如对温度、湿度、声、光等刺激特别敏感，稍有声响就紧张不安；对躯体反应的感受性增高，尤其对自身的呼吸、血压、心跳、胃肠蠕动及体位等感觉都异常敏感，对症状的敏感性增强甚至多疑。由于主观感觉异常，有的患者会出现时间知觉异常和空间知觉异常，有的患者甚至会出现味觉异常等现象。

2. 记忆和思维能力受损 在记忆方面，患者存在着不同程度的记忆力异常。一些躯体疾病伴发明显的记忆减退，如某些脑器质性病变、慢性肾衰竭等。另外，患者的思维活动也受到一定的影响，判断能力下降、猜疑心理明显也常常影响患者对客观事物正确的判断。

多数脑血管疾病的患者均伴有不同程度的认知功能损害。如血糖的波动可直接影响糖尿病患者的注意力、定向性、记忆和思维等，慢性阻塞性肺疾病的后果是呼吸衰竭和脑缺氧。对病情严重的患者在病情缓解时做神经心理成套测试表明：患病时注意测验、语词性及视觉记忆、一般智力及数学问题解决等认知功能均有损害。

（二）患者的情绪特征

情绪不稳定是患病后普遍存在的情绪反应，患者控制能力下降，易激惹。如甲状腺功能亢进的患者几乎都伴有情绪变化，表现为紧张、易激动及情绪不稳定。临床上常见的患者的情绪问题有焦虑、抑郁及愤怒等。

1. 焦虑 是个体感受到威胁或预期发生不良后果时所产生的情绪体验，一种是最常见于综合医院患者的情绪反应。调查发现，有63%的内科患者会出现焦虑。焦虑的生理基础是交感神经系统兴奋，可表现出心慌、出汗、呼吸加速等。

产生焦虑的原因主要是患者对疾病的担心，对疾病的性质、转归和预后不明确；对带有一定危险性的检查和治疗怀疑其可靠性和安全性；对手术的恐惧、担忧；对医院陌生环境或监护室的紧张氛围感到担心和害怕，尤其是目睹危重患者的抢救过程或死亡的情景。

完全消除患者的焦虑是很困难的，何况轻度的焦虑状态对治疗疾病还有好处；但对于高度焦虑或持续性焦虑反应的患者，护理人员应格外给予重视，应设法帮助他们减轻心理负担。在接触患者时，护理人员要热情、主动、认真，通过交谈了解患者焦虑的原因，并采取各种有针对性的心理干预措施；对不同年龄、不同病种的患者分别给予相应的心理指导和护理使之适应医院环境，熟悉了解各种制度，建立良好的护患关系、病友关系；对有些检查和治疗方法给予简要介绍，让患者有一定的心理准备，手术之前的心理辅导是心理干预的有效途径，实践证明它是一种减轻焦虑的好方法。

2. **抑郁**　是以情绪低落、兴趣缺乏等情感活动减退为主要特征的一组症状。严重的器官功能丧失、预后不良的疾病、危重疾病及某些对工作或生活影响较大的疾病更容易使患者产生抑郁情绪；另外，抑郁情绪的产生还与患者的个性、社会经济等因素有关。

护理人员应评估患者的抑郁状态，为患者提供安全的环境，采取单独陪护、心理支持等措施，防止患者出现自杀倾向；帮助患者减轻无效应对的症状及体征，鼓励及增加患者的自理活动，增加患者的社交功能，尽量鼓励家属多探视患者，给患者以心理支持；对严重的抑郁患者要高度关注，必要时可以聘请心理或精神科医生进行心理治疗或使用抗抑郁药物。

3. **愤怒**　是个体在追求某一目标的道路上遇到障碍、受到挫折时所产生的一种紧张情绪。患者往往认为自己得病是不公平的、倒霉的，再加上疾病的痛苦，会感到愤怒。同时，导致治疗受阻、病情恶化或发生医患冲突的各种原因，都会使患者产生愤怒情绪。愤怒常伴随攻击性行为，愤怒可指向外部，患者会向周围的人如亲友和医护人员失去理智地发泄不满和怨恨的情绪；愤怒还可能指向自身，表现为患者的自我惩罚和自我伤害，如拒绝正当的治疗、破坏正在采取的措施和已经取得的疗效等。

护理人员了解患者这些情绪反应后应及时采取有针对性的措施予以干预，有些不良后果就可以减少或避免，因此护理人员要善于观察和分析患者的情绪变化并予以适当的心理干预。

（三）患者的意志行为特点

治疗疾病的过程对患者来说也是一个以恢复健康为目的的意志活动，患病后患者主要表现出意志行为的主动性降低，对他人的依赖性增加。如有的患者意志力减退，不能按医生的要求完成治疗，使疗效受到影响。许多患者有行为退化的现象，如躯体不适时发出呻吟、哭泣甚至喊叫以引起周围人的注意、获得关怀与同情；自己能料理的日常生活也要依赖他人去做，希望得到家人、朋友、护理人员无微不至的照顾与关怀。

（四）患者的个性改变

一般来说个性是比较稳定的，通常不会随时间和环境的变化而发生变化，但在患病情况下，部分患者会出现个性的改变。患者可表现为独立性降低而依赖性增强，被动、顺从、缺乏自尊等。还有的患者会变得固执己见，不听劝阻，难以与周围人相处等。尤其在一些慢性迁延疾病或疾病导致的体像改变时，患者常常很难适应新的行为模式，以致改变原有的一些思维模式和行为方式，使个性发生了改变，如一些患者患病后变得自卑、自责等；部分截肢患者可能会变得自卑、冷漠；脑卒中患者可能变得孤僻和退缩。

第二节　护士角色

在护患关系中，护士扮演多种角色，有直接提供照顾，也有间接引导患者，使其在认知、情绪或行为方面产生变化的角色。

一、护士角色的概念和种类

护士角色是指社会所期望的适应于护士的行为模式。例如，在人们的心目中，护士应亲切和蔼、业务娴熟、举止端庄、文雅大方等。护士如果行为符合人们期望的行为模式，同时履行了其相应的权利和义务，就进入了护士角色。

在护患关系中，护士扮演着多种角色。

1. 照顾者　护士最重要的角色是在患者不能自行满足其需要时，提供各种护理照顾，帮助患者满足生理、心理、社会各方面的需要，直到不需要帮助为止，如保持良好环境、给予合理饮食、提供心理支持、安置舒适卧位等。

2. 治疗者　护士除为护理对象提供生活上的照顾外，还要严格地按医嘱完成各种治疗任务及护理程序等，如注射、导尿、供氧，以保证护理对象能得到及时合理的治疗。

3. 决策者　在运用护理程序的过程中，护士需要运用所学的知识和技能收集资料、独立决策、评估护理对象的健康状况，确定患者当前存在的或潜在的护理诊断；有针对性地制订全面、系统、切实可行的护理计划，并对实施情况进行正确评价，使护理对象的健康问题真正得到解决。

4. 管理者　每个护士都在执行着管理的职责。领导者需要对有关的人、财、物进行合理的组织、协调与控制，以合理利用各种资源，提高工作效率。普通护士需对日常的护理工作进行合理安排，为护理对象制订护理计划，落实有关护理措施，有效控制医疗费用，保证护理对象得到优质护理。

5. 健康教育者 护士还承担着教育者的责任。面对护理对象，护士应根据患者不同的特点进行健康教育，指导患者改善健康态度和培养健康行为，教育患者学会自我护理等技能，达到预防疾病、促进健康的目的。面对其他健康服务者和实习生、新护士，护士需要传授相关知识与技能，言传身教，促进其专业成长。

6. 健康咨询者 作为咨询者，护士应运用治疗性沟通技巧，与护理对象探讨其关心的各种问题，澄清他们对疾病及与健康有关的疑惑，提供他们所需要的信息，使护理对象清楚地认识自己的健康状况并帮助其找到最有效的应对方法。

7. 关系协调者 为了满足护理对象的健康需要，护士必须做好与其他健康专业人员之间、医患之间、护理对象与家属之间的沟通协调工作，使大家一起密切配合，保证护理对象获得最适宜的整体性医护照顾。

8. 利益维护者 护士是患者利益的维护者，有责任解释并维护患者的权益不受损害或侵犯，是患者的代言人。同时，护士还需评估有碍全民健康的问题和事件，提供给医院或卫生行政部门做决策参考，此时护士又成为全民健康利益的代言人。

9. 研究者 护士应运用科学的方法对护理各个领域里所发现的问题进行深入的研究和探讨，揭示问题的实质与事物发展的规律，发展护理新理论、新技术，应用和检验护理研究成果，改进护理服务方式，提高护理质量，促进护理专业的不断发展。

二、护士的心理素质

（一）护士应具备的心理素质

护士的心理素质，是指从事护理工作所必须具备的心理特点。良好的心理素质是做好护理工作的主要条件之一。

1. 高尚的道德和真挚的同情心 职业道德的核心是"利他"和"助人"，具有高尚道德的护士会自觉自愿、竭尽全力地去为患者解除痛苦，在这种情感的支配下，才能够设身处地地为患者着想，为患者的忧而忧，为患者的乐而乐，形成真挚的同情心。

2. 积极而稳定的情绪 护士的情绪变化，尤其是面部表情对患者及其家属都有直接的感染作用，这是每个护士都应当注意的。护士积极的情绪、和善可敬的表情和举止，不仅能够调节病房或治疗环境的气氛，而且能唤起患者治病的信心，增强安全感。护士对自己的情绪、情感要有善于调节、控制的能力，做到急事不慌、纠缠不怒、悲喜有节、激情含而不露，以保持病房或治疗环境愉快情绪的稳定性。

3. 良好的意志品质　护士在工作中遇到紧急情况,要能判断准确,反应敏捷,当机立断,不草率从事,不优柔寡断,遇事不慌,有条不紊;能自觉控制自己的情绪和行为,保持情绪的稳定和利他的言行;能以顽强的毅力克服工作中的各种困难,不怕挫折,始终不渝地为患者提供优质高效的护理服务。

4. 良好的性格　性格是一个人对人对事、对自己比较稳固的态度体系以及与之相适应的习惯化的行为方式。护士应当具备的性格特征主要是:对患者诚恳、正直、热情、有礼、乐于助人等;对工作满腔热情,认真负责、机智果断、沉着冷静、作风严谨、干净利落等;开朗而又稳重、自尊而又大方、自爱而又自强等。

(二)护士心理素质的培养

护士良好的心理素质是通过接受教育和自我学习,在护理实践中逐步培养起来的。

1. 培养原则

(1)学校教育与社会教育相结合:学校是培养合格护理人才的基地,学生在校期间是其职业心理素质形成的重要阶段,因此学校应高度重视在校学生的心理素质教育。同时社会教育也是培养护士良好心理素质不可或缺的一环,只有两者密切配合,相互衔接,才能收到事半功倍的效果。

(2)规范教育和自我调控相结合:对护士心理素质的培养既要有规范教育,又要学会自我调控。规范教育是形成护士良好心理素质的前提,自我调控是形成护士良好心理素质的保证。

(3)现实形象与理想模式相结合:护士的理想模式是高素质护士人才,现实形象与理想模式之间大都有一定差距。在培养护士心理素质过程中,要多做正面教育,树立典型人物,激励学生不断向理想境界迈进,不断完善自我形象,尽量缩小两者的差距。

(4)严于律己与宽以待人相结合:严于律己能促进良好心理素质的形成,宽以待人有利于保持自我的心理平衡。因此,护士应以严于律己与宽以待人为行为准则,积极培养自我的良好心理素质。

2. 培养方法

(1)树立献身护理事业的崇高理想:要想成为一名优秀护士并具有优良心理品质,就必须首先热爱护理事业,并树立起为护理事业而献身的崇高理想。这是因为:①只有树立起崇高的理想,才能理解护理工作的价值和意义,才能懂得为什么工作和应当怎样工作,从而主动自觉地加强优良品质的培养;②只有树立起崇高的理想,才能真正爱护并尊重自己的工作对象,以解除患者痛苦为己任,想患者之所想,急患者之所急,痛患者之所痛,基于这种高尚的道德情操，就会自觉地注意使自己的心理品质更好地适应患者的需要；③只有树立起献身护理事业的崇高理想，才能对搞好护理工作产生浓厚的兴趣，不但能愉快积极地工作，还能孜孜不倦地探索研究，乐于发现问题，改进工作，力求把工作做到精益求精。

（2）增强培养意识：护士应认识到当前护理事业的发展对护士的职业素质提出了很高的要求，它要求护士不仅必须具备良好的心理素质和健全的人格，还要求护士能将心理学的理论、原则和方法与临床实践相结合，为患者提供心身整体护理，这说明良好的心理素质已成为其职业素质的一个重要组成部分。为了适应现代护理工作的需要、提高护理工作的整体素质，护士必须从思想上重视自身心理素质的培养。

（3）正确认识自我：正确地认识自我是培养良好心理素质的基础。护理工作面对的是具有各种个性和不同理念的患者，与这些患者达成真诚、开放的人际沟通，需要护士有对自己肯定性的理解和接受能力，而这一点是建立在正确认识自我基础上的。正确地认识自我也是护士悦纳自我、发展健康人格及保持身心健康的关键。但客观地认识自我不是一件易事，特别是理想的自我与客观的自我发生冲突时，护士必须常常倾听自己和别人的看法，识别和接受个人的需要，敢于自我显露，尽可能地扩大自我意识的第一象限，从而培养自己健康的自我意识。

（4）保持心理健康：健康的心理是培养良好的心理素质的坚实平台，因此培养良好的心理素质首先要提高心理健康水平。护士在保证自己心身和谐、适应内外环境、人格稳定健全、有正常的心理状态的基础上，应全面发展和培养健康的心理素质。

（5）丰富理论知识：培养良好心理素质，要有科学的理论做指导。学习心理学有关知识，能使护士明确良好心理素质的培养要求，了解培养这些心理素质对搞好护理工作的重要性和必要性；帮助护士找出自己的不足，指导护士运用心理学的理论和方法，有针对性、有目的、有计划地采取适当的方法和途径，培养自己良好的心理素质。除了学习心理学外，护士还应当学习社会学、伦理学、护士礼仪、医务道德修养、相关的法律法规等有关知识。

（6）加强实践锻炼：为了培养优良的心理品质，最关键的一环还是在实践中加强锻炼。为了在实践中取得更好的效果，应注意如下几点：①实践一定要自觉，这是指在实践中要有意识地培养心理品质，把实践视为培养锻炼心理品质的好机会和好场所，不然，终日忙忙碌碌，心中无数，即使参加实践，进步也不快；②要在实践中不断进行评价，评价内容包括自我评价——了解自己的进步程度，与同志比——学人之长避人之短，与患者及其家属的意见比——巩固成绩，克服不足，评价时还要和前面讲的十种优良心理品质比，因为这是在实践中锻炼培养的奋斗目标；③自觉严格地遵守护理工作的各项规章制度，而且力争把它变成自己习惯化了的行为，这本身也正是对优良心理品质的培养。

（7）加强自我修养：护理是一门独特的专业，它对从事这门专业的人有特定的职业心理素质要求。每一个护士都应严格按照这些要求来培养自己，加强自我修养，将护士的职业心理素质内化成自己特有的心理素质。护士可以通过多种方法加强自我修养，如学会自我调节、进行心理咨询、参与心理训练、不断进行自我评价等。针对自身特点，结合运用多种方法将对护士良好心理素质的培养起到很好的促进作用。

第三节　建立良好的护患关系

护患关系是医疗护理过程中重要的人际关系。建立良好的护患关系，将有助于护理措施的有效实施，促进患者康复。

一、护患关系的概念和意义

（一）护患关系的概念

护患关系是指在特定条件下，护士通过医疗、护理等活动与患者建立起的一种工作性的人际关系。它是护理实践中人际关系的主要方面，在整个护理过程中起着重要作用。

（二）护患关系的意义

（1）建立良好的护患关系能创造一个有利于患者康复的和谐、安全、支持性的治疗环境。

（2）良好的护患关系能明显提高护患之间的合作程度，有利于诊断、治疗、护理的进行。

（3）良好的护患关系能为患者提供有效的心理和社会支持。

（4）良好的护患关系能使患者尽快恢复或保持良好的心态，最大限度地调动患者的主观能动性。实践证明，良好的护患关系是促进患者心身康复的重要条件，也是护理工作的最终目标。

（三）护患关系的特征

护患关系是以健康为目的的关系；护患关系是治疗性的关系；护患关系是帮助性的关系；护患关系是专业性的互动关系；护患关系是以服务对象为中心的关系；护患关系是种多方位的人际关系。

二、护患交往的形式和水平

（一）护患交往的形式

护患交往的形式一般有两种。

1.语言形式 即利用语言进行的交往，是护患交往的重要形式。语言交往可分为口头语言和书面语言。口头语言可以直接、迅速、清楚地传达信息，所以是护患间交流思想、感情的主要方式。护士在与患者交往时，一定要注意自己的语言修养，避免传递伤害性信息，同时还要准确把握患者表达的语言含义，要及时传递有益于患者康复的信息，防止其运用不当而影响护患关系。

2.非语言形式 又称为体态语言，包括面部表情、身体姿势、眼神、手势类语言等。护士要充分重视非语言形式在护患交往中的作用，在注意自己的仪表、动作、手势与表情的同时，还要正确理解患者的体势语言，使其能为建立良好的护患关系起到促进作用。

（二）护患交往的水平

护患交往的水平体现在技术性和非技术性两方面。

1.技术水平 反映在执行护理措施时护患交往行为的主动性和自主性方面。在技术水平上，护士是拥有专业知识和技能的人，处于主动地位，患者是缺乏护理专业技能的人，处于被动地位。根据双方自主性行为表现的程度，可以将护患关系分为三种类型，即主动-被动型、指导合作型、共同参与型。

2.非技术水平 反映护理过程中护患双方在心理和社会等方面的关系，包括道德关系、利益关系、法律关系、价值关系等，其中最重要的是道德关系。非技术水平的交往主要表现在护理态度、护理质量、护理作风等方面。

在实际的护理活动中，两种水平的交往是相互依赖、相互影响的。

技术水平的交往是非技术水平的基础，没有技术水平的交往，也就不能产生其他护患关系的内容；而非技术水平的交往的成功又会有利于护理工作的落实，促进技术水平的交往。

三、建立良好护患关系的方法

良好的护患关系表现在：①护患关系的类型符合患者病情、病程；②护患双方相互尊重、相互依赖、相互理解、相互接受，满足双方的心理需要，对心理健康有促进作用；③护患关系融洽、和谐、温暖；④护患双方相互配合，能充分发挥双方的积极性，有利于护理活动的顺利进行。建立良好的护患关系可以采用以下方法。

1.正确认识护患关系 护患关系是一种专业性的互动关系，护士是影响护患关系的主要方面。在这种关系中，护士是"给予者"，而不是"索取者"。这种关系是一种吸引性关系而非排斥性关系，是平等性关系而非支配性关系。正确认识护患关系的性质，有助于护患关系的健康发展。

2.养成良好的职业态度 护士对患者采取尊重、温暖、真诚、通情达理的职业态度是建立良好护患关系的必要条件。要做到这一点必须要树立以人为本的观念，对患者一视同仁，尊重患者的权利和人格，尽量满足患者的合理需求，使患者感到自己受尊重、被接纳，从而获得一种自我价值感。

3. 创造良好的环境和氛围　护士既要为患者创造一个安全、温暖、舒适的环境条件，又要为患者创造一个宽松、融洽、和谐的心理氛围，才有助于患者的治疗和康复。

4. 帮助患者进行角色转换　根据患者不同的人格特征、病种、阶段，通过与患者的接触沟通，帮助患者进行角色的转换。

5. 拥有良好的人格特征　护士作为一名助人者应该拥有的人格特征是：对患者热心、耐心、真心、细心和有爱心；具有亲和力、观察力、领悟力、影响力；有正确的世界观、人生观、价值观；乐观的人生态度、积极的人文关怀和自尊、自信的自我意识等。这些人格特征能增强护士的人格魅力，使护理对象更乐意与之交往。

6. 提高沟通技巧与水平　护患关系的建立离不开护患之间的沟通，有技巧的沟通是护患关系成功的关键。为了与患者建立和谐的人际关系，护士应熟练掌握各种沟通技巧，如倾听、提问、反映、积极关注等，努力提高交往水平。通过与患者有效沟通，建立起护患之间相互满意的关系。

7. 增强护士人际吸引力　护患关系实际就是一种人际关系，增强护士的人际吸引力无疑能改善护患关系。理论知识丰富、操作技能娴熟、心理素质良好、生活方式健康、仪态端庄大方等，是人们对护士行为的期望。护士如果具备以上良好素质，就能增强其人际吸引力，为建立良好的护患关系创造条件。

第九章　心理护理

心理护理就是在护理过程中，根据患者的心理活动规律，以良好的护患关系为基础，通过与患者的相互作用，影响和改变患者的心理和行为，为治疗和康复提供最佳的心理状态。心理护理可分为个别心理护理、具体心理护理和家庭心理护理等形式。心理护理的对象不仅是各科临床患者，也包括疗养院的休养人员、康复患者等。心理护理的实施者包括护士、医生及患者家属等。

第一节　心理护理概论

心理护理有助于调整患者的心理状态，提高患者的适应能力，建立良好的人际关系，调动患者的主观能动性，使其树立战胜疾病的信心，促进康复。心理护理是整体护理的三大内容之一，是实施系统化整体护理的重要保证。心理护理是调整医患、护患关系的纽带，有助于提高护理质量。

一、心理护理基本知识

（一）心理护理的概念

心理护理是在临床工作中通过一系列有目的、有计划的步骤和行动，对护理对象的生理、心理、社会文化及精神状态等多方面进行系统的整体护理，以达到促进健康的最佳心理状态。

（二）心理护理的特点

1. 心身统一性　心身统一性是护理心理学的重要理论观点，心理护理与生理护理是相互结合、相互依存、相互影响的。心理护理不仅可使患者在心理上得到安抚，还可以通过心身互动形成良性循环促进身体的康复。

2. 复杂性　疾病本身、患病后的心态以及个性的复杂性决定了心理护理的复杂性。

3. 前瞻性　人在患病或住院后产生某种心理反应的程度与许多心理社会因素有关。护士通过早期预防性评估、收集资料、分析有关信息，预测患者潜在的心理问题越准确，与之相对应的心理护理措施实施的效果就越好。

4. 可操作性　随着心理护理理论和方法的成熟，心理护理的程序、步骤和方法将越来越规范，可操作性越来越强。

5. 技术无止境性　人的心理是不断发展变化的，了解患者的心态，需要护士掌握更多相关的知识和技术。

（三）心理护理的目标

心理护理的目标是通过积极的态度、表情、语言和行为去影响患者，使患者在认知、情感、行为上发生积极变化。根据心身疾病的特点，心理护理的目标可从以下几方面考虑：①满足患者的合理需要；②调整患者的社会角色；③改善患者的不良情绪；④提供良好的心理环境；⑤增强患者的适应能力；⑥处理患者的心身反应。

（四）心理护理的原则

1. 交往原则　心理护理是在护士与患者主动交往过程中完成的，通过交往可以交流感情、协调关系、了解与满足需要、减少孤寂感。

2. 支持原则　心理支持是心理护理的重要原则。通过宣传解释，给患者以启迪，帮助患者恢复自信，增强与疾病作斗争的勇气。

3. 个性化原则　根据病种、年龄、病程、所处社会环境、个性特征等做到因人施护。

4. 启迪原则　通过宣传解释给患者以启迪，从而消除患者对疾病的错误认识。

5. 自我护理原则　自我护理是一种为了自己的生存、健康及舒适所进行的自我实践活动。良好的自我护理被认为是心理健康的表现。患者在医生和护士的帮助指导下，以平等的地位参与对自身的医疗活动，有助于患者需要的满足。

6. 重视患者亲属对患者心理作用的原则　患者住院后易产生紧张、焦虑和恐惧，此时亲朋好友的态度及与家庭有关的社会心理因素也会影响患者的心理反应。

南丁格尔说过："护理工作的对象，不是冷冰冰的石块、木头和纸片，而是有热血和生命的人类。"不论是过去还是现在，护理工作的对象都是有躯体生理变化伴有复杂心理活动的心身统一的整体。重视对患者完整性的认识，有利于我们从更深层次体现护理学在帮助患者或健康人保持、恢复、增进健康中的重要作用。

二、心理护理与整体护理的关系

系统化整体护理于 1994 年由西方发达国家引入我国，它以整体医学观为指导，以患者为中心，以护理程序为框架，将护理临床业务与护理管理的各个环节系统化，突出了护理工作的科学性、系统性和整体性。

心理护理贯穿于护理工作的全过程，是系统化整体护理的核心与难点，也是系统化整体护理优越于其他护理模式的关键之处。

三、心理护理的相关因素

针对不同情况施行心理护理，护理人员有必要了解和掌握与心理护理密切相关的一些因素。

1. 性格与心理护理 面对同样的重大精神创伤与疾病时，性格不同，心理护理的方法也不相同。护士需要了解患者的性格特征，为施行心理护理提供基础。

2. 情绪与心理护理 耐心给患者介绍有关情绪对疾病康复影响的知识；消除与减轻患者的负性情绪；引导患者变负性情绪为乐观、愉快的积极情绪；注意家属、亲友、单位领导与同事在稳定患者情绪中的重要作用。

3. 需要与心理护理 不同患者在不同病情阶段的需要与心理特点各有不同：不同的年龄、性别、职业甚至不同的诊疗环境都会引起患者不同的心理变化。护士需要通过评估了解患者的心理需求。

4. 言语与心理护理 要重视言语在心理护理和护患交流中的重要作用，恰当运用有关的言语技巧，沟通时注意观察了解患者的心理活动并寻找诱因，交谈内容应避免谈论与保护性医疗措施相关的问题。

5. 环境与心理护理 在环境护理上，需注重医院的人性化设计及室内空气的清洁度与干湿度，根据病情的轻重程度安排房间；医务人员要有良好的保持安静的日常行为习惯。

第二节　心理护理评估

心理护理评估就是科学运用多种手段从各个方面获得信息，对某一心理现象进行全面、系统和深入的客观描述，用于进行能力鉴定；单独或协同对心理障碍或心身疾病做出心理诊断；或帮助正常人及时发现心理问题，以便及时调整和矫正等。

一、心理护理评估的意义

心理护理评估是心理护理程序的第一步，也是关键的一步，包括心理资料的收集、整理与分析，即将患者生理、心理和社会适应能力等方面的信息有机结合起来加以处理，分析并找出患者存在的问题。其核心是患者资料的收集，资料收集是否完整与准确直接关系到整个心理护理计划的准确性、周密性、可行性与有效性。

二、心理护理评估的特点

1. 评估过程是动态的 在疾病不同阶段随时收集患者的相关资料对患者进行动态评估。例如，护士从对一位情绪抑郁患者的心理评估中了解到该患者近日不思饮食并有自杀念头，掌握这一信息后，护士及时修正护理诊断及护理计划，避免了医疗事故的发生。所以，心理评估是一个动态、连续不断的过程，它贯穿于整个护理工作中。

2. 内容以心理学的视角为框架 社会－文化因素、生活事件等容易引起患者的情绪变化，评估内容应注意收集评估患者的工作和生活环境、人际关系、日常健康行为、心理状态、心理－社会因素等情况。患者的语言及行为方式是心理评估的重要线索，护士要把握这些线索通过分析综合、逻辑推理做出判断或解释，推测它们在所患疾病及康复中的作用。

3. 评估质量受护士心理状态的影响 护士能否抓住线索、做出正确评估不仅依赖于护士的知识经验，还受到护士心理状态的影响。如护士在负性情绪状态下与患者沟通，收集评估资料，会影响护士信息采集的准确性。此外，刚刚经历了重大生活事件的护士，如果与经历同类生活事件的患者或亲属交流，很可能将自己的感受投射给他们。

三、心理护理评估的范围

心理护理评估以系统收集患者的资料为前提，资料来源可以是患者本人、亲朋好友、单位领导、以往的病历等。信息采集是否准确将直接影响对患者心理状态的评估。

（一）入院资料

1. 患者主诉 患者的语言是心理评估的重要线索，准确地了解患者对疾病的主观感觉与体验，是制订护理计划的主要依据。

2. 一般情况 包括患者姓名、性别、年龄、文化程度、职业、婚姻状况、家庭及社会活动等。一个人的受教育水平影响其对所患疾病的认识和对健康教育内容的理解与记忆。婚姻状况反映一个人社会支持系统中家庭的条件和水平，影响一个人的心理需求。研究显示，近期内经历配偶死亡的人躯体疾病、精神疾病和死亡的发生率明显增高。患者在家庭中的地位有助于了解家庭在患者康复中所能提供的支持和帮助。患者职业及以往的主要谋生手段等影响患者对疾病的认同与评价，也可以提供关于患者社会地位和智能状况的信息。

（二）患者对健康状况的感受

患者对自身健康的态度影响患者的行为方式。护士通过询问发病原因、住院原因、住院后的感觉、对诊疗措施的理解等问题，了解患者对疾病的理解和态度。

（三）营养与代谢

了解患者食物与液体摄入方面的情况有助于识别患者焦虑和抑郁的心理状况。

（四）排泄功能

情绪失调是引起排泄功能发生异常变化的常见原因。负性情绪作为一种刺激可引起交感神经系统反应过强或过弱，刺激肠道或膀胱引起腹泻或尿频，也可引起便秘。

（五）活动与锻炼

这部分资料反映个体日常活动水平和生活质量。如患者在一段时间内出现持续的活动量减少、沉默寡言、疲惫、自信心不足，应高度警惕抑郁症状。对于住院时间长的患者，护士应注意评估患者是否存在多种活动功能受损的潜在危险性。

（六）睡眠与休息

评估患者的睡眠习惯，了解夜间持续睡眠的时间，有无睡眠习惯的改变，如有睡眠紊乱需查找和分析可能的原因及其与心理压力的关系等。

（七）心理过程

1. 仪表与举止　从仪表上观察患者打扮是否得体，衣着、发型与佩戴的饰物是否与年龄、身份相符；肢体语言与面部表情是否恰当；活动时的步态、姿势是否协调，灵活性如何，是否存在多余的动作或伴有神情不安等。

2. 意识状态　心理学中的意识是指人类心理活动的自觉性和主动性。护士对患者意识状态的观察可从意识的清醒程度、定向力、注意力等方面着手。

（1）定向力：观察患者的自我定向，对所熟悉的人、地点、位置的分辨能力以及对时间概念的准确性。

（2）意识水平：是指患者的意识清醒程度。观察患者能否与护士顺利交谈，对语言刺激的反应强度，患者的感觉能力有无缺陷等。

（3）注意力：观察患者是否存在注意力分散、转移以及注意力维持的时间长短等。

3. 认识活动

（1）言语：观察患者的语言特点，是否太慢或太快、是否错乱、是清晰还是含糊、语言是否流畅、语调如何等，以此观察患者的思维表达能力。

（2）思维过程：通过患者的陈述是否有意义、是否有逻辑性、是否符合现实情况等来判断。精神分裂症等严重精神疾病经常有异常表现，可以通过观察患者对一般常识的表达、对合理诊疗手段的接受情形，对医生、护士的指导能否接受与服从等方面判明患者的思维过程。

（3）记忆力：可询问患者是否存在记忆受损，包括短时记忆和长时记忆受损。短时记忆受损多见于某些脑器质性疾病早期；长时记忆受损少见，可见于严重脑器质性疾病。

4. 情绪　情绪体验是一种主观感受，但这种主观感受的外在表现，即情绪状态下的行为，可以通过观察来区分。

心理学家认为人类最基本的情绪有四种：喜悦、愤怒、恐惧、悲哀。描述情绪可进一步按情绪的强度由弱至强分为: 喜悦－满意、愉快、欢喜、快乐、狂喜; 愤怒－不满、生气、大怒、暴怒; 恐惧－不安、担心、忧虑、恐惧、恐怖; 悲哀－遗憾、失望、难过、伤心, 悲痛。在此基础上还可派生出许多复合形式, 如悔恨（害羞、怨恨、自责）、激动（不满、生气、愤怒）。

5.性格特征　性格特征对患者的心理反应有很大的影响, 如性格开朗、坚强者对痛苦的耐受性较强, 对医院生活适应较快, 而性格懦弱者则反之。

（八）自我认知

评估患者对疾病本身及患病给个人和家庭带来的影响的认识。出现负性心理可能与信任、自尊、身体形象、控制感、内疚、丧失亲密关系等有关。相关的护理诊断有焦虑、恐惧、无望、无能为力、自我概念紊乱、适应能力受损、患者或其家庭无效应对及精神困惑等。

（九）角色关系

患者能否随疾病的好转恢复到病前社会角色的功能水平, 一个重要的因素是患者能否及时并完全脱离患者角色。护士可引导患者详细描述可利用的生活支持系统, 如来自家庭内部的支持和社会支持。患者要求延长住院时间、不愿摆脱照顾, 常与家庭成员对患者健康的关心程度、家庭成员关系以及医疗费用支付方式等有关。

（十）应激承受能力

患病是一种应激事件, 心理适应与应对是应激过程中改变个体对应激事件的评估, 调节与事件有关的躯体或情感反应的结果。护士通过访谈了解患者面临疾病状态时的心理适应程度, 了解患者以往面临挫折时的应对方式, 有益于引导患者成功适应。

（十一）价值观与信仰

来源于不同地区、不同民族的患者具有不同的文化背景和信仰。护士应了解并理解患者的信仰或习惯, 提出可供选择的不同方案, 把最后的决策权留给患者自己。

（十二）医院环境

不适应医院环境对患者也是一种特殊的生活事件, 护士可运用医院紧张性事件评定量表评估患者在住院期间遭遇到的紧张刺激的程度。

第三节　心理护理诊断

1980 年, 美国对护理所作的定义是: "护理是诊断和处理人类对现存的和潜在的健康问题的反应"。北美护理诊断协会将 "护理诊断" 定义为 "是关于个人、家庭或社会对现存或潜在的健康问题及生命过程的反应的一种临床判断"。国内学者由此对心理护理的诊断解释为："心理护理的诊断是对一个人生命过程中心理、社会、精神、文化方面的健康问题反应的陈述，这些问题是属于心理护理的职责之内，是能用心理护理的方法加以解决的。"

一、心理护理诊断的内容

护士从患者入院开始就在不断地通过心理评估及时调整、选择心理护理的诊断，制定更为有效的心理护理措施。选择恰当的心理护理诊断，要求护士针对患者的病史、症状体征、社会心理因素，真正理解诊断的概念，并能够领会其评估要点、诊断依据、相关因素和护理措施。书写护理诊断可按 P-E-S 公式，能把问题、原因及症状都反映出来，如护理诊断"无效个人应对，与健康状况有关，表现为抑郁"。

心理护理诊断由四个部分组成：名称、定义、诊断依据和相关因素。

1. 名称 是对患者健康问题的概括性描述。如焦虑、抑郁、恐惧。

2. 定义 是对心理护理诊断名称的清晰、正确的描述和解释。如焦虑是个体因非特异的、不明确的因素引起的一种模糊不适的感觉状态。

3. 诊断依据 是做出心理护理诊断的临床判断标准，是患者主诉和被检查出的阳性体征和实验检查的阳性结果。如主诉有失眠、疲劳、疼痛（以颈部、背部为主），有痛苦表情，认知改变、注意力不集中、健忘、思维混乱等，有面色苍白、血压升高、脉搏变化、肌肉紧张、尿频等交感神经兴奋症状。

4. 相关因素 指影响个体健康状况并导致健康问题的直接因素、促发因素，包括四个方面：①病理生理社会方面的因素（基本需要如休息、食物、性等得不到满足）；②治疗方面的因素（有创伤性诊疗措施，如插管、活检手术等；住院、隔离等生活环境改变的压力）；③情景方面的因素（角色转换的压力，如失业、降级、调换工作、死亡的威胁）；④年龄方面的因素（儿童与父母离别，老年人退休等）。

二、排序

面对患者一个或多个护理问题，护士可以按轻、重、缓、急排序。排序时可参照马斯洛的需要层次理论，即生理、安全、所属关系、自尊到自我实现。在入院评估发现患者存在较急（威胁生命）的心理危机和需要立即行动解决的心理问题时，护士应暂停正式的基础资料评估过程，立即进行危机干预。如患者有自我伤害或暴力行为的潜在危险，不仅需要立即采取相应措施，而且需要有关人员协作。

三、关于与专业人员合作的问题

患者的心理问题包括两方面内容。一类是护理诊断后通过恰当的心理护理措施能独立解决的问题，如术前恐惧可通过护士主动、及时地沟通及实施心理护理措施减轻。另一类是护士需与其他专业人员协同才能解决的问题。如恐怖症就已超出护理专业能独立解决的范围，护士可通过请临床心理学专业人员或精神科医生会诊，向专科医生请教与沟通，学习护理患者的方法。

第四节　心理护理计划

护理计划是运用护理专业知识，使患者恢复最高水平的健康而采取护理行动的过程。

一、选择心理护理措施时要考虑的几个问题

（一）护理的理想结果

要使接受心理护理的患者有一个理想的结果，科学合理地确立目标、建立实现预期目标的护理措施十分重要。预期目标指期望患者通过护理干预达到的健康状态，分为短期目标和长期目标。长期目标是最终要达到的目的；短期目标是在达到长期目标过程中所要达到的阶段性目标。两种目标的行动发起者都是患者，要有确切的行动内容，对具体行动加以描述。

（二）心理护理措施的特点

心理护理和躯体护理相互影响、相互渗透，制定心理护理措施应注意不能把患者的生理需要与心理需要机械地分开。如制定诊断"疼痛：与手术创伤有关"的护理措施，此处护理诊断是躯体痛苦引发的心理问题，应在给予躯体护理（应用镇静剂）的同时，给予心理安慰、支持，同时采取松弛疗法，分散对痛觉的注意力等。

（三）科研基础

护理措施受科研基础的影响，这是由护理措施的以下特点决定的。

1. 心理护理改变护理工作的研究方向和内容　心理护理的开展使护理工作不再局限于各项护理技术操作，同时还研究患者心理、护患关系、医院环境对患者康复的影响等。

2. 心理护理过程本身也是调查和研究　通过系统收集资料、制定周密计划、合理组织实施、评价、记录、整理、分析等形成了护理学的科研基础。

3. 心理护理改变护士工作的任务和角色　护士不仅仅是患者的照顾者，同时还是教育者、管理者和具有一定的科学研究能力的研究者。

（四）措施的可行性

护理措施的实施要按照护理程序和确定的护理计划进行，并考虑措施的时间保证、专业人员协作等因素的可行性。

（五）患者的接受性

护理措施的制定应与患者的现实相符合，否则患者很难接受。另外，请患者共同参与目标与具体措施的制定则有利于患者的接受。

（六）护士的能力

护士在实施计划的过程中扮演着多种角色——决策者、实施者、教育者和组织者，既可直接为护理对象提供心理护理，也可指导护理对象的亲属、社会团体对其进行心理护理。所以，护士必须懂得心理护理措施的原理与有关知识，具备必要的运用能力、人际关系技巧和有效运用资源的能力等。

二、对不适当应对反应的心理护理

有病住院是重要的应激事件，患者需要做出适应性努力。当患者不能以适应的方式应对时，一种或多种不适当应对反应将会出现。常见的不适当应对反应及护理如下。

（一）焦虑反应

很多患者都曾体验过焦虑情绪。具有强控制感、怀疑性、戏剧性和高傲性格特征的人更容易对住院出现焦虑反应。焦虑是由紧张、自责、焦急、担心、忧虑和恐惧等体验交织而成的复杂情绪反应，是人们在社会生活中遇到矛盾和挫折后广泛出现的一种不愉快心理体验。程度有轻度中度、重度。轻度焦虑可使人感觉灵敏，注意增强，这反映出人的正常心理适应功能。患者在面对压力时有心理适应的倾向，通过适宜的心理调节能够控制情绪反应，这样的心理准备有益无害。而中度以上的焦虑会干扰人的认识过程，应给予如下心理护理措施。

1. **观察评估**　观察患者的焦虑程度，评估诱发焦虑体验的刺激因素。

2. **支持性心理治疗**　是心理治疗的基本技术，也非常适用于心理护理。最常用的方法是解释，如尽早让患者了解所患疾病的诊断、治疗方案以及各种检查、治疗方法的必要性、可靠性、安全性等，打消患者的顾虑，耐心向患者介绍医院的环境，组织适当的活动使患者在一个温暖、亲切、受关怀的病房中接受治疗，减轻其焦虑不安反应。解释应注意与整个护理计划符合，与医生的意见一致，否则会产生误会，失去患者对医务人员的信任。

3. **松弛训练**　通过指导患者放松来消除紧张和焦虑。护士指导患者尽量使肌肉放松，直至产生沉重感。反复训练可使患者心情平静，心跳平稳，呼吸舒缓。

4. **护理性沟通**　是一种使用沟通交流的技巧进行护理的方法。沟通中应促进患者倾诉自己的苦恼，达到放松、宣泄的目的。

5. **鼓励患者活动**　是焦虑的对抗剂，通过活动可帮助患者分散注意力，使焦虑控制在最低的可耐受程度。

6. 给予抗焦虑药物并观察 对中度以上焦虑并出现躯体症状的患者，医生通常给予抗焦虑药物，护士注意观察是必要的。

（二）抑郁反应

抑郁以情绪低落为主要特征，具有早醒和晨重晚轻的特点。抑郁症患者的表现为无望、无助、冷漠和精力不足、无精打采，做事缺乏信心，自责，不愿与人接触，对任何事物都没有兴趣，绝望，甚至会萌发自杀念头。有的患者伴有焦虑情绪及食欲减退、性欲减退、体重下降、便秘、疲劳、头痛等生理功能失调表现。睡眠紊乱常表现为入睡困难或早醒，凌晨三四点醒后不能再入睡，也有一些人比平时睡眠增加。

对抑郁症患者的心理护理要注意以下五个方面。

1. 满足患者需要 根据抑郁产生的原因，有针对性地向患者讲解疾病的性质，教给患者康复的方法，促使患者从抑郁情绪向康复治疗的积极心态转化。康复活动收到疗效时是帮助患者改善抑郁情绪最为有效的时机。

2. 提高应激水平 患者的家庭成员、亲朋好友及医护人员的鼓励、关怀和理解，可帮助患者树立信心，提高应激能力。

3. 鼓励参加社会活动 在力所能及的社交活动中改善患者的不良情绪。

4. 保证安全 对抑郁明显及有自杀观念的患者，确保生命安全的护理措施至关重要。

5. 应用抗抑郁药物 药物绝不能交给患者自己管理，还要注意观察药物的不良反应。

（三）否认

否认是一种常见的心理防御方式，是指自我在恢复应对能力以后，通过心理防御机制关闭了所有具有威胁性的感知。短时间的否认是适应性反应，这种积极的广泛否认持续 1~2 天逐渐被承认现实所取代。如患者继续否认，提示目前情况具有威胁性。否认的患者常表现固执己见，坚信自己的感觉，否认医生的诊断，常因否认自己患病的事实而拒绝接受治疗。

对否认患者的心理护理难度较大。否认患者就像受惊吓的人躲进房间关上门窗，把一切来犯者拒之门外。护士显然不能针锋相对，较为有效的方法是平静地请他从"否认"这堵"墙"的后面走出来。护士可以问："XX，您对这次疾病感觉如何？""您的医生告诉您有关疾病的事了吗？""您妻子对您的病了解吗？"同时护士还要以同样的方法指导其家属，从没有侵犯性的问题入手往往可使否认的患者迅速改变态度。如果患者仍对疾病持否认态度，应考虑应对无效，需请心理或精神科专业人员会诊。

（四）无动机

无动机表现为消极悲观、多卧少动、言语少、什么事也不想做。对此类患者的心理护理关键在于调动患者积极参与康复的热情，使他们逐渐恢复原来的角色。

对无动机患者的心理护理要注意以下几个方面。

1. 了解患者的应对方式 了解患者以往对应激事件的应对方式，护士提供持续的支持性措施有利于患者恢复。如果缺乏动机持续过久，患者恢复正常功能的能力就会受到影响。

2. 运用对抑郁症患者的护理措施 适用于缺乏动机的患者，患者缺乏动机往往与许多种预期丧失有关，包括活动能力、角色功能、性功能等。

3. 确立容易达到的低水平目标 通过建立容易且能快速达到的目标，有助于患者信心的恢复。护士可与患者共同制定短期目标，如步行到门口、自己洗脚、独立进食等。患者能够做到就会产生愉快情绪，患者的积极感受能强化确立另一个目标的愿望。

（五）过分要求和不合作

患者患病后由于角色地位的转换，受到亲友的照顾增多而成为大家关注的中心。有些患者由于对照顾的持续需求，对护理人员或其他照顾者提出过多要求，住院本身加剧烦躁倾向，也会成为过分要求和不合作的原因。对不合作患者的处理较为棘手，能否成功实施该计划取决于患者对措施的反应和护士对患者反应的敏感性。宜根据患者的心理特点采取相应的护理措施，运用限定界线的护理措施有助于逆转局势。限定界线是纠正行为的一种方法，并不是阻止为患者提供关心和照顾，而是激励理想行为的养成。限定界线是为减少患者不合理行为参与护理计划的方式进行护理的方法，是为患者的特定情况设计的。护士与患者协议，患者在协议范围内做他承诺的事，护士做自己承诺的事。护士需反复强化积极行为，持续不断地提醒患者是否出现预期效果，多用肯定的、忌用指责的语言恰当地与患者交流，使患者理解计划对患者的好处。由于计划的实施是护患双向评估的过程，护士通过与患者的讨论，鼓励患者表达实施计划后积极与消极的情绪体验，再通过调整计划使患者乐于接受。当患者有机会表达自己的真实情感时，焦虑水平和过分需求会降低，从而达到逐步减少对抗行为的目的。

第五节　不同患者的心理护理

正如南丁格尔所说，人是各种各样的，由于社会职业、地位、民族、信仰、生活习惯和文化程度不同，所得疾病与病情也不同，使千差万别的人都能达到治疗或康复所需要的最佳身心状态本身就是一项最精细的艺术。不同患者的心理护理即是针对不同患者给予具有针对性的心理护理。

一、儿科患者的心理护理

儿童生性好动，患病后活动自由受到病情、诊治护理要求、医院特定环境等限制，其情绪必然受到影响。如果在住院治疗期间取消陪护，还会产生孤独感。因此对儿科患者进行心理护理不仅关系到疾病的转归进程，而且对儿童的心理发育也有举足轻重的影响。

（一）儿科患者心理护理的要点

对儿科患者的心理护理应包括护士对其家长进行的、与康复有关的心理知识储备的教育和护士对儿科患者的心理护理两部分。家长的主动参与和良好配合会更有效地减轻儿科患者的心理反应，加快儿科患者的康复过程。同时，医院环境布置及医护人员着装要符合儿童心理特点。

1. 交流的技巧　因儿科患者的年龄范围较宽，心理活动差异较大，应根据不同年龄的心理特点运用恰当的交流技巧。对婴儿的交流，主要采用非言语性的、适当的环境刺激进行，以相对固定的护士为好；对幼儿的交流，言语性或非言语性交流共存，护士用简明语言介绍自己，说明住院的原因，介绍小朋友之间相互认识，根据病情做力所能及的游戏、讲故事等；对学龄前儿童的交流，应与患者建立感情，做孩子的朋友，态度温和，多使用赞扬和鼓励的语言，简单讲解疾病知识，耐心听取患者诉说自己的感受等。

护士不仅要注意面部表情、语调、目光、触摸等非言语交流对儿科患者的心理影响，还要善于从患者非言语性行为中发现患者的需要，满足患者的合理要求。

2. 交流的时间　交流时间受儿童活泼、爱玩、好动、注意力容易转移等特点的限制，每次交流时间不宜过长，一般不超过20分钟。

3. 交流的内容　受患者理解能力的影响，常遇到不能理解护士问题的情况，很难获得准确信息。每次交流的内容，不宜过多，最好不提开放性的问题，尽可能让患者明确回答"是"或"不是"这样的问题。

（二）儿科患者常见的心理问题及干预原则

1. 分离性焦虑的护理　研究发现6个月至4周岁幼儿对住院诊治的心理反应最为强烈，1岁半时达最高峰，后缓慢减弱。如患儿住院方式为取消陪伴，则可产生分离性焦虑，宜采用轻柔的治疗手法尽量允许母亲陪住，鼓励母乳喂养，通过抱抱、摸摸、微笑、游戏和对患儿说话等方式进行情感交流，增加患儿的安全感和依恋感。学龄儿童已懂事理，能体验到疾病的痛苦，担心预后，住院后要忍受母子分离的痛苦，可以采用支持性心理治疗，理解同情他们的处境，对疾病和治疗给予必要的解释、劝慰、保证和鼓励，让患儿认识病友，帮助他们相互交流，树立战胜疾病的信心。

2. 恐惧的护理　学龄前儿童住院后首先产生的心理反应就是恐惧，表现为哭闹、拒食、睡眠不安。儿童恐惧的原因有：①疾病带来的躯体痛苦；②各种注射带来的不良刺激；③各种诊断操作带来的恐惧不安；④对医院的环境陌生、不适应。与此同时，有的患儿还可产生被动依赖心理，表现为行为退化、能自己做的事不去做、完全依赖父母和护理人员。在亲人面前依赖性更加显著，尤其是独生子女，习惯于娇惯、溺爱的家庭环境，患病后家长更是有求必应，这种保护性行为进一步强化儿童的依赖心理。

学龄期（7~12岁）及少年期（12~14岁）在儿童心理发展的进程中是一个重要的转折时期，儿童有较好的理解和分析能力，但情绪不稳定、自制力差。住院后离开父母、老师、同学，加之陌生环境、疾病痛苦、诊疗过程的不良刺激，患儿会产生焦虑、恐惧不安、悲伤、胆怯、孤独的心理反应。对有恐惧心理的患儿，护理人员应用亲切和蔼的语言与患儿进行情感上的交流，在生活上给以照顾。治疗前讲明道理，争取患儿愉快地配合，忌用强迫和恐吓的方法使患儿顺从。对积极配合治疗表现勇敢的患儿应及时给予表扬和鼓励，促使其消除恐惧。

3. 被动依赖与行为退化的护理　护理人员应尽最大努力满足患儿生理心理上的需要，这是对患儿最好的安慰。要注意保护患儿的自尊心，对合理的依赖心理要给以支持和理解，但随着病情的好转，应设法逐渐消除其依赖心理，鼓励患儿主动去做力所能及的事情。

4. 自卑心理的护理　某些疾病引起体貌特征的改变，感到难以见人，患儿易产生自卑心理和抑郁。慢性疾病久治不愈的患儿已能意识到后果，担心学习跟不上、留级及疾病长期折磨自己等而顾虑重重、丧失治愈的信心、悲观失望、反抗等，还可产生对死亡的探究心理。

对于这些年长儿童，护理人员要热情安慰，鼓励患儿树立信心，尽可能地为患儿创造愉快、生动、舒适、活泼的生活气氛，丰富患儿的生活内容，使患儿不感到孤独和不安。护理人员除精心治疗和生活上细心照顾外，还要注意调整患儿的情绪状态尤其对慢性病和重病患儿应给予心理支持。护理人员应和蔼可亲，尊重患儿人格，保护其自尊心，满足他们对疾病信息的需要，向患儿解释病情，指导他们以良好的情绪配合治疗和护理。

二、老年患者的心理护理

老年期受到生理和生活环境变化的影响，往往特别担心自己的健康受到威胁，一旦遭到躯体病痛折磨，需要医疗和别人照料时，情绪变化就会非常突出。

（一）老年患者心理护理的要点

1. 尊敬　有些老年人认为自己为社会为家庭辛苦了一辈子，理应受到人们的尊敬，喜欢别人对自己百依百顺。在护理工作中，对老年患者应言行有礼，称呼得体，举止庄重，态度和蔼亲切，回答询问要慢，声音要大些，必要时可用文字来代替。

2. 专心 老年人的认知能力下降，记忆力减退，注意力分散，患病后常常不能遵守医嘱、听从医护人员的指导。护理人员要体谅老年患者衰老的心理变化，更加专心地进行护理。

3. 耐心 疾病的折磨易使老年患者焦虑不安、猜疑、易怒等，出现一些不当行为，给护理工作带来许多不便。对此应有耐心、恒心、不厌其烦，耐心劝解，使之服从治疗的需要。

4. 热情 老年患者特别需要护理人员给予热情的关怀、认真的照顾。对老年患者的护理中不允许流露出马虎大意、缺乏关心同情的行为。这种和蔼热情的服务态度会给老年患者增加信心、欢乐，也可防止一些老年患者产生孤独、悲观、轻生等。

5. 关心 关心老年患者不仅是在生活上照顾，还应从心理护理的角度为老年患者提供精神上的关心。关心老年患者的心理变化，不仅需要同情，还需要准确估计他们的心理需求，并针对其问题设身处地从老年患者的角度考虑，解决他们的实际困难。

6. 支持 尽可能调动老年人的社会支持系统，为老年人提供更多的社会支持，以保证最大限度地在精神上和物质上给老年人以关怀和安慰。

（二）老年患者常见的心理问题及干预原则

1. 否认心理 有些老年人因害怕别人说自己年老多病，或害怕遭家人嫌弃而拒绝承认患病的事实。尤其是一直在家中主持家务的老年女患者，或表现出不愿就医，或尽管患病但不接受正规治疗，不休息以示自己无病，勉强操劳以证实自己的能力和存在的价值。

在护理时，一方面介绍否认疾病、拒绝治疗带来的危害以及尽早治疗的好处；另一方面采取措施满足患者的需要、教给患者延缓衰老的方法，鼓励老年患者做力所能及的劳动与喜爱的活动等。另外，还要帮助老年人接受生老病死是无法抗拒的自然规律的现实。

2. 自尊心理 老年人一般自我中心意识较强，常固执、坚持己见，喜欢别人恭顺服从，不愿听从别人安排，稍不如意就大发脾气，尤其不重视年轻医护人员的意见；有时甚至突然拒绝治疗和护理，有时又争强好胜，做一些力所不能及的事情，如独自上厕所大小便、走路不要人扶、坚持原有饮食习惯等，这样可能引起一些意外事故的发生，如骨折、中风等。在护理上，除采取相应的措施外，在生活上应给予特别关心。

3. 恐惧心理 当病情较重时常出现怕死、恐惧、激惹等情绪反应，有时则害怕发生严重并发症，担心无人照顾，出现焦虑不安。在护理上，应采取措施减轻患者的恐惧情绪，鼓励亲友多探望。注意交待亲属在探视时不要在患者面前谈论病情，以免引起患者情绪波动。

4. 幼稚心理　有的老年人生病后表现天真幼稚、情感脆弱、容易哭泣、自控力极差，提出不现实的难以满足的要求，稍不顺心就与护士、病友发生冲突。有的老年人则小病大养，不愿出院，对家人和医护人员依赖，自己能做的小事情也要求别人帮助。在护理上，采取措施请求患者做力所能及的事，同时在护理上给予配合强化自尊自爱心理，善于发现患者的优点，当患者按照要求完成某一件事情或目标时，护士应及时给予鼓励，切不可责备、讥笑老年患者的幼稚心理和退化行为。

5. 自卑、抑郁心理　长期孤独寂寞，社会角色发生改变、家庭地位下降等使很多老年人产生悲观情绪，感到自己在世日子不会太长，许多想做的事情又力所不及，一旦生病就会更加悲观、自卑，因此而自杀的老年患者并不少见。在心理护理措施中，应使老年人接受情绪对身心健康具有重要影响的观念。

三、女性患者的心理护理

（一）女性患者心理护理的特点

1. 尊重患者人格　为患者保守医疗秘密，不公开、不暴露患者隐私，检查女性患者注意动作轻柔、言语亲切、保护隐私部位。

2. 介绍有关医学卫生知识　让患者了解有关的生殖系统解剖、生理和病理知识，向患者讲清妇科检查及妇科手术的必要性，使患者对疾病有正确认识。

3. 介绍生理与心理卫生知识　给患者介绍青春期、妊娠期、分娩期、更年期有关的生理与心理卫生知识，使患者学会自我调节和控制，保持乐观情绪，避免过度疲劳，防止情绪激动，积极锻炼身体，合理安排学习、工作和生活，正确对待各种不良刺激。

（二）女性患者常见的心理问题及干预原则

1. 特殊的心理社会因素　心理社会因素在女性患者常见心理问题及疾病发生发展中起重要作用。一个是生活事件，如就业、婚姻、计划生育等问题及其他特殊生活事件，都可以给女性患者带来紧张、压力；另一个是个性特征，某些女性患者由于特殊的个性特征，对外界事物敏感，心胸狭窄，感情脆弱，情绪容易波动等。因此，女性患者较男性更容易产生心理冲突、心理压力、精神紧张及焦虑、抑郁、恐惧、愤怒等不良情绪。

2. 特殊的心身因素　女性生殖系统功能受下丘脑－垂体－卵巢轴直接控制。心理社会因素以情绪反应为中介，作用于自主神经系统和神经内分泌轴，影响女性生殖器官功能状态，引起平衡失调而致病。同样，女性特殊的生理现象如月经、妊娠、分娩、绝经等可以成为女性患者特殊的心理问题，给女性患者带来不适、紧张、焦虑、恐惧等心身反应。

对女性患者常见心理问题的心理干预主要有：①大力开展健康教育，普及医疗卫生知识；②对不良情绪严重的患者，可通过支持疗法、认知心理治疗等心理治疗方法减轻情绪反应，改善不良刺激的心理影响；③帮助患者改善不良个性，提高心理素质，学会情绪调节的方法。

四、急诊患者的心理护理

急诊患者是指那些发病急、病情重需要紧急抢救的患者。过去我们曾错误地认为急诊患者无须实施心理护理，患者病情紧急，医护人员的任务是以最佳的技术和最快的速度抢救。近年来，随着急诊护理学的形成和发展，人们越来越多地认识到急诊患者心理正处于高度应激状态，他们不是面临生命威胁，就是遭受身体伤残，更需要心理护理。

（一）急诊患者心理护理的要点

1. 安全需要与尽快救治　急诊患者多数求医心切，一旦进入医院，便有绝路逢生的感觉。时间就是生命，此时医务人员应立即上前迎接患者，紧张而热情地接诊。娴熟的医疗操作技术对患者来说是心照不宣的心理支持，可减轻患者及其家属的紧张心理，减缓其焦虑、恐惧心理的发展，获得安全感。

2. 耐心解释与妥善治疗　当得出检验结果和诊断后，护士应协助医生向患者或其家属说明各项检验指标的意义及与疾病有关的信息，给患者以鼓励，使患者更好地配合治疗。

3. 及时有效的心理疏导　护理人员应针对每位患者的具体情况及时做好心理疏导工作，以缓解心理冲突、减轻精神痛苦。原则上对急诊患者应给予积极的支持和鼓励，避免消极暗示，以便使患者能够放松身心，倍感安全。

4. 轻重缓急与就诊顺序　急诊患者按先后顺序就诊，这是急诊工作的一般原则。可是，对每位患者及其家属来说，他们认为自己的病情最重、最急、最该及早得到诊治，但医生在同时有多位患者来诊的情况下无法同时马上诊治。此时，在医生对急诊患者进行一般问诊后，护理人员可提前给予常规处理，如测量体温、血压、化验，建立静脉通道，对体温过高者给予物理降温，同时耐心诚恳地向患者及其家属解释等待的原因，以缓解患者的焦虑心理。

5. 营造和谐的人际关系　急诊室人员流动大，人际关系复杂，加之患者因病痛导致心理创伤，可出现言语、行为方面的退行行为，如大声呻吟、无故大吵大闹等。护士要有宽广的胸怀，热情耐心地照顾患者，启发和帮助患者正确对待疾病；对于激惹性高、发脾气的患者，要态度诚恳、温和，运用语言技巧反复解释说服，告知患者发脾气对治病的不利影响。真正做好急诊护理工作，对急诊患者常见心理问题的心理护理远不止于此。现代急诊医学要求护理人员不仅有精湛的技术，还要具备丰富的护理心理学知识并熟练运用于工作中。

（二）急诊患者常见的心理问题及干预原则

急诊患者起病急、病情重，甚至有生命危险，处于极度应激之中，常出现以下心理问题。

1. 焦虑、恐惧心理　病情急、来势猛、缺乏心理准备可使患者情绪紧张、惊恐不安。过度焦虑、恐惧可加重躯体疾病或出现躁动不安等。瞬间发生的与生命息息相关的应激事件可以摧毁一个人的意志而出现心理异常，出现急性心理创伤后的"情绪休克"状态，表现出无主诉，冷淡。一向认为健康的人突然患了心肌梗死或神志清醒的脑卒中，会因过度恐惧而失去心理平衡；突然发生危及生命的疾病或事故，患者意识到可能失去生命时，对家人甚至医务人员态度粗暴。多数患者希望家属和亲人陪伴，以期分担痛苦，家属也急于向医生叙述患者的病情，盼望及早得到初步诊断，了解抢救结果，常常也不愿离开患者。

2. 敏感、多疑、易激惹　慢性疾病急性发作或病情恶化的患者常通过观察医护人员的言行来揣测自己病情的严重程度，表现出敏感多疑。

3. 抑郁、悲观心理　病情较重或长期住院的患者认为自己的生命即将终结或因病痛折磨感到生不如死，而导致无助、悲观失望甚至绝望，往往表现为对检查不合作、对抢救不配合。对此，可以请患者的家属陪伴与配合。在抢救过程中应及时向患者家属说明病情及有关安排，稳定家属情绪，防止家属在患者面前啼哭。对抢救室的环境布置不可过于肃穆，可通过在墙壁上张贴一些柔和的画、床头插上一束花等以减轻患者的不良情绪。在抢救中，护理人员要配合默契、有条不紊，并表现出对患者的极大热情与关怀，使患者看到康复的希望。

五、传染病患者的心理特点与心理护理

传染病患者的心理特点因病种、疾病严重程度不同而千差万别。在护理传染患者的临床工作中，心理护理有着不容忽视的作用。

（一）传染病患者的心理特点

1. 焦虑、抑郁心理　传染病与其他疾病相比，最大的特点是对周围人群具有传染性，医务人员及其家属都需要采取一定的隔离措施。如果患者不能理解，或有人有意无意地表现出避而远之的态度，都会使患者心理压力增加、产生自卑感，甚至担心亲人从此和他疏远，表现出沉默寡言、情绪低落、郁闷、精神不振、寡言少语、消极接受治疗等焦虑、抑郁状态。

2. 恐惧心理　患者自认为传染病是一种比其他疾病更严重、治疗难度更大的疾病。同时，传染病患者住院期间既怕被其他病友交叉传染，又怕将病传染给自己的亲人，更怕亲人抛弃自己，可因此忧虑重重，表现为恐惧万分、心神不宁等。

3. 孤独、寂寞心理　患者一旦被诊断为传染病，特别是被隔离治疗时，会

产生一种孤单、寂寞的感觉，生怕亲朋好友、老师、同学疏远、冷淡自己。

4.逆反抗拒心理 患者自认为倒霉，受压抑的情绪难以发泄，转换成对他人和社会的怨恨与报复心理，可表现出对家属异常暴躁，无缘无故地发脾气，对医护人员不予理睬；或跑出隔离区，故意损坏公物，任意到公共场所活动或就餐，出现有损他人的不健康行为，以发泄心中的孤寂、愤怒。这种心态多发生在文化素质低、患传染病时间较长的患者。

5.急躁心理 许多慢性传染病患者常因反复多次住院而急躁，可出现乱求医、勤换药、不规则治疗的现象，最终导致疗效不理想、间断用药或不用药，甚至完全丧失治疗信心。

（二）传染病患者的心理护理

1.解释为主，引导为辅 向患者讲清疾病的演变过程、隔离时间，解释隔离治疗的意义和应遵守的制度，教会患者隔离和预防疾病的方法；引导患者正确认识自己的疾病，相信科学、相信医院，让患者得到心理安慰。

2.忍让宽容，理解同情 尊重患者，宽容患者，以同情理解的态度主动关心患者。

3.疏导宣泄，消除恐惧 鼓励患者尽情发泄、诉说心中郁闷，待患者心情平静后再给予疏导，去除恐惧感；帮助患者分析病情及预后，指出当前应如何主动配合检查，以利治疗。

第六节 心理护理评价

心理护理评价是对实现目标的过程中护理对象的反应与变化的评估。评价以护理目标为根据，以了解实施心理护理的效果为目的，旨在检验预定计划的可行性，评估是心理护理程序的一个重要环节。由于患者的健康状况是动态变化的，护士应根据动态评价随时调整护理计划，因此评估贯穿心理护理的全过程。

一、评价目标是否实现

评价目标实现情况是评价原定护理目标在护理措施实施后是否按期、按要求达到的过程。

评价步骤如下：①列出护理诊断及相应护理目标；②列出执行措施后患者的行为反应；③比较患者反应与原定目标间的差距，判断目标完成情况。

一般衡量目标实现程度有三种标准：目标完全实现、部分实现与未实现。影响患者完全达到预期目标的因素很多，有患者自身的因素，有护士及其他医疗人员的因素，也有客观条件的限制因素等。

二、重审护理计划

在评价的基础上从下列几方面对部分实现或未实现目标的原因进行分析，以便重审护理计划：①所收集的基础资料是否准确？②护理诊断是否正确，是否要提出新的护理诊断或合作性问题？③患者态度是否有所改变或配合良好？④病情是否有所改变？措施是否适合？⑤对患者健康问题重新评估。对患者健康问题的重新评估一般有三种可能：主要问题改变，计划继续执行；问题依然存在，停止原计划；对已解决的问题停止相应措施。对正确判断和可行的措施找出支持依据，予以确认。对不适当的判断、措施予以修改。对产生的新问题，需要增加新的判断与措施。

护士应及时记录对护理计划的评价情况，记录的内容应能具体反映出措施执行的情况及患者对措施的反应，也应包括护士对患者情况的理解与建议。记录时应注意运用客观的、事实性的、可测量的、容易比较的内容或术语描述患者对某项具体措施的反应。

第十章　护理心理学实践

第一节　危机干预技能训练

【目的】

（1）掌握危机干预的技能，能在护理工作中实施干预并取得效果。

（2）搜集、整理、分析资料，发现问题；评估情绪、行为、能利用的社会资源等；通过干预达到预期效果。

【准备】

1. **着装**　学生按护士上岗标准穿戴整齐。

2. **场所**　教室或宽敞的场所。

【过程与方法】

1. **分组**　每组含危机当事人 1 名、危机干预护士若干名，并选出一名组长负责。

2. **讲解**　带教老师讲解危机干预的技能要求和相关知识，带领学生回忆课本有关内容，讲解典型案例。内容包括以下几方面。

（1）与当事人接触时的沟通技巧，对相关生活资料的搜集。

（2）对当事人危机状态的评估，包括认知、情绪、行为、意图等。

（3）要求当事人合作时的策略。

（4）解除危机的方法。

（5）对以上措施的效果评价。

3. **演练**　按步骤演练（参阅本书实施危机干预的步骤）。

4. **讨论与汇总**　组织讨论，各组汇报体会。

【总结】

（1）带教老师汇总各组演练情况，并做总结。

（2）作业：要求学生写出对该实践课的体会。

第二节　放松疗法技能训练

【准备】

1. **姿势**　坐姿（最好在沙发上）或平躺（床上或地板的垫上）。

2.衣着　摘去佩戴的首饰、手表，着宽松的衣服。

【注意事项】

（1）呼吸：收缩肌肉时吸气，释放紧张时呼气。

（2）注意力集中，收缩和放松某部位肌肉时其他部位保持正常。

【过程与方法】

指导语如下。

"我现在来教大家怎样使自己放松。为了做到这一点，我将引导你先紧张，然后放松全身肌肉。紧张及放松的意义在于使你体验到放松的感觉，从而学会如何保持松弛。"

"下面我将引导你从手部开始，依次是上肢、肩部、头部、颈部、胸部、腹部、下肢，直到双脚，依次对各组肌群进行先紧后松的练习，最后达到全身放松的目的。"

1.第一步——预备动作

（1）"深吸一口气，保持一会儿"（停10秒）

（2）"好，请慢慢把气呼出来"（停5秒）

（3）"现在我们再做一次。请你深深吸进一口气，保持一会儿，保持一会儿。"（停10秒）

2.第二步——前臂

（1）"现在，请伸出你的前臂，握紧拳头，用力握紧，体验你手上的感觉。"（停10秒）

（2）"好，请放松，尽力放松双手，体验放松后的感觉。你可能感到沉重、轻松、温暖，这些都是放松的感觉，请你体验这种感觉。"（停5秒）

（3）"我们现在再做一次。"重复（1）~（2）的动作。

3.第三步——双臂

（1）"现在弯曲你的双臂，用力绷紧双臂的肌肉，保持一会儿，体验双臂肌肉紧张的感觉。"（停10秒）

（2）"好，现在放松，彻底放松你的双臂，体验放松后的感觉。"（停5秒）

（3）"我们现在再做一次。"重复（1）~（2）的动作。

4.第四步——双脚

（1）"现在，开始练习如何放松双脚。"（停5秒）

（2）"好，脚趾用力绷紧，用力绷紧，保持一会儿。"（停10秒）

（3）"好，放松，彻底放松你的双脚。"

（4）"我们现在再做一次。"重复（1）~（3）的动作。

5. 第五步——小腿

（1）"现在开始放松小腿部肌肉。"（停5秒）

（2）"请将脚尖用力向上跷，脚跟向下、向后紧压，绷紧小腿部肌肉，保持一会儿，保持一会儿。"（停10秒）

（3）"好，放松，彻底放松。"（停5秒）

（4）"我们现在再做一次。"重复（1）~（3）的动作。

6. 第六步——大腿

（1）"现在开始放松大腿部肌肉"（停5秒）

（2）"请用脚跟向前、向下紧压，绷紧大腿肌肉，保持一会儿，保持一会儿。"（停10秒）

（3）"好，放松，彻底放松。"（停5秒）

（4）"我们现在再做一次。"重复（1）~（3）的动作。

7. 第七步——头部

（1）"现在开始注意头部肌肉。"（停5秒）

（2）"请皱紧额部的肌肉，皱紧，保持一会儿，保持一会儿。"（停10秒）

（3）"好，放松，彻底放松。"（停5秒）

（4）"现在，请紧闭双眼，用力紧闭，保持一会儿，保持一会儿。"（停10秒）

（5）"好，放松，彻底放松。"（停5秒）

（6）"现在，转动你的眼球，从上、到左、到下、到右，加快速度；好，现在从相反方向转动你的眼球，加快速度；好，停下来，放松，彻底放松。"（停10秒）

（7）"现在，咬紧你的牙齿，用力咬紧，保持一会儿，保持一会儿。"（停10秒）

（8）"好，放松，彻底放松。"（停5秒）

（9）"现在，用舌头使劲顶住上腭，保持一会儿，保持一会儿。"（停10秒）

（10）"好，放松，彻底放松。"（停5秒）

（11）"现在，请用力将头向后压，用力，保持一会儿，保持一会儿。"（停10秒）

（12）"好，放松，彻底放松。"（停5秒）

（13）"现在，收紧你的下巴，用颈向内收紧，保持一会儿，保持一会儿。"（停10秒）

（14）"好，放松，彻底放松。"（停5秒）

（15）"我们现在再做一次。"重复（1）~（14）的动作。

【总结】

（1）"这就是整个渐进性肌肉放松训练过程。现在，请感受你身上的肌群，

从下向上，全身每一组肌肉都处于放松状态。"（停 10 秒）

（2）"请进一步注意放松后的感觉，此时你有一种温暖、愉快、舒适的感觉，并将这种感觉尽量保持 1~2 分钟。"（停 1 分钟）

第三节　护理纠纷案例讨论

【目的】

（1）掌握有关患者心理与护患关系的知识技能，能在护理工作中实施取得效果。

（2）加强护理过程中的责任意识，培养良好的职业道德修养，为和谐的护患关系发展奠定良好的基础。

【准备】

1. **预习**　认真熟读案例，掌握案例中的详细内容。

2. **着装**　穿戴护士服装，调整心态，做好定位。

3. **场所**　教室或宽敞的场所。

【过程与方法】

1. **分组**　每组含患者及其家属当事人各 1 名，护士若干名，并选出一名组长负责。

2. **讲解**　带教老师讲解患者心理与护患关系，护士的责任意识在护理工作中的重要性，提出护患纠纷案例中存在的问题。具体内容包括以下几方面。

（1）与当事人接触时的沟通技巧，对临床护理相关资料的搜集。

（2）对当事人状态的评估，包括认知、情绪、行为、意图等。

（3）要求当事人合作时的策略，解除护患纠纷的方法。

3. **演练**　按步骤演练，对以上措施的效果评价。

4. **讨论与汇总**　组织学生讨论，各组汇报体会。

【总结】

（1）带教老师汇总各组演练情况，并做总结。

（2）作业：要求学生写出对实践课的体会。

第四节　制定心理护理程序

【目的】

（1）掌握心理护理程序，对患者进行心理问题的评估。

（2）根据评估资料做出护理诊断、计划。

【过程与方法】

（1）将班级成员按人数分成 6~8 人的学习小组。

（2）分组讨论病案，分析病情。

（3）列出心理护理程序。

【总结】

（1）小组派代表发言，同学给予评价。

（2）老师就各组的发言给予综合评价，重点评价应用护理程序的方法及采取的护理、诊断、计划是否适当。